Dr. med. Marianne Koch

Die Gesundheit unserer Kinder

Was Sie über ihre körperliche
und geistige Entwicklung
wissen sollten

Deutscher Taschenbuch Verlag

Von Dr. med. Marianne Koch
sind im Deutschen Taschenbuch Verlag erschienen:
›Körperintelligenz‹ (24366)
›Mein Gesundheitsbuch‹ (24421)
›Tief einatmen!‹ (62194)

Wichtiger Hinweis:

Die diesem Buch zugrunde liegenden medizinischen Forschungsergebnisse und die Empfehlungen entsprechen dem Stand der Wissenschaft bei Fertigstellung. Da sich die Medizin jedoch ständig weiterentwickelt, können zukünftige neue Erkenntnisse nicht ausgeschlossen werden. Die hier genannten Ratschläge und Behandlungsmethoden sollen kein Ersatz für fachkundige Beratung sein. Die richtige Diagnose und Therapie von Erkrankungen müssen immer Sache eines Arztes bleiben.

Originalausgabe
Juni 2007
© Deutscher Taschenbuch Verlag GmbH & Co. KG, München
www.dtv.de
Das Werk ist urheberrechtlich geschützt. Sämtliche, auch auszugsweise
Verwertungen bleiben vorbehalten.
Redaktion: Henriette Zeltner
Umschlagkonzept: Balk & Brumshagen
Umschlagfoto: Peter Schinzler
Grafiken: © Jörg Mair, München
Satz: Walter Lachenmann, Waakirchen (Indesign CS 2)
Druck und Bindung: Appl, Wemding
Gedruckt auf säurefreiem, chlorfrei gebleichtem Papier
Printed in Germany · ISBN: 978-3-423-24588-3

Inhaltsverzeichnis

Vorwort 9

Kapitel 1: Hallo Baby – willkommen im Leben 10

Vom Glück, ein Kind zu haben 13
Was meinem Baby nützt 15 – Das Immunsystem trainieren 17 – Impfkalender 18
Das neue Bild der Väter 19 – Zwischen sanft und heldenhaft 20
Das Wunder des Wachsens 23 – Zeittafel: Was das Baby in welchem Alter können soll 26 – Kinderfreundlich? 25 – Land ohne Lächeln 28

Kapitel 2: Das Gehirn wird programmiert 30

Die eigene Welt erschaffen 32 – Wolfskinder 34 – So funktionieren Lernprozesse 35 – Mein Baby wächst rasant 38
Die Sprache – Kapital fürs Leben 39
Frühkindliche Förderung 42 – Mit Gefühlen lernt sich's leichter 42 – Entwicklung der Sinne 44 – Entwicklung der Motorik 45 – Entwicklung von Intelligenz 47 – Entwicklung von Gefühlen 50 – Ich und die anderen 52 – Wer ist eigentlich »ich«? 54

Kapitel 3: Ängste, Verluste, Misshandlungen: Auf der Schattenseite des Lebens 56

Die Kindheit bestimmt das Leben 58 – Wir gehören zusammen 60 – Scheidung: jede Trennung ein Schmerz ohnegleichen 62 – Mit Kindern muss man sprechen 63 – Trauer und Depression 63
Unter schwierigen Bedingungen 65 – Armut in Zeiten des Überflusses 65 – Autistische Kinder und ihre Probleme 68

INHALTSVERZEICHNIS

Die Folgen von Gewalt 73 – Im Labyrinth 75 – Hoffnung: Das erste Lächeln 77

Kapitel 4: Gute Kinder, böse Kinder, Zappelkinder – Erziehung, was ist das? 78

Ich übernehme Verantwortung 80 – Ein Pakt wird geschlossen 80 – Wünsche, Wünsche, Wünsche 84 – Vorbild sein? 87
Glücksgefühle 88 – Vom Glück des Spielens 89 – Vom Glück des Musizierens 92
ADHS – Ihr Kind will sich bewegen 95 – Chaos im Kopf 96 – Eine Störung der Gehirnentwicklung ... Kann man sie verhindern? 97 – ADHS behandeln – aber wie? 101

Kapitel 5: Verfluchtes Fernsehen! 104

Fernsehen macht dumm 106 – Baby-TV – dümmer geht's nicht 108 – Am besten überhaupt nicht fernsehen? 110 – Gibt es ein »gutes« Fernsehen? 114
Fernsehen macht dick 116 – Faul – fett – verführbar 117
Fernsehen macht aggressiv 118 – Kinder »lernen« Grausamkeiten 119
Computer- und Videospiele – was ist anders? 121 – Wumm, Peng, Weg mit dir! 122
Was können Eltern tun? 124

Kapitel 6: Lernen – für die Schule oder fürs Leben? 128

Kein Wissen – keine Zukunft 130 – Lernen, mit allen Sinnen 132 – Was Hänschen nicht lernt 134 – Tipps für Kitas und Kindergärten 136
Schule in schwierigen Zeiten 138 – Alleingelassen 138 – Das hast du gut gemacht! 140 – Lernen kann lustig sein 140 – Geliebt, gehasst,

gefordert: die Lehrer unserer Kinder 145 – Mobbing – Angriff auf die Seele 147

Kleines Eltern-ABC – Von A wie »Angst« bis Z wie »Zahlen« 150

Kapitel 7: Übergewicht? Mein Kind bleibt schlank! 168

Dickes Kind – armes Kind 171 – Übergewicht beginnt im Kopf 172 – Der Teller muss *nicht* leer gegessen werden! 175 – Fett und Traurigkeit 180

Die Verführer 182 – Schmeckt prima, macht süchtig 183 – Junkfood in der Schule 186

Spaß am Essen, Spaß am Leben 188 – Das Gar-nicht-erst-dick-werden-Programm 189 – Vorsicht! Abnehmen kann zu Magersucht führen 197

Kapitel 8: Hey, Kleiner, komm Fußball spielen 202

Ich bewege mich, also bin ich 204 – Abenteuer Körper 205 – Zunehmendes Alter – abnehmende Fitness 208

Knochen, Muskeln, Energie 212 – Kinder brauchen starke Muskeln 214

Mit Papa in den Sportverein 215 – Vorbild sein 216

Bewegung macht glücklich 219

Kapitel 9: Achterbahn der Gefühle – die Pubertät 222

Wilde Gefühle, wilde Gedanken 225 – Gehirn im Wandel 227 – Kinder können grausam sein 227 – Bündnisse 231

Sex mit 13 – muss das sein? 233 – Ist meine Tochter wirklich aufgeklärt? 235 – Egal, was kommt – wir stehen zu dir! 237

Erwachsenwerden tut oft weh 239 – Ich will schön sein 240 – Hunger nach Anerkennung 242

INHALTSVERZEICHNIS

Die Suche nach dem intensiven Lebensgefühl 243 – Hör endlich auf zu rauchen, Papa! 243 – So verhindern Sie Alkohol- und Drogensucht (Interview) 246 – In der Lawine: Angststörungen und Selbstmordgedanken ernst nehmen 249 – Land in Sicht 250

Kapitel 10: Das Leben lieben lernen 252

Gegen den Zeitgeist 255 – Kinder sind geborene Kämpfer 257 – Weißt du, wie viel Sternlein stehen? Oder: Kinder brauchen Bildung 260 – Die Schule versagt, wenn es um Allgemeinwissen geht 261
Wie Werte im Kopf entstehen 265 – Papa, don't preach 266 – Gegen Halt-Losigkeit 267 – Den eigenen Weg finden 269

Anhang 272

Register 272
Bildnachweis 278

Für Gabi und Cecilia

Mein besonderer Dank gilt dem Team des Verlags und den freien Mitarbeitern, die mich während der Entstehung des Buches so großartig unterstützt haben, allen voran Henriette Zeltner, Katharina Festner, Helga Jesberger, Jörg Mair und Walter Lachenmann.

VORWORT

Liebe Leserin, lieber Leser,

wie unsere Kinder sich entwickeln, das hängt, so meint die Wissenschaft, zu 60 bis 70 Prozent von den Genen ab, die sie geerbt haben, und zu 20 Prozent von den Einflüssen des sozialen Umfelds, in dem sie aufwachsen. Der Rest ist Ihre Sache, liebe Eltern – und sagen Sie bloß nicht, das sei dann wohl eher unwichtig. Denn es kommt tatsächlich auf Sie an, damit aus Ihrem süßen kleinen Baby einmal kein verzagtes, aggressives oder unglückliches Wesen wird. Sondern eines, das starke Knochen, ein starkes Selbstvertrauen, einen aufrechten Gang, Manieren, Mut, Fantasie und Achtung vor Anderen besitzt, wenn es sich dereinst aus Ihrer liebevollen Fürsorge lösen wird.

Der Weg dahin ist nicht einfach.

Ihr kleines, süßes Baby wird nämlich nicht nur mit drei Jahren die erste blutige Nase aus dem Kindergarten mitbringen, mit zehn schon mal rauchen und womöglich mit 13 zum ersten Mal Sex haben (brrrr – daran wollen Sie verständlicherweise nicht denken). Es wird auch die anderen Verlockungen unserer Zeit für sich entdecken: Junkfood, brutale Computerspiele, Ellenbogen-Mentalität, Alkohol, um nur ein paar zu nennen. Und wer ist da, um Ihr Kind gegen solche Dinge zu wappnen? Sie, die Eltern natürlich – und niemand sonst.

Wir wissen heute sehr viel über das Wunder Kind, über seine Entwicklungsmöglichkeiten und seine erstaunliche Lernfähigkeit. Aber auch über seine seelischen Bedürfnisse und Gefährdungen. Davon handelt dieses Buch, wie auch von Ernährung, Bewegung, Kindergarten und Schule sowie von der Förderung sozialer und emotionaler Kompetenzen. Vor allem aber geht es darin um das unvergleichliche Glück, Kinder zu haben und sie heranwachsen zu sehen.

Ich danke den Fachleuten, die mich beraten haben, und den Kindern selbst, die mir eine unerschöpfliche Quelle von erstaunlichen, witzigen und überzeugenden Gedanken waren.

Und nun viel Spaß bei der Lektüre.

Ihre Marianne Koch

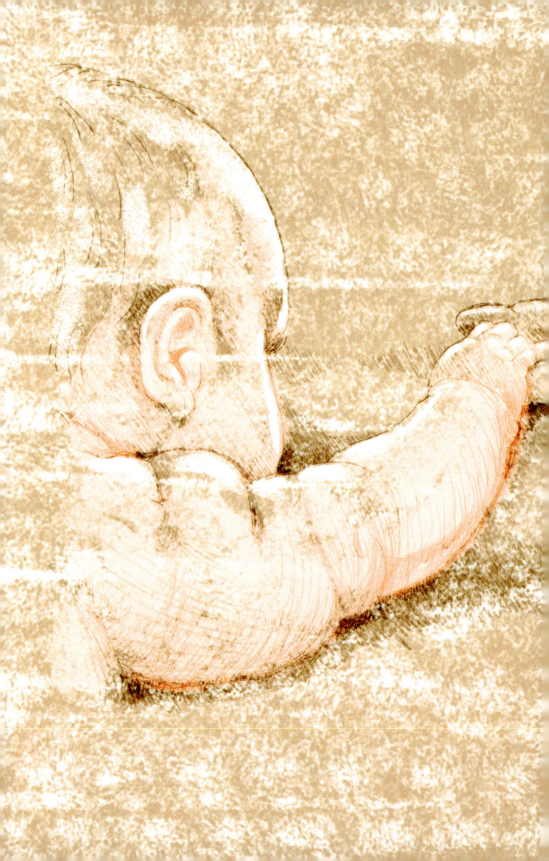

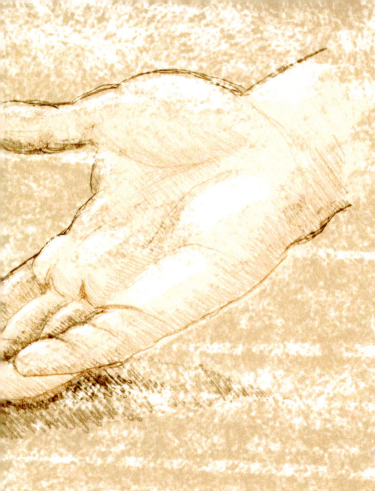

Hallo Baby – willkommen im Leben!

▶ **Vom Glück, ein Kind zu haben**
▶ **Das neue Bild der Väter**
▶ **Kinderfreundlich – kinderfeindlich**

KAPITEL 1
HALLO BABY – WILLKOMMEN IM LEBEN!

Ein Kind ist immer der Beginn von etwas,
ein neues Blatt im Buch der Menschheit
und eine neue Chance für uns alle.

Nochmals: Willkommen, Baby! Nach neun Monaten Dämmerlicht, sachtem Schaukeln in warmen Wellen, musikalischer Begleitung durch den Herzschlag deiner Mutter und durch die fernen Geräusche, die bis zu dir in deine Fruchtblase drangen, bist du also jetzt ans Tageslicht gekommen. Ein fertiger Mensch mit 30000 Genen, 200 Knochen, 600 Muskeln, 100 Milliarden Hirnzellen und all den vielen Organen. Wunderschön, perfekt – und doch noch so hilflos. Aber, gottlob, gibt es ja Mama und Papa, die dich füttern, wärmen und dir Geborgenheit geben werden, während du weiter wächst, noch schöner und immer klüger wirst.

Eltern sind Helden. Zumindest hierzulande. »It takes a village to raise a child« – »es braucht ein ganzes Dorf, um ein Kind großzuziehen«, heißt ein afrikanisches Sprichwort. Das bedeutet, dass sich dort die ganze Dorfgemeinschaft verantwortlich fühlt und hilft, ein Kind zu versorgen und ihm Sicherheit und die Fähigkeiten zu vermitteln, die es braucht, um eines Tages ein fertiger Mensch zu sein und selbstständig leben zu können. So ein Dorf könnten wir hier auch brauchen. Aber unsere Gesellschaft kennt – außer im ländlichen Raum – nur mehr einen individuellen, privaten Lebensstil, ohne Großfamilien oder vergleichbare Gemeinschaften. So sind es eben nur die Eltern, auf denen alles, aber auch alles ruht, und oft sind es nicht einmal Vater *und* Mutter, sondern Vater *oder* Mutter. Und sie sind allein.

Vom Glück, ein Kind zu haben

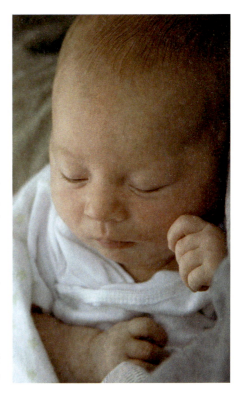

Wahrscheinlich ist dieses Allein-gelassen-Werden, die mangelnde Unterstützung durch eine solidarische Gemeinschaft die wichtigste Ursache für unsere allseits so bejammerte niedrige Geburtenrate. Es ist ja keineswegs so, dass sich die Eltern auf Kinderbetreuung und -erziehung konzentrieren könnten. Nein, man verlangt ihnen genau in der Zeit, in der die Natur ihren Fortpflanzungstrieb am stärksten unterstützen würde, in der sie sich verlieben, an jemanden binden und sich sozusagen in voller Brutbereitschaft befinden, noch ganz andere Dinge ab: Berufsausbildung, Karrierestart, Arbeitsplatz erkämpfen. Seit neuestem sogar noch den Beginn der Altersvorsorge.

Der Psychologe Paul B. Baltes, bis vor drei Jahren Direktor am Max-Planck-Institut für Bildungsforschung, hat diese Situation scharf kritisiert: »Forscher, die sich mit dem Lebenslauf befassen, sehen in der Überfrachtung der heute Zwanzig- bis Vierzigjährigen, mit der angestauten Dreifachbelastung von Bildung, Beruf und Familie einen Hauptgrund für die gegenwärtige Fruchtbarkeitskrise«, also für die Tatsache, dass junge Menschen sich nicht entschließen können, Kinder zu bekommen. Und er fordert ein Umdenken und neue gesellschaftliche Strukturen, die die beruflichen Belastungen eher ins

KAPITEL 1
HALLO BABY – WILLKOMMEN IM LEBEN!

höhere Alter verschieben und dadurch den jungen Familien mehr Zeit und Kraft geben könnten.[1] Aber das sind Zukunftsideen. Heute wäre man schon froh, wenn endlich genügend Betreuungsmöglichkeiten für Kleinkinder und Kindergartenplätze geschaffen würden. Es bleibt ja ohnehin noch genug zu tun.

> **Volles Programm**
>
> Sie haben noch keine Kinder? Wie wäre es mit einer kleinen Vorschau auf das, was Sie erwartet? (Die Zahlen gelten pro Kind, bei Zwillingen rechnen Sie mal zwei): • 10000 mal Popo, Rotznase oder Schokolademund abputzen • 10000 mal »Jetzt streitet doch nicht schon wieder!« rufen • 100 Nächte bei fiebernden oder zahnenden Babys durchwachen • 1000 mal den Buggy ins Auto ein- und wieder ausladen • Täglich kochen und dann womöglich »bäh!« hören müssen • Kindergartenplätze erbetteln • 5000 mal »Mach endlich deine Hausaufgaben« oder »Räum endlich dein Zimmer auf« flehen • Mit ungerechten Lehrern diskutieren • Kindergeburtstage und anschließende Ehekräche überstehen, desgleichen Urlaubsfahrten in Autos voll quengelnder Blagen • Verletzte Knie verbinden • Verletzte Gefühle besänftigen • Den einen zum Fußballtraining, zum Schlagzeugunterricht, zum Pfadfindertreffen, die andere zum Klavierspielen, zur Freundin, zum Schwimmen und von überall wieder zurücktransportieren • Gegen Mobbing in der Schule kämpfen • Mit anderen ungerechten Lehrern streiten • Beleidigte Großeltern versöhnen • Fahrräder samt Helmen finanzieren, desgleichen Computer, MP3-Player, die neuesten Klamotten, Fußbälle, eine Reitbeteiligung, Schulbücher, Klassenfahrten und natürlich Handys • Halbe Nächte bangen, weil das »Kind« zu spät nach Hause kommt, und dann den Rest der Nacht über das Thema »Du kannst mir gar nichts mehr vorschreiben« diskutieren • Unmögliche Freunde zähneknirschend akzeptieren • Und 100000 mal Trost spenden bei miserablen Zeugnissen / Liebeskummer / Sturz vom Pferd oder vom Mofa und und und …

Aus all diesen und tausend anderen Gründen sind Sie, die Mütter und Väter, schon so etwas wie Helden. Sie pfeifen auf die Spaßgesellschaft und nehmen ein Leben voller Verantwortung auf sich, auch wenn es

---

[1] Paul B. Baltes: Der Generationenkrieg kann ohne mich stattfinden. Frankfurter Allgemeine, 12. Mai 2004

Sie daran hindert, wie Ihre gleichaltrigen kinderlosen Freunde und Kollegen mal übers Wochenende nach Ibiza zu fliegen, einen schicken neuen Wagen statt der alten Klapperkiste zu kaufen oder – und da meine ich speziell die Frauen – die Karriereleiter hinaufzustürmen. Nur gut, dass Sie, bei allem häuslichen Chaos, bei Krisen und Kämpfen und dem Verzicht auf manche Annehmlichkeit ahnen – nein, wissen! –, dass Sie das große Los gezogen haben: Sie haben Kinder!

> Kinder zu haben bleibt das größte Glück für uns.

Was meinem Baby nützt …

Sie nützen ihm. Ihre Anwesenheit, Ihre Berührungen, Ihre Zärtlichkeit, Ihre Stimme. Ja, selbstverständlich gilt das genauso für den Papa! Stillen kann er das Baby natürlich nicht. Aber Sie, die Mama, können es, und Sie sollten es unter allen Umständen tun, selbst wenn es anfangs oft mühsam ist und nicht so recht zu klappen scheint. Hebammen kennen da jede Menge hilfreiche Tricks und beraten Sie. (In Amerika gibt es inzwischen sogar »Lactation Nurses«, speziell ausgebildete »Milchschwestern«!)

> »Kinder sind die einzig unkündbare Beziehung im Leben eines Menschen.«
> *Margot Käßmann*

Warum Stillen so wichtig ist, und warum Sie es nach Möglichkeit lange, mindestens ein halbes Jahr – oder noch länger – durchhalten sollten, hat Ihnen sicher Ihr Kinderarzt gesagt. (Aber natürlich sind zwei Monate oder auch nur vier Wochen Stillen besser als gar nichts.) Kinder, die Muttermilch bekommen, haben in der Regel weniger Allergien, weniger Infektionen (mit der Milch erhält das Baby jedesmal eine gehörige Portion von Ihren Antikörpern, die es vor Krankheitskeimen schützen), weniger Blähungen oder sonstige Verdauungsprobleme. Außerdem neigen Kinder, die gestillt wurden, später im Allgemeinen nicht zu Übergewicht, da sie wahrscheinlich weniger Fettzellen bilden.

Aber auch der Mama nützt es, wenn sie ihr Baby stillt: Gebärmutter und die anderen Geburtsorgane bilden sich schneller wieder zurück.

KAPITEL 1
HALLO BABY – WILLKOMMEN IM LEBEN!

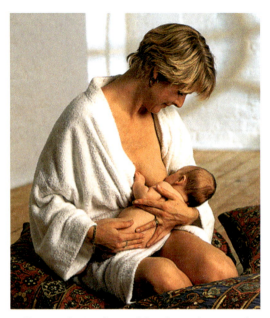

Stillen macht Spaß – und für das Baby ist es die gesündeste Ernährung.

Ganz abgesehen von diesem mit nichts vergleichbaren Gefühl, das sie durch die so intime und zärtliche Verbindung erlebt.

Selbstverständlich sind Sie andererseits keine Rabenmutter, wenn bei Ihnen, aus welchen Gründen auch immer, das Stillen nicht klappt. Die kommerzielle Babynahrung ist sicher und kommt dem Original schon ziemlich nahe.

Was braucht das Baby noch?

Schlaf, na klar, am Anfang mindestens 16 Stunden – und auch sonst viel Ruhe. (Das gilt übrigens auch für die Mama. Deshalb darf in jeder zweiten Woche der Papa nachts aufstehen, den kleinen Mops wickeln und ihn, solange es nötig ist, an Mamas Brust legen.)

Babys brauchen Kommunikation. Gerade in den ersten Monaten entwickeln sich nicht nur der Körper, sondern auch Wahrnehmungsfähigkeit und Gehirn rasant. Sie können diese Entwicklung optimal fördern durch Zuwendung, Berührung (»Berührung ist die erste Sprache«) und durch Reden mit dem kleinen Wesen. Wobei die Antworten zunächst mal »grrrrrr« und »dadadada!« lauten werden. Oder so ähnlich. Auch Großeltern und Freunde sind als »Ansprechpartner« herzlich willkommen. Aber Vorsicht! Keine Reizüberflutung! Und das »Baby-Video«, das Sie von wohlmeinenden Bekannten geschenkt bekommen haben, schmeißen Sie am besten umgehend in den Müll (siehe auch Kapitel 2, Seite 42f.).

Was dem Baby *nicht* nützt, sind Versuche von irgendwelchen Freunden, die Eltern von den geplanten und nötigen Impfungen abzubringen. Meist mithilfe von Schauergeschichten über angebliche Impfzwischenfälle und ihre Folgen.

Das Immunsystem trainieren

Der Mensch verfügt über zwei Systeme zur Abwehr von Krankheitserregern. Das eine, angeborene, besteht aus Fress- und Killerzellen, die sich auf eindringende Bakterien oder Viren stürzen und sie nach Möglichkeit vernichten. Das zweite, »erworbene«, entsteht erst im Lauf der ersten Lebensjahre. Bestimmte Zellen, die *B-Lymphozyten*, haben die Fähigkeit, genau »passende« Waffen (*Antikörper*) gegen einen eingedrungenen Feind zu produzieren, mit deren Hilfe eine drohende Erkrankung rechtzeitig gestoppt werden kann. Gleichzeitig geben diese Zellen das Rezept zur Herstellung solcher Antikörper an »Memory-Zellen« weiter, die die Daten speichern und bei einer erneuten Infektion in kürzester Zeit Abermilliarden solcher Waffen produzieren. Dadurch ist der Mensch »immun« gegen diese spezielle Krankheit.

Bei einer Impfung werden nun bestimmte Krankheitserreger in den Körper gebracht, die zwar so stark abgeschwächt oder ganz abgetötet sind, dass sie ihm nicht mehr gefährlich werden können, das Immunsystem aber immer noch in Alarm versetzen: Achtung! Gefahr! Antikörper bilden! Wenn man das zwei- oder dreimal macht – jeweils im Abstand von einigen Wochen oder Monaten –, dann ist die Waffenkammer restlos gefüllt und eine tatsächliche Infektion mit diesen Bakterien oder Viren kann sich nicht im Körper ausbreiten.

Ein Baby hat mit ungefähr 3 Monaten die Fähigkeit erlangt, selbst solche Antikörper zu bilden (vorher bekam es durch das Stillen die der Mutter).

> Der beachtliche Erfolg vieler Impfstoffe, ihre hohe Sicherheit sowie die Tatsache, dass es heute keine Pockeninfektionen mehr gibt, gehören zu den großen medizinischen Leistungen des 20. Jahrhunderts.

Die Nebenwirkungen, vor denen immer wieder gewarnt wird, sind außerordentlich selten. Es gibt zwar manchmal Rötungen an der Stelle, an der der Arzt gepiekst hat, und es kann sein, dass sich

KAPITEL 1
HALLO BABY – WILLKOMMEN IM LEBEN!

das Kind ein oder zwei Tage lang etwas schlapp fühlt oder leichtes Fieber bekommt. Schwere Folgen kommen aber – zum Beispiel bei der Masernimpfung – nur mit einer Häufigkeit von 1 : 1 000 000 (also nur bei jeder millionsten Impfung) vor, während eine »natürliche« Masernerkrankung mit einer Häufigkeit von 1 : 1000 (bei einem Kind von tausend) schwere Schäden, zum Beispiel eine Gehirnentzündung verursacht. Das Gleiche gilt auch für andere Impfungen.[2] Dennoch sollte man darauf achten, dass nur ganz gesunde Kinder geimpft werden, damit der Körper in einem optimalen Zustand ist, wenn er sich mit dem Impfstoff auseinandersetzen muss.

> *Impfkalender*
>
> Wann ein Baby idealerweise die jeweiligen Impfungen bekommen soll, entscheidet immer der Kinderarzt zusammen mit den Eltern. Man versucht, von Anfang an mit sogenannten Mehrfachimpfungen zu arbeiten, damit das Kind zum einen nicht so häufig gepiekst werden muss, zum anderen, damit es so wenig Konservierungs- und Zusatzmittel wie möglich bekommt, mit denen die eigentlichen Impfstoffe haltbar gemacht werden müssen.
>
> Standard ist jetzt zunächst eine Sechsfachimpfung (Tetanus, Diphtherie, Keuchhusten, Haemophilus influenza Typ B, Kinderlähmung und Hepatitis B), die insgesamt viermal im ersten Lebensjahr durchgeführt werden soll. (Der Kinderarzt wird je nach Impfstoffhersteller vielleicht kleine Änderungen im Abstand der Impfungen empfehlen.)
>
> Im zweiten Lebensjahr steht dann die Dreifachimpfung an (Masern, Mumps und Röteln) – mit Wiederholung innerhalb von einem Jahr – sowie Windpocken und eventuell eine Impfung gegen die gefürchteten Meningokokken. Im 6. Lebensjahr gibt es dann noch einmal eine Auffrischung gegen Tetanus, Diphtherie und Keuchhusten. Damit hat Ihr Sohn oder Ihre Tochter einen prima Schutz vor den gefährlichsten Kinderkrankheiten. Es gibt seit einigen Monaten auch einen Impfstoff gegen das sogenannte Papilloma-Virus, das Krebs des Gebärmutterhalses verursachen kann. Die Empfehlungen gehen momentan dahin, dass jeder Jugendliche, vor allem aber die Mädchen, vor dem 12. Lebensjahr geimpft werden sollte. (Die Impfung ist auch später noch möglich, aber unter Umständen nicht mehr so wirksam.)

---

[2] Ian R. Mackay et al: Vaccines and Vaccination. New England Journal of Medicine, Vol. 345, No. 14, 4. Oktober 2001

Ein wichtiger Aspekt der Impfung ist auch die Gefahr, dass in einem Land oder einer Region, wo die Säuglings- und Kinderimpfungen nicht konsequent durchgeführt werden, in kurzer Zeit wieder Epidemien ausbrechen, zum Beispiel die Keuchhusten-Epidemie in England 1970 mit 30 Todesfällen oder die Masernepidemie in Nordrhein-Westfalen 2006.

Wichtig bei allen Impfungen ist, dass die Eltern diese Maßnahmen nicht als Belastung verstehen, sondern als eine Chance, das Immunsystem ihres Kindes stark zu machen.

Das neue Bild der Väter

Vater werden ist nicht schwer, Vater sein …« und so weiter. Sie kennen das Sprichwort. Wir wissen wenig über die Geschlechterrollen bei den Höhlenmenschen, aber wir nehmen an, dass damals die Welt für die Männer noch in Ordnung war. Sie gingen auf die Jagd, und wenn sie nach Hause kamen, waren die

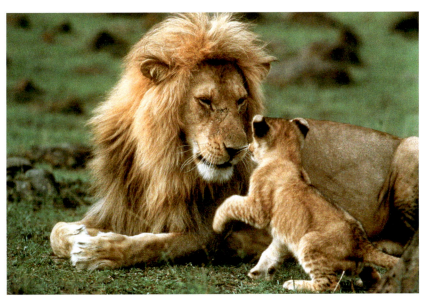

Der Löwenpapa bewährt sich als Babysitter, während die Löwin auf Jagd geht, um die Familie zu versorgen.

KAPITEL 1
HALLO BABY – WILLKOMMEN IM LEBEN!

Kinder bereits gefüttert und entlaust und schliefen auf ihrem Lager unter der Bärendecke. Die Frau durfte dem Gatten die rissigen Füße waschen und rasch noch die Pfeile und Faustkeile putzen, bevor sie ihm eine heiße Dinkelsuppe servierte. Oder etwas Ähnliches. Auch für die Kinder war es wahrscheinlich einfacher als heute. Die Vaterrolle war eindeutig und konnte von den Buben problemlos akzeptiert und später übernommen werden. Er war der Ernährer, er war das Vorbild, der Mächtige. Obwohl, wenn er drei Tage lang ohne Beute nach Hause kam, sah die Sache natürlich schon wieder anders aus, und wenn sie dann zum Spielen hinausgeschickt wurden, wussten die Kinder, es gab Zoff in der Höhle.

Sie meinen, da hätte sich seither, in den zwei Millionen Jahren, nicht so viel geändert?

Zwischen sanft und heldenhaft

Überblicken wir einmal die letzten fünfzig Jahre. Nach dem Krieg, als die damals noch jungen Männer verstört, verelendet und womöglich auch noch schuldbeladen zu ihren Familien heimkamen, wurden sie von Kindern empfangen, die sie zwar – im Urlaub – gezeugt, aber oft noch nie gesehen hatten. – »Mama, wer ist der Mann?« – Dann kam der sogenannte Aufschwung und das Wirtschaftswunder und damit der Versuch, an die traditionellen Rollenbilder der eigenen Väter anzuknüpfen und wieder so etwas wie das Familienoberhaupt zu werden, das die größte Scheibe vom Sonntagsbraten und die größte Rücksicht beim Mittagsschlaf für sich beanspruchen konnte. Aber – großes Pech – irgendwie funktionierte es nicht mehr. Das lag nicht nur an Alice Schwarzer, die den Frauen den Demutsgeist auszutreiben versuchte. Das lag schon an diesen Frauen selbst, die schließlich die Kinder über Krieg und Hungerzeiten hinweg aufgezogen, die Trümmer beseitigt und ihr Heim wieder aufgebaut hatten. Sie fanden, dass die Zeit, in der sie lächelnde Befehlsempfängerinnen gewesen waren, nun zu Ende sei. Endgültig.

DAS NEUE BILD DER VÄTER

Das Verhältnis der Männer zu ihren Kindern scheint sich inzwischen tatsächlich verändert zu haben. Gut, sie waren früher auch Kumpel ihrer Söhne und Schmusepartner für ihre Töchter. Aber das galt eher den größeren Kindern, mit den kleinen konnten sie meist nicht viel anfangen. Und ein Mann, der den Kinderwagen schob, galt noch vor zwanzig Jahren als Weichei. Die Väter von heute dagegen haben die Kleinkinder und sogar die Babys für sich entdeckt. Das Vergnügen, ihre weiche Haut zu streicheln und ihre kleinen Speckfalten, und sich lustige Spiele für sie auszudenken. (Das Vergnügen scheint gegenseitig zu sein – Babys lieben stachelige Wangen und kitzelnde Schnurrbärte.) Sie haben entdeckt, dass sie Windeln mindestens so gut und schnell wechseln können wie die Mama. Sie haben entdeckt, dass sie Brei kochen und füttern können. Und sie haben sogar – nach ziemlichem Zögern – entdeckt, dass sie ein paar Monate Urlaub von ihrem Job nehmen und ein Kind versorgen können, wenn sie nur wollen. Wobei die Mama selbstverständlich in den ersten Monaten die wichtigste Person ist und bleibt (siehe auch Kapitel 3, Seite 59).

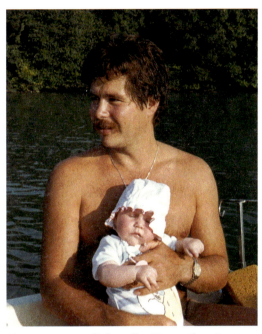

Ein souveräner, liebevoller Vater gibt seinem Kind Vertrauen und Sicherheit.

Nun haben wir allerdings das Problem, dass der nur sanfte, einfühlsame Papa auch nicht als die ideale Vaterfigur gilt. »Ein Papa muss ein Papa sein, keine Ersatzmama«, fordert der bekannte Kinderpsychologe Wolfgang Bergmann[3]. Wenn ein Kind etwa zwei Jahre

---

[3] Wolfgang Bergmann: Die Kunst der Elternliebe, Beltz Verlag, Weinheim, Basel 2005

KAPITEL 1
HALLO BABY – WILLKOMMEN IM LEBEN!

alt ist, braucht es einen Papa, der für Sicherheit, für Schutz, für Furchtlosigkeit steht. Vor allem Jungen zeigen an allen Ecken und Enden, dass sie starke Väter wollen (starke Väter, wohlgemerkt, keine Machos, die versuchen, Kinder und Mama nach ihrer Pfeife tanzen zu lassen). Die Macht, die kleine Kinder ihren Vätern zuschreiben, die Überzeugung, dass diese imstande wären, alle, wirklich alle Schwierigkeiten zu meistern, macht sie in den Augen der Kleinen zu ihren ersten Helden. Heldenväter sind out, meinen Sie? – Stimmt. Aber Kinder brauchen sie als Identifikationsfiguren und geheime Vorbilder. Wenigstens bis sie größer sind. Irgendwann werden sie ohnehin von Superman und Terminator abgelöst.

Kleine Kinder brauchen Väter, die stark und unbesiegbar scheinen.

> *DNA-Test – nein danke!*
>
> Vor kurzem ging die Meldung durch die Presse, dass geheime Vaterschaftstests nach wie vor keine gerichtliche Gültigkeit haben. Dass Männer aber das Recht haben zu erfahren, ob sie der leibliche Vater eines Kindes sind oder nicht. So weit, so gut. Man versteht durchaus, dass ein Mann bei einer Schwangerschaft oder nach der Geburt des Kindes wissen möchte, ob das tatsächlich sein Kind ist oder ob man ihm da ein fremdes unterschieben möchte – und ihn dadurch ungerechterweise zum Zahlen verdonnert, für mindestens 18 Jahre.
> Was ich aber absolut nicht verstehe, ist der Versuch mancher Väter, nach 7- oder 12- oder 16-jährigem Zusammenleben einem Kind, das man mit aufgezogen hat, das einen liebt und dem man wahrscheinlich bis jetzt ein guter Vater war, genetisch auf den Leib zu rücken. Was ist denn, wenn ein anderer die Spermien geliefert hat? Ist es dann plötzlich nicht mehr mein Kind? Sind dann die durchwachten Nächte, als es Blinddarmentzündung hatte, sind die fröhlichen Tage im Schwimmbad, sind die Diskussionen beim Klassenlehrer oder die vielen gemeinsamen Besuche im Fußballstadion »umsonst« gewesen? Oder haben sie nie stattgefunden? Ist es Schuld des Kindes, dass da bei seiner Zeugung etwas durcheinandergeriet? Oder gibt es nicht doch so etwas wie eine »Wahlverwandtschaft«, die eine tiefere Verbindung zwischen zwei Menschen ausdrückt, als es die DNA vermag? Will ich so oder so Gewissheit, oder schaue ich diesem Kind in die Augen und erkenne darin – und empfinde selbst – Zuneigung, Vertrauen und Liebe? Zum Teufel mit dem Test. Meinen Sie nicht auch?

Das Wunder des Wachsens

Wie wächst ein Kind? Was passiert in seinem kleinen Körper, wenn es größer wird? Wieso wachsen in perfekter Gleichzeitigkeit mit seiner Körperlänge Lungen, Blutgefäße, Herz, Nieren, Leber und auch das Gehirn? Sicher, wir wissen, dass sich Zellen vermehren. So entsteht nach der Zeugung des Kindes zunächst ein kleiner Zellhaufen, dann ein größerer und danach entwickeln sich aus diesen *omnipotenten Stammzellen* – also den Urzellen – ziemlich schnell die einzelnen Organe, Nerven, Muskeln, Augen, Lungen, Haut usw. Lange hat man geglaubt, das sei ein automatischer Vorgang und die Anleitung für die Entwicklung des Embryos sei diesen Zellen als unverrückbares Muster beigegeben. Inzwischen wissen wir, dass das Ganze viel komplizierter abläuft. Die »Bio-Ingenieure«, die über die präzise Ausführung der Wachstumsvorgänge wachen, sind die Gene – winzigste biochemische Steuerinstrumente, die im Erbgut jeder Zelle auf den Chromosomen liegen und die Vorgaben für Vererbung und alle Entwicklungsstadien liefern. Es war eine deutsche Biologin, Christiane Nüsslein-Volhard, die diese komplexen Vorgänge entschlüsselt hat und dafür – als eine der wenigen Wissenschaftlerinnen – 1995 den Nobelpreis erhielt.[4]

> Bei der Geburt besitzt ein Baby schon alle 100 Milliarden Hirnzellen!

Das Geheimnis liegt also in den Genen. Sie schalten sich ein und aus und beeinflussen dadurch die Bildung von Hormonen und die anderen Vorgänge, die zu Zellteilungen und zum Wachstum der Zellverbände in den Organen führen. Sie entscheiden nicht nur, ob ein Kind die blauen Augen vom Vater und die Musikalität der Mutter erbt, sondern auch, wann sich aus dem weichen knorpelartigen Skelett des Neugeborenen die festen Knochen des Schulkindes entwickeln,

---

[4] Christiane Nüsslein-Volhard: Das Werden des Lebens – wie Gene die Entwicklung steuern, dtv, München 2006

KAPITEL 1
HALLO BABY – WILLKOMMEN IM LEBEN!

Das Wachstum eines Kindes wird durch genetische Vorgänge, aber auch durch die Ernährung und seine Lebensbedingungen gesteuert.

und welche Größe dieses einmal als Erwachsener haben wird. Aber selbstverständlich spielen dabei auch die Lebensumstände des Kindes, die Ernährung, die mentale und körperliche Förderung eine überragende Rolle (siehe Kapitel 2, ab Seite 42).

In der Tabelle auf Seite 26 sehen Sie die Entwicklungsstadien eines Kindes von der Geburt bis zum 3. Lebensjahr. Das sind wohlgemerkt Durchschnittsangaben. Es gibt keinen Grund, in Panik zu geraten, wenn Ihr Baby etwas später mit dem Sprechen anfängt oder bestimmte körperliche Fähigkeiten wie

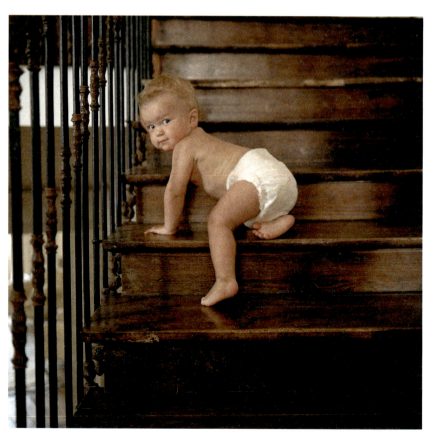

Hallo, es geht aufwärts mit mir!

Stehen oder Laufen erst mit einer Verzögerung beginnt. Im Zweifelsfall sagt Ihnen Ihr Kinderarzt, ob sich das alles noch im Rahmen des Normalen bewegt.

Kinderfreundlich?

Die PISA-Studie hat es bewiesen, die Vertreter der UN-Menschenrechtskommission haben es bestätigt – und eigentlich haben wir es seit langem gewusst: Wir machen unseren Kindern das Leben verdammt schwer.

Oder warum herrscht hierzulande ein Klima, das Kindern, vor allem wenn sie aus sozial schwachen Verhältnissen kommen, die Entfaltung ihrer Möglichkeiten eher erschwert, als dass es sie fördert? Was machen wir falsch, was muss sich ändern? Kinderbetreuung? Ganztagsschulen? Das ziemlich grausame und brutal selektierende Schulsystem als solches? Muss sich die Familienpolitik ändern? Oder müssen etwa *wir* uns ändern?

Sprich! Mit! Mir!

Sind wir wirklich eine Gesellschaft, die ihre Kinder nicht liebt?
Die UNESCO stellte kürzlich fest, Eltern würden hierzulande nicht mehr mit ihren Kindern sprechen. Wenn das stimmt – und es gibt eigentlich keinen Grund, daran zu zweifeln –, dann wäre das in der Tat eine fatale Entwicklung. Denn wer außer Ihnen, Vater und Mutter, könnte den Kindern Antworten geben oder auf das reagieren, was sie laut denken? Auf all die lustigen, törichten, intelligenten und wilden Ideen, die sie haben und die sie Ihnen – wem sonst? – mitteilen wollen. Und die Sie kommentieren und mit ihnen diskutieren müssen. Anders können Sie Ihre Kinder doch gar nicht beeinflussen, ihnen ein Bild von der Welt und von dem vermitteln, was Sie für gut und richtig halten. Und wie sonst könnten die Kids Anerkennung von Ihnen erhalten und Vertrauen entwickeln? Ganz klar: Sie müssen mit ihnen reden! – Keine Zeit? »Keine Zeit« ist das Schlimmste, was Sie Ihren Kindern, den kleinen und erst recht den größeren, antun können.

KAPITEL 1
HALLO BABY – WILLKOMMEN IM LEBEN!

	Verstand/Sinne	Kommunikation
1. Monat	Erkennt Stimme und Geruch der Mutter	Empfindet es als angenehm, auf den Arm genommen zu werden Versucht zu »sehen«
2. Monat	Erkennt das Gesicht der Mutter	Lächelt Reagiert auf Stimmen »Antwortet« mit Lauten
4. Monat	Kann Dinge und Personen erkennen Betastet Gegenstände	Reagiert freundlich auf Spiele
6. Monat	Benützt beide Hände, um Dinge zu untersuchen Hantiert mit Löffel und Tasse	Zeigt, wenn es hochgehoben werden will Kann durch Mimik seine Stimmung ausdrücken Begrüßt Betreuer durch Strampeln und Zappeln
9. Monat	Reagiert auf eigenes Spiegelbild Findet Gegenstände, die man vor seinen Augen versteckt hat (z. B. unter einer Tasse)	Kann Zuneigung, aber auch Angst zeigen Schaut Vertrauenspersonen an, um sich in fremder Umgebung emotional zu orientieren
12. Monat	Liebt Versteckspiele Versteht Funktionen von Gegenständen; lässt sie manchmal absichtlich fallen Kann sehen und erkennen	Ahmt das Verhalten anderer nach Kann klatschen und winken Befolgt einfache Bitten Beginnt zu »fremdeln«
18. Monat	Erkennt sich selbst im Spiegel Benützt Gegenstände als Spielfiguren	Kennt und begrüßt bekannte Personen Beginn von Trotzverhalten
24. Monat	Beginnt, einfache Puzzles zusammenzusetzen Zeigt Phantasie Sortiert Formen und Farben	Spielt mit anderen Kindern Beginnende Unabhängigkeit von den Eltern
3 Jahre	Interessiert sich für mechanisches Spielzeug Ist kreativ beim Erfinden von Phantasiespielen	Zeigt Schuldgefühle, wenn es etwas Falsches tat Lässt andere bei seinen Spielen mitmachen

DAS WUNDER DES WACHSENS

	Sprache	Motorik
1. Monat	Schreien und unbewusste Laute	Reflexartige Bewegungen Saugt an den Fingern
2. Monat	Beginnt zu gurren Horcht auf Musik	Bewegt Arme und Beine kräftig Hebt den Kopf in Bauchlage 30–40°
4. Monat	Versucht Sprache lallend nachzuahmen Reagiert auf freundliche und ärgerliche Stimmen	Kann den Kopf halten Hält Gegenstände (z. B. Würfel), die man ihm gibt Dreht den Kopf zu sprechender Person
6. Monat	Versucht sich an verschiedenen Lauten, Silben und Tonhöhen	Lernt ohne fremde Hilfe zu sitzen Greift mit beiden Händen
9. Monat	Brabbelt Reagiert auf seinen Namen »Redet mit« Sagt »Mama« oder »Papa«	Erste Formen der Fortbewegung: Rutschen im Sitzen oder Krabbeln
12. Monat	Beginnt, erste klare Wörter zu sprechen	Kann stehen, beginnt zu laufen Baut Türme aus zwei Klötzchen Beginnt mit Bleistift zu kritzeln
18. Monat	Vokabular bis zu 20 Wörtern	Läuft sicher Hilft beim An- und Ausziehen
24. Monat	Vokabular steigt rapide an Versucht Erlebnisse zu erzählen Benützt 3-Worte-Sätze	Kann sich bücken, auf Zehenspitzen stellen, rückwärts gehen, Treppen steigen, rennen, Ball kicken
3 Jahre	Singt Lieder, sagt Reime auf Formuliert korrekte Sätze Vokabular ca. 300 Wörter	Fährt Dreirad Hüpft auf einem Bein Kann Seiten umblättern

KAPITEL 1
HALLO BABY – WILLKOMMEN IM LEBEN!

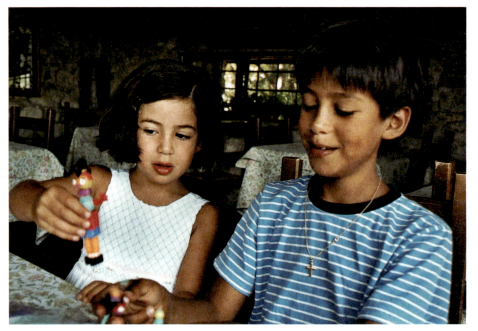

Niemand weiß, was aus kleinen Kindern einmal wird. Wichtig ist, dass wir ihre Phantasiewelten ernst nehmen und ihnen ihre Fröhlichkeit erhalten.

Land ohne Lächeln

Neulich war ein herrlicher Frühlingstag. Ich ging mit meinen beiden Hunden über die Hügel am Starnberger See spazieren. Die Luft wie Seide, die Berge noch verschneit, der See tiefblau, ein Konzert von Vogelstimmen – ein heiterer Tag. Es waren ziemlich viele Leute unterwegs. Und da fiel mir auf: Alle kleinen Kinder (und die Hunde!) waren bester Laune, rannten herum, machten Verfolgungsjagden, spielten mit trockenen Ästen, kreischten (bzw. bellten) vor Vergnügen. Und die Erwachsenen? Die marschierten mit unbewegten Gesichtern den Weg entlang, weder heiter, noch gar übermütig, manche waren im Gespräch, die meisten aber wirkten so, als hätten sie den Genossen Griesgram im Gepäck. Ich war fast versucht, sie anzusprechen: He, Leute! Schönes Wetter! Frühling! Freut euch doch mal!

DAS WUNDER DES WACHSENS

Das tat ich natürlich nicht.

Ich stelle mir vor, was mit Kindern passiert, die in einer Umgebung aufwachsen, die derartig von Tristesse geprägt ist. Wir haben alle Probleme, ganz klar, größere und kleinere. Und oft haben Menschen hierzulande nichts, aber auch gar nichts zu lachen. Aber wenn wir kollektiv in eine derartige Trübsal verfallen, obwohl wir in einem reichen Land leben, dicke Autos fahren, alle satt werden, wenn – um noch etwas weiter zu denken – unsere Kinder nur inmitten von Verzagtheit oder von Ellenbogenmentalität und Egoismus aufwachsen, was wird dann aus ihrer Fröhlichkeit? Wie sollen sie Lebensmut lernen? Und sich ihre natürliche Lebenslust bewahren?

Es wird also wieder an Ihnen liegen, an den Eltern, an der Familie, an den Freunden. Sie haben nun mal kein afrikanisches Dorf, das Ihnen hilft, Ihre Kinder unbeschwert aufwachsen zu lassen. Sie müssen ihnen Selbstvertrauen und Lebenskunst schon selbst vermitteln.

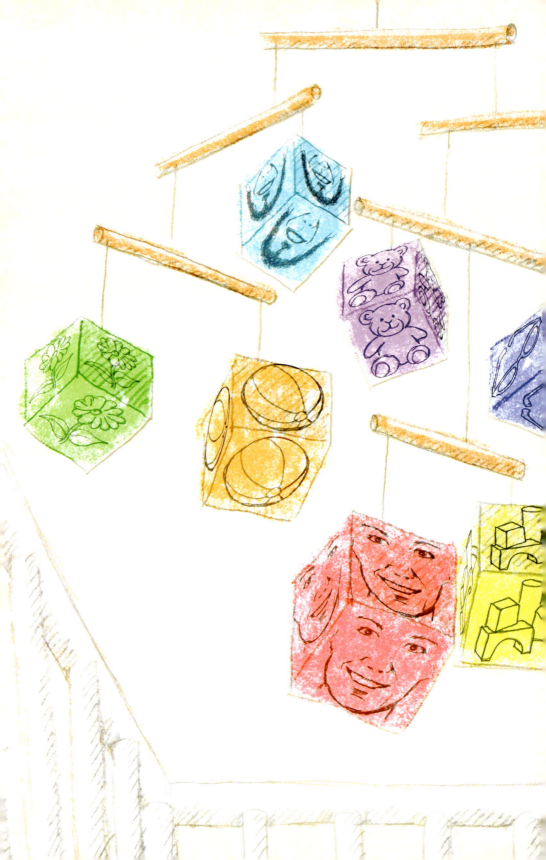

Das Gehirn wird programmiert

▶ Babys erschaffen ihre eigene Welt
▶ Die Sprache – Kapital fürs Leben
▶ Frühkindliche Förderung
▶ Das Entstehen von Persönlichkeit

KAPITEL 2
DAS GEHIRN WIRD PROGRAMMIERT

> *»Jedes Menschenhirn repräsentiert eine eigene Welt. Wir haben also etwa sechs Milliarden Welten.«*
> *Durs Grünbein*

Die eigene Welt erschaffen

Und was denkt Leo?

Barbara Schmidt ist versunken in den Anblick ihres zwei Wochen alten Sohnes Leo. »Hey, Kleiner«, sagt sie zärtlich, »so was Süßes wie dich hab ich noch nie gesehen!« Während sie ihn betrachtet, blitzen die Gedanken durch ihren Kopf: Die langen Finger, die hat er von Hannes, auch die schwarzen Haare, ich hatte als Baby nur ein paar blonde Locken, und überhaupt sieht er aus wie, wie … ja eigentlich wie niemand von uns, aber das kommt schon noch, er ist ja erst zwei Wochen alt – zwei Wochen, oh Gott, ich muss hier mal richtig aufräumen, die Schwiegermama kommt morgen, und ach ja – den Pfarrer muss ich auch nochmal anrufen wegen der Taufe, armes Kind – kriegst kaltes Wasser über den Kopf, wahrscheinlich wirst du furchtbar schreien, das kannst du schon gut, aber dafür nennen wir dich wie einen der Päpste, Leo, eigenartiger Name, aber Hannes wollte das unbedingt, schon als wir im Urlaub auf Mallorca waren, hat er gesagt, sein Sohn würde einmal Leo heißen, ziemlich komisch, denn da gab es noch keine Anzeichen von ihm, allerdings glaube ich, nein ich bin mir sicher, wir haben ihn damals auf Mallorca gezeugt, an dem Abend, als Hannes eigentlich viel zu müde für alles war, weil er den ganzen Tag im Wasser herumgetobt oder Fußball am Strand gespielt hatte, aber es war dann besonders schön, ich hab noch heute den Geruch des Meeres in der Nase und höre das Geräusch der Wellen, nur die Sandkörner waren ziemlich kratzig … und jetzt schaut mich so ein Baby an, nicht zu fassen.

Das sind nur einige der Gedanken, die in wenigen Sekunden durch

DIE EIGENE WELT ERSCHAFFEN

das Gehirn von Barbara Schmidt mit seinen hundert Milliarden Nervenzellen jagen. Angeregt durch die sinnliche Wahrnehmung – den Anblick ihres Babys – kombinieren sie Informationen aus den Gedächtnisspeichern und Gefühlszentren. Und es zeigt sich, dass Barbara dort – wie wir alle – über eine ganze Welt verfügt, in der ihr

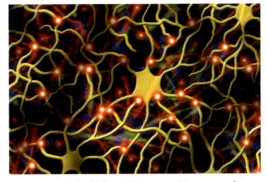

Ein unendlich dichtes Netz von Nervenverbindungen ermöglicht unser Denken und Fühlen.

Geist über Kontinente und Landschaften, durch das Gestern und das Morgen, durch Gehörtes und Gefühltes fliegt, während ihre Sinne auf den Kleinen gerichtet sind. Denken ist ein unendlich komplexer Vorgang, in dem diese kaum fassbare Vielfalt an Bildern, Vorstellungen, Erinnerungen und gespeichertem Wissen blitzschnell miteinander verknüpft werden kann. Das bedeutet, dass das menschliche Gehirn noch immer viel leistungsfähiger ist als jeder Computer der Welt.

Was aber denkt Leo? Nichts?

Nein, das stimmt so natürlich nicht.

Als seine Mama »Hallo, süßes Baby« zu ihm sagte, versuchte er, den Kopf in die Richtung der Stimme zu wenden. Denn die Stimme seiner Mutter kennt er – er hat sie schließlich in ihrem Bauch monatelang wahrgenommen, und bestimmte Bereiche seines Gehirns haben sich ihren Klang eingeprägt. Wenn er sie jetzt wieder hört, erinnert er sich, das heißt, die Töne sind ihm vertraut und bereiten ihm ein wohliges Gefühl.

Aber sonst ist sein Gehirn – obwohl es ebenfalls schon ca. hundert Milliarden Zellen besitzt – zunächst einmal nur mit elementaren, sogenannten vegetativen Bedürfnissen wie Hunger und Durst, Atmen und Schreien, Strampeln und Schlafen beschäftigt. Darüber hinaus ist es ein unbeschriebenes Blatt. Das hat mit der Tatsache zu tun, dass es zwischen den Hirnzellen eines Neugeborenen noch relativ wenige feste Verbindungen gibt. Um aus ihm einen einzigartigen Menschen

KAPITEL 2
DAS GEHIRN WIRD PROGRAMMIERT

Babys Hirn ist ein Chamäleon: Es passt sich der Umgebung an.

mit Verstand, Fantasie, Urteilsvermögen, Gedächtnis, Gefühlen und mit einem Ich-Bewusstsein entstehen zu lassen, muss das Gehirn reifen und in den nächsten Monaten und Jahren die schon angelegten Kontakte oder Querverbindungen zwischen den Nervenzellen aktivieren und, vor allem, unendlich viele neu bilden – ungefähr 100 Billionen, also eine 1 mit 14 Nullen!

Kaum vorstellbar, oder? Glücklicherweise gibt es eine – fast möchte man sagen magische – Kraft, die diese Verbindungen rasend schnell entstehen lässt. Diese magische Kraft heißt LERNEN.

Wolfskinder

Wir kommen alle als Frühgeburten zur Welt, behaupten jedenfalls die Entwicklungsbiologen. Sie weisen nach, dass unser Gehirn bei der Geburt im Vergleich zu anderen Organen noch gefährlich unentwickelt ist. Gefährlich, weil es leicht geschädigt werden kann und dann nie seine volle Funktionsfähigkeit erreicht. Andererseits ist dieser unfertige Zustand auch eine Chance für ein Kind, sich so zu entwickeln, dass seine Gehirnleistungen sich der Umwelt, in der es aufwächst, anpassen können.

Ganz deutlich wird das, wenn man Geschichten über sogenannte Wolfskinder liest. Diese Berichte stammen aus dem 18. oder 19. Jahrhundert, als es bei uns noch Wölfe gab, und sie

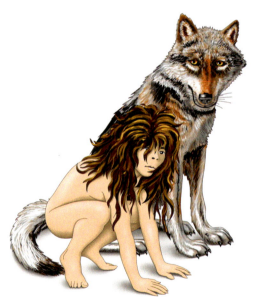

Kinder, die unter Wölfen aufwachsen, können später nie mehr »normale« Menschen werden, weil ihre Entwicklung unter Tieren stattfand.

handeln von menschlichen Wesen, die als Babys von Wölfen verschleppt wurden. Offenbar überlebten einige, weil das Wolfsrudel sie als »Jungtiere« annahm und aufzog. Als man solche Kinder nach Jahren im Wald aufgriff, oft nach einer langen Verfolgungsjagd, sahen sie zwar aus wie Menschen – wenn auch sehr zottelig und wild –, aber sie hatten sich in ihrer Entwicklung den Erfordernissen eines Lebens im Wald und unter Tieren angepasst: Ihre Sprache bestand aus bellenden Lauten, sie liefen – erstaunlich schnell – auf allen vieren und besaßen ein außerordentlich feines Geruchs- und Hörvermögen. Spätere Versuche, sie zu »normalen« Menschen umzuerziehen, waren nur sehr begrenzt erfolgreich. Die Wolfskinder lernten zwar aufrecht zu gehen und entwickelten auch eine Art von Sprachverständnis, aber das Zeitfenster, in dem entscheidende Entwicklungsprozesse hätten stattfinden müssen, um sie auf das Leben als normale Menschen vorzubereiten, hatte sich geschlossen. Es war zu spät.

So funktionieren Lernprozesse

Kinder entwickeln sich in einem erstaunlichen Tempo. Bis vor kurzem glaubte man noch, dass die Welt für Babys in den ersten Monaten nur aus einem interessanten Durcheinander bestehe. Dass sie mehr oder weniger ziellos die Dinge um sich herum wahrnehmen und zu imitieren versuchen, und dass ihre Gefühle äußerst einfach seien: glücklich, traurig oder ärgerlich. Heute entwirft uns die Forschung ein ganz anderes Bild: Die Kleinen sind unheimlich lernfähig. Und sie erschaffen sich vom ersten Tag an ihre eigene Welt.

Rund und rosa – kenn ich das? Ja! Mamas Gesicht! ...

Es beginnt damit, dass Sinnesreize, also die Signale, die durch Licht, Farben, Geräusche, Gerüche und bei Berührungen entstehen – und die sie nach der ruhigen Geborgenheit im Mutterleib sicher zunächst als wildes Chaos empfinden –, schon nach relativ kurzer Zeit geordnet werden können. Vor allem gibt es bei der Wiederholung gleicher Signale einen Lernprozess, der dazu führt, dass diese Signale eine

KAPITEL 2
DAS GEHIRN WIRD PROGRAMMIERT

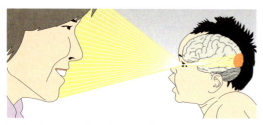

Babys können das Gesicht der Mama erst »erkennen«, wenn sie es im Sehzentrum gespeichert haben.

Abbildung – »Repräsentation« sagen die Wissenschaftler – in dem dazugehörigen Teil des Gehirns erfahren.

Ein Beispiel: Können Sie sich noch daran erinnern, wie Ihr Baby zum ersten Mal gelächelt hat, als Sie sich, ohne etwas zu sagen, über sein Bettchen beugten? Als es nicht Ihre Stimme – die kannte es längst –, sondern ganz eindeutig Ihr Gesicht »erkannt« hat? Diesem Erkennen war zweifellos ein Lernprozess vorausgegangen:

Zunächst musste das Baby seine Augenmuskeln trainieren, damit aus den diffusen Lichtsignalen, die durch die Pupille drangen, mithilfe der Linse ein einigermaßen scharfes Bild im Auge, genauer: auf der Netzhaut, entstehen konnte. Dieses Bild verwandelte sich dort in Elektrosignale, die wiederum durch einen Nervenstrang zum Sehzentrum im Hinterkopf geleitet wurden und dort die zuständigen Zellen stimulierten. Als die gleichen Impulse häufiger kamen (weil Sie sich oft über das Bett beugten), begannen diese Zellen, das Muster zu »lernen«, das heißt, zu speichern und später dann in bestimmte Kategorien zu ordnen. So entstand der Anfang eines Bildarchivs, das dem Baby in kürzester Zeit ermöglichen wird, immer mehr Gesichter und Gegenstände zu identifizieren. Und in dem später einmal diese absolut unvorstellbar große Menge an Formen, Farben und Bewegungsmustern gespeichert sein wird.

Neben Mamas Gesicht kennt das Baby also bald die eigenen Finger, den roten Ball, Papas Bart natürlich, die blaue Rassel, Ellas spitze Hundeschnauze, die Brille der Großmutter und den Stern, der über seinem Bettchen hängt. Und das alles lange bevor die Menschen und Dinge einen Namen haben. Selbstverständlich helfen beim Wiedererkennen auch die Geräusche, die vertraute Gesichter und Gegenstände von sich geben (und die inzwischen an einer anderen Stelle des Gehirns, im Schall-

Das Gehirn lernt durch Wiederholung.

archiv, gespeichert wurden), das heißt, es bahnen sich sehr früh die ersten engen Verbindungen zwischen Sehen und Hören an. Warum es so wichtig ist, dass die Sinnesorgane eines Babys – vor allem Sehen, Hören und Tasten – rechtzeitig auf ihre Funktionstüchtigkeit geprüft werden, beweist, als Beispiel, das Problem schielender Kinder.

Wenn Babys schielen …

… ist das zunächst kein Alarmzeichen. Fast alle Säuglinge schielen von Zeit zu Zeit, weil ihre Augenmuskeln anfangs noch nicht richtig koordiniert sind oder unterschiedlich viel Kraft besitzen. In den meisten Fällen klappt die Koordination nach spätestens einigen Monaten.

Man muss aber wachsam sein: Da wir mit zwei Augen sehen, entsteht in jedem Auge ein Abbild des angeschauten Gegenstandes, wobei sich die Bilder ganz leicht voneinander unterscheiden, weil der jeweilige Blickwinkel ja ein etwas anderer ist. So gelangen geringfügig unterschiedliche Nervenimpulse von den beiden Augen zum Sehzentrum. Aus diesen feinen Unterschieden konstruiert dieses dann das räumliche, dreidimensionale Sehen.

Anders das Bild, das ein schielendes Auge an das Sehzentrum liefert. Es unterscheidet sich so gewaltig von dem des normalen Auges, dass diese Bilder nicht mehr in Deckung gebracht werden können. Das Gehirn ist verwirrt und beschließt, eines der Bilder nicht wahrzunehmen, also zu unterdrücken. Und damit erlischt langsam die Sehkraft dieses Auges. Bei einem Kind, dessen Schielen nicht behandelt wird, besteht daher die Gefahr, dass eines der Augen überhaupt nicht sehen lernt, obwohl es eigentlich gesund ist. Das Kind merkt zunächst nicht, dass es nur mit einem Auge sieht, und später, mit fünf oder sechs Jahren, kann man daran nichts mehr ändern. Es ist also außerordentlich wichtig, dass der Augenarzt von Anfang an dafür sorgt, dass auch das schielende Auge sehtüchtig wird. Dazu wird das normal sehende Auge immer wieder abgedeckt und das Kind dadurch gezwungen, das abweichende Auge zu benützen und so funktionstüchtig zu machen. Falls nötig, kann man dann später durch eine Operation die Augenmuskeln korrigieren und so das Schielen beseitigen.

KAPITEL 2
DAS GEHIRN WIRD PROGRAMMIERT

Mein Baby wächst rasant

Barbara Schmidt wird staunen, wie rasch Leos kleiner Körper sich verändern wird. Die Kraft und Länge seiner Muskeln werden zunehmen, die Knochen und Bänder, die Lunge, das Herz, die Blutgefäße und alle anderen Organe wachsen. Mit etwa drei Monaten wird er aus der Bauchlage heraus den Oberkörper mit den Armen hochdrücken und nach Spielsachen greifen. Mit ungefähr vier Monaten wenden sich Babys bereits Stimmen zu, lachen und »antworten« mit grrrr und wawawa, wenn man mit ihnen spricht. Mit einem halben Jahr können die meisten schon ganz gut ohne Hilfe sitzen, mit ungefähr 12 Monaten stehen und kurz danach die ersten Schritte versuchen: rechtes Beinchen, linkes Beinchen – plumps.

Aber alle diese gewaltigen körperlichen Fortschritte sind nichts im Vergleich zu den fantastischen Veränderungen, die sich inzwischen im Kopf des Kindes getan haben:

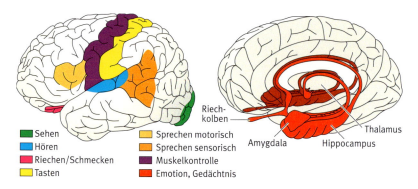

Im Grunde war der winzige Mensch Tag und Nacht (denn nachts speichert das Gehirn, was es am Tag erlebt hat) damit beschäftigt, seine Hirnzellen zu programmieren, das heißt, die Neuronen in den unterschiedlichen Teilen des Gehirns mit Inhalten zu beladen und die Zahl der Verbindungsstellen – der *Synapsen* – zwischen diesen Neuronen zu vermehren und zu festigen. Das Bildarchiv kann so bereits sicher zwischen Katze, Hund und Häschen unterscheiden, das Geschmacks- und Geruchsarchiv zwischen Grießbrei und (»bäh!«)

Spinat, dem Archiv der Töne haben sich nicht nur »ja« und »nein« eingeprägt, sondern auch »wauwau« und Melodien wie »Hänschen klein«. Und natürlich »Mama« und »Papa«.

Die größte Leistung aber wird von dem Teil des Gehirns erbracht, in dem all diese Informationen ständig zusammenlaufen. Dort, wo sie zu logischen Begriffen verknüpft werden und wo dann auch die ersten bewussten Entscheidungen stattfinden: in der sogenannten Hirnrinde, dem Ort unseres Denkens und Fühlens.

Die Sprache – Kapital fürs Leben

Eine Nachtigall flötet ihre langgezogenen, weichen, melodischen Töne in den Abend. Von der gegenüberliegenden Seite des Tals antwortet ihr eine andere, in ebenso betörenden Trillern und Schluchzern: Sprechen sie miteinander? – Charlie, mein kleiner Hund, bellt wie verrückt, wenn draußen sein Lieblingsfeind, ein Dalmatiner, vorbeiläuft. Ich verstehe genau, was er sagt: Hast du nicht gehört, dass dieser dumme, hochmütige Typ schon wieder an unserem Zaun ist? Tu doch was dagegen! Aber: Ist sein Bellen eine Sprache?

Haben Tiere eine Sprache?

Manche Forscher sagen, ja. Und überhaupt sei es keineswegs bewiesen, dass Tiere nicht denken könnten und kein Bewusstsein, also keine Vorstellung von sich selbst hätten.

Andere aber meinen, Sprache sei das, was uns zum Menschen werden ließ. Alle Kinder dieser Welt hätten das tiefe Bedürfnis zu sprechen, sich durch Worte und bildhafte Vergleiche verständlich zu machen, egal

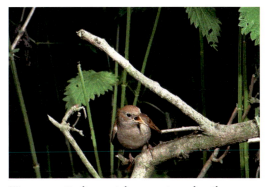

Tiere verständigen sich untereinander, ihre »Sprache« verstehen wir leider nicht.

KAPITEL 2
DAS GEHIRN WIRD PROGRAMMIERT

auf welchem Kontinent sie leben und egal ob sie in einer modernen Großstadt oder in abgeschiedenen Urwaldsiedlungen aufwachsen. Wichtig sei, dass sich da Eltern oder andere Stammesangehörige in bestimmten Lauten und regelhaften grammatikalischen Wendungen

> *Meldung aus der Süddeutschen Zeitung:*
> *Tschu-Tschu und Wawa*
>
> London (dpa) – Ein englisches Zwillingspaar hat eine Geheimsprache entwickelt, die für andere Leute kaum verständlich ist. Die beiden vierjährigen Jungen Jack und Luke Ryan aus der ostenglischen Stadt Cleckheaton verstehen sich nach Zeitungsberichten untereinander perfekt. Bis auf einige wenige Wörter wie »Mum« und »Dad« sprechen die beiden aber kaum Englisch. Die Eltern müssen regelmäßig rätseln, was gemeint ist: T-Shirt heißt zum Beispiel »Tiha«, ein Taschentuch ist ein »Tschu-Tschu«, und der Opa wird »Wawa« genannt.

verständigten, die schon Babys wahrnehmen, imitieren und später dann frei benützen könnten. Und dass dies alles vor dem zehnten, zwölften Lebensjahr geschehen sein muss. Dann nämlich schließt sich das »Sprachfenster« – und danach wird es fast unmöglich, dem Gehirn die Struktur der Muttersprache einzuprägen.

Sogar Kinder, die taubstumm geboren werden, entwickeln im Kontakt mit anderen eine absolut schlüssige Sprache mithilfe von Gebärden. Gebärdensprachen besitzen eine erstaunliche Vielfalt von Vokabeln, eine eigene Grammatik und alle anderen Elemente, die zu einer Sprache gehören und die somit inhaltliche Feinheiten vermitteln können – durchaus vergleichbar mit den gesprochenen Worten.

Sprache ist einer der größten Reichtümer, die wir erwerben können.

Wir besitzen in unserem Erbgut offenbar Gene, die dafür sorgen, dass das Gehirn eines Babys bestimmte Regionen stärker ausbildet, die es bald zum Erlernen von Sprache brauchen wird. Welche Gene dies sind, ist allerdings noch unbekannt. Sicher ist aber, dass das Gehirn von Geburt an die fremden Reize der Sprache wahrnimmt, auch wenn es sie zunächst noch nicht speichern kann. Die Hirnzellen sind zu diesem Zeitpunkt noch zu unreif, um eine so komplizierte Sache wie einen einfachen Satz – »Schau mal, hier ist dein Teddybär!« – in seine Bestandteile zu zerlegen und zu lernen. Das Wundersame ist, dass sich das kleine Kind relativ bald aus dem Gehörten ganz von selbst die Elemente herausfischt, die es bereits verarbeiten kann. Es beginnt mit einfachen Wörtern und Wortkombinationen – eben »Mama« und »nein« und oft in nur ungefährer Aussprache – »Böbein« statt Vöglein. Auf diese Basis kommen dann, Schicht um Schicht, neue Vokabeln, grammatikalische Strukturen, schließlich abstrakte Begriffe und ganze Sätze. Gleichzeitig muss es auch seine körperlichen Sprachwerkzeuge, also den Kehlkopf, die Zunge, die Lippen und die richtige Atmung beim Sprechen ausbilden und trainieren.

> **Die Ausbildung der Sprache, der freie Umgang mit einer möglichst großen Vielfalt von Wörtern und Begriffen, ist eine der wertvollsten Gaben, die Sie als Eltern Ihren Kindern mit ins Leben geben können. Sprache bedeutet Verständnis der Welt, bedeutet die Erweiterung des eigenen Bewusstseins und Denkens, bedeutet Kommunikation mit anderen. Sie ist ein kostbarer Teil von uns und prägt unser ganzes Sein. Dass Kinder die eigene Sprache wirklich gut und umfassend beherrschen, ist deshalb eine der wichtigsten Aufgaben von Erziehung.**

Die Entwicklungsbiologen sind sich ziemlich sicher, dass das verborgene Muster »Sprache« in uns angelegt ist, sozusagen als heimliche Botschaft aller früheren Generationen – seit der Zeit, als der Steinzeit-Mensch zum ersten Mal »bis nachher, ich gehe auf die Jagd« brummte. Der Sprachforscher Derek Bickerton, der an der Universität von Hawaii lehrt, meint, »man könnte fast sagen, wir lernen die Sprache nicht, wir lassen sie in uns wachsen.«

Aber auch wenn wir Sprache als Programm in uns tragen, müssen Kinder eine gewaltige Aufgabe bewältigen, um sie sich zu erobern. Ob die Eltern bei dieser Arbeit helfen können? Ja – und wie! (Siehe Seite 48.)

KAPITEL 2
DAS GEHIRN WIRD PROGRAMMIERT

Frühkindliche Förderung

Leo, 6 Monate, sitzt auf dem Schoß seiner Mama vor dem Fernseher, ein »Baby-Video« läuft. Bunte Männchen rennen herum, ein paar Buchstaben erscheinen und verschwinden wieder, eine Raupe spielt mit einem Ball. Dazu klingt sanfte Musik. Leos Mama hat das Video gekauft, weil es hieß, damit würden die kognitiven Fähigkeiten – zu deutsch: der Verstand – ihres Kleinen gefördert. Von wegen.

In einem Alter, in dem das Kind gerade mal beginnt, sich seine eigene kleine Welt zu erschließen, Personen zu erkennen und Gegenstände zu ertasten, hat es keine Chance, diese Pseudo-Informationen einzuordnen. Im Gegenteil. Die sinnlichen Erfahrungen, durch die es, zum Beispiel, gelernt hat, wie ein Ball aussieht und sich anfühlt – nämlich rund, glatt und bunt –, werden durch die zweidimensionale *Darstellung* des Balles – runder Fleck statt Kugel – wieder infrage gestellt, die Verankerung der realen Dinge in den entsprechenden Hirnbereichen wieder abgeschwächt. Dazu kommt der Musikbrei, der über dem Ganzen wabert und keinerlei Beziehung zu den Szenen auf dem Bildschirm hat. Auch das stiftet im Kopf eines Babys nur Verwirrung. Kleinkinder brauchen Anregungen. Aber solche, die sich mit der wirklichen Welt befassen. Fernsehen ist immer nur Scheinwelt.

Baby-TV ist Unsinn – wenn nicht Schlimmeres

(Alles über die Wirkung von Fernsehen auf kleine und große Kinder erfahren Sie in Kapitel 5, ab Seite 106.)

Mit Gefühlen lernt sich's leichter

Seit langem ist bekannt, dass sich unser Gedächtnis Ereignisse dann besonders gut merken kann, wenn sie mit starken Emotionen verbunden waren. Hirnforscher bestätigen diese Beobachtung und weisen

FRÜHKINDLICHE FÖRDERUNG

nach, dass es vor allem die positiven Gefühle sind, mit deren Hilfe wir Dinge leichter im Langzeitgedächtnis verankern können. Ganz besonders gilt dies für die ersten Lebensjahre, in denen ein Kind täglich wahre Fluten von neuen Informationen ordnen, bewerten und speichern soll.

> ### *Wichtigste Regel: Nicht überfordern!*
>
> Ihr Ehrgeiz, aus Ihrem Sohn oder Ihrer Tochter ein Wunderwesen an Intelligenz und Wissen zu machen, ist verständlich. Zu große Ambitionen der Eltern können aber für Kinder fast so nachteilig sein wie Gleichgültigkeit. Das Kind wird bei pausenloser Anregung überfordert und gerät dadurch in einen starken Stress, durch den sein noch unentwickeltes Gehirn sogar Schaden nehmen kann. Also: Regen Sie die Neugier Ihres Kindes an, aber lassen Sie es selbst entscheiden, wie viel von den angebotenen Möglichkeiten es sich aneignen möchte. Und oft will auch ein Zwei- oder Dreijähriger einfach seine Ruhe haben, um zu spielen und selbst herauszufinden, wie Dinge funktionieren.

Mit anderen Worten: Ein Baby begreift die Dinge viel schneller, wenn Lernen Spaß macht. Und wann macht es Spaß? Richtig – wenn Mama oder Papa ein großes Lob aussprechen und es zärtlich umarmen, sobald ihm etwas Neues gelungen ist.

Hoffen wir also, dass Barbara Schmidt ihrem kleinen Leo begeistert Beifall spendet, wenn er zum ersten Mal selbstständig einen Turm aus seinen Holzklötzchen gebaut hat oder wenn er ein neues Wort richtig nachspricht. Erfolgserlebnisse stärken das kindliche Selbstbewusstsein. Neue Wörter bekommen so einen betörenden Klang. Ein Kind wird sie voller Stolz wiederholen und sich einprägen. Für immer.

Aber selbstverständlich haben Sie fabelhafte Möglichkeiten, Ihrem Kind in seiner frühen Entwicklung zu helfen. Die Wissenschaft ordnet diese Möglichkeiten in bestimmte Kategorien:

Brauchen Sie für Ihren 3-Jährigen einen Terminkalender? Für den Flötenunterricht, Turnunterricht, Malunterricht, Tanzunterricht, Englischunterricht, Schwimmunterricht ... Ja? – Vorsicht! Sie überfordern sich und Ihr Kind!

KAPITEL 2
DAS GEHIRN WIRD PROGRAMMIERT

Die Entwicklung der Sinne – die Fähigkeit zur Koordination von Bewegungen – die Förderung des Verstandes – das Lernen von Gefühlen und – das Entstehen des Bewusstseins, also der Vorstellung, die ein Kind von sich und von der Welt hat.

Die Entwicklung der Sinne (Sensorik)

Vom Sehen und Hören war schon die Rede. Genauso wichtig ist auch der Tastsinn und das Einüben von Geschmack und Geruch – Letzteres gerade auch im Hinblick auf eine gesunde Ernährung. Dazu einige Tipps:

- Man weiß aus Versuchen, dass die Vorliebe für ein bestimmtes Futter bei Tieren in den ersten Lebenswochen geprägt wird. Hunde, Katzen, Vögel, sogar Schlangen werden später, wenn sie ausgewachsen sind, immer die Nahrung bevorzugen, die sie schon als Babys bekommen haben.[1] Bei Menschenkindern ist es nicht anders. Das bedeutet, dass wir entscheiden, ob unser Kind später Lust auf gesunde Nahrung hat. Achten Sie deshalb darauf, dass Ihr Kind gerade in den ersten Lebensjahren wenig süße oder fette Sachen bekommt. Es ist ganz wichtig, sagen die Ernährungsexperten, dass die Kleinen sich in dieser Zeit an die Geschmacksreize von – fast – ungesüßten Breis und von Gemüse, Obst, Milch- und Vollkornprodukten gewöhnen und dadurch ihr Geschmackszentrum auf gesunde Lebensmittel programmieren. Essen sie im zarten Alter hauptsächlich Industrienahrung – Puddings, Pizzas usw. –, gibt man ihnen Limonaden, süße Tees und gezuckerte Corn Flakes, dann »lernt« ihr Gehirn »süß + fett = schmeckt gut« und sie werden sich später mit Vorliebe von Chips, Fritten und Schokoriegeln ernähren. Schon weil sie dann den Geschmack von Äpfeln und Birnen, Brokkoli, Bohnen und Fenchel und was es sonst an gesunden Sachen gibt, meist nicht mögen. (Siehe auch Kapitel 7, Seite 173.)

[1] Manfred Spitzer: Lernen, Spektrum Akademischer Verlag, Heidelberg, Berlin 2002

> FRÜHKINDLICHE FÖRDERUNG

- Fördern Sie spielerisch den Tastsinn. Der (oder die) Kleine bekommt eine Augenbinde und darf dann alle möglichen Sachen durch Abtasten erkennen: Bleistift, Katze, Papas Nase, Stuhl, Papier, Apfel, Kochlöffel, Bausteine, kleines Auto, die Lieblingspuppe. Und dazu irgendetwas vollkommen Unbekanntes oder Überraschendes – Mamas Ohrringe, ein Stückchen Torte (oh, oh) – das stärkt die Aufmerksamkeit. Für jeden richtig erkannten Gegenstand gibt es einen Kuss (bei Größeren zusätzlich eine Murmel). Das Spiel funktioniert selbstverständlich erst, wenn das Kind die Dinge beim Namen nennen kann.
- Lassen Sie Kinder Musik machen! Nicht durch Knopfdrücken an irgendeinem Plastikheuler, sondern mit richtigen kleinen Instrumenten: Xylophon, Trommel, Holzflöte. Klatschen Sie Rhythmen, ermuntern Sie sie zu tanzen! Und singen Sie so oft wie möglich mit ihnen! Die aktive Beschäftigung mit Musik ist ein fabelhaftes Mittel zur Förderung des Gehörsinns, aber auch des Verstandes (siehe auch Kapitel 4, ab Seite 92).

Die Fähigkeit, sich gezielt zu bewegen (Motorik)

Dabei geht es nicht nur um Sitzen, Stehen, Laufen, sondern auch um Feinmotorik und Gleichgewichtssinn, also Geschicklichkeit und Koordination der Bewegungsabläufe, die später beim Schreiben, Zeichnen, aber auch im Straßenverkehr und beim Sport gebraucht werden.

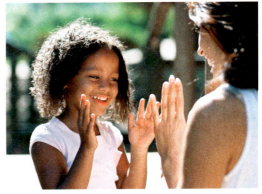

Die Koordination der Bewegungen muss trainiert werden! Händeklatschen, auf einem Bein hüpfen, Purzelbäume schlagen, sind gute Übungen für die Körperbeherrschung.

- Die Spiele, die Koordination fördern, kennen Sie sicher. Es fängt an beim gegenseitigen

KAPITEL 2
DAS GEHIRN WIRD PROGRAMMIERT

Hier steuert der Autopilot

Wissen Sie noch, wie Sie Radfahren gelernt haben? Am Anfang war es schwierig, das Gleichgewicht zu halten – aber nach einigem Üben schafften Sie es, und von da an schien es sehr einfach. Was war geschehen? Ihr Gedächtnis hatte die Nervenbefehle, die die Muskeln beim Balancieren, beim Lenken und Treten der Pedale antrieben, gespeichert, also »gelernt«. Nun konnte es die Bewegungsabläufe automatisch steuern.

Wenn Kinder zu laufen beginnen, wenn sie auf der Couch oder später auf dem Trampolin hopsen, wenn sie Dreirad oder Zweirad fahren, dann »feuern« die Nervenzellen jeweils auf eine ganz typische Weise, um die dafür benötigten Muskelgruppen anzuregen. Irgendwann sind diese speziellen Nervenverbindungen so stabil, dass sie von einem bestimmten (»prozeduralen«) Teil des Gedächtnisses übernommen werden. Damit hat das Kind sozusagen seinen Autopiloten programmiert, der fortan die entsprechenden Befehle an die Muskeln weiterleitet. Laufen und Radfahren werden so zu selbstverständlichen motorischen Fähigkeiten: Die Kinder brauchen bald nicht mehr darüber nachzudenken, ob jetzt das eine oder das andere Bein drankommt.

Händeklatschen und steigert sich bis zum Imitieren der Bewegungen, die der Spielpartner vorgibt: Mit dem Zeigefinger an die Nase tippen, oder: Eine Hand macht Kringel auf den Bauch, die andere tippt gleichzeitig auf den Kopf; auf einer geraden Linie balancieren, auf einem Bein hüpfen usw. Später sind es dann die kreativen Bastelspiele, die Konstruktion von Fahrzeugen und Raumschiffen aus vielen Einzelelementen, durch die dreidimensionales Denken, aber eben auch die Geschicklichkeit der Hände trainiert wird.

- Nicht vergessen: Ihr Kleiner hat Beine. Nicht, um sie im Autositz baumeln zu lassen, sondern um zu laufen. Sicher, manchmal wird es ihm zu viel und er mag nicht mehr. In dieser Situation hilft dann meist nur noch tragen oder der Buggy. Wenn man aber mit einem verlockenden Ziel startet (»Sollen wir mal schauen, ob die Kuh im Stall schon ein Kälbchen hat?«, »Meinst du, wir sehen im Wald ein Eichhörnchen?«) oder auf den Spaziergängen spannende Geschichten erzählt, dann sind auch notorische Faulpelze gerne zu Ausflügen bereit.

FRÜHKINDLICHE FÖRDERUNG

Die Entwicklung von Intelligenz, Denken und Wissen (Kognition)

Dazu gehört selbstverständlich auch das Erlernen der Sprache und erste Vorstellungen von Zahlen. Unter den Hunderten von Tipps, die ersonnen wurden, um die Intelligenz von Kindern zu fördern (und die Sie in allen möglichen Büchern und Zeitschriften finden können), hier nur einige, die mir besonders gefallen:

- Bücher: Es gibt ganz wunderbare, kluge und lustige Bilderbücher schon für die Kleinsten, und es gibt viele, viele interessante, die man den etwas älteren Kindern vorlesen kann. Vorlesen ist überhaupt eines der besten Mittel, sozusagen der Königsweg, auf dem die Kinder sich erste Vorstellungen von der Welt machen, das heißt, kreativ sein können. Während Papa oder Oma ein lustiges oder spannendes Abenteuer, Beschreibungen von Orten, Menschen oder Tieren liest, illustrieren die Kleinen das Gehörte mithilfe ihrer eigenen Fantasie. So entstehen die erstaunlichsten Bild-Kompositionen in ihren Köpfen, so lernen sie, ihre Gedanken schweifen zu lassen, aber auch, ganz wichtig, sich zu konzentrieren. Noch ist nichts unmöglich. Pippi Langstrumpf hängt ganz selbstverständlich von der Decke – und sie staunen über so viel akrobatischen Mut. Nils Holgersson fliegt auf seiner Wildgans über Flüsse und Wälder und sie fliegen mit. Die Kinder in den Geschichten sind tapfer, traurig oder siegreich – und die Zu-

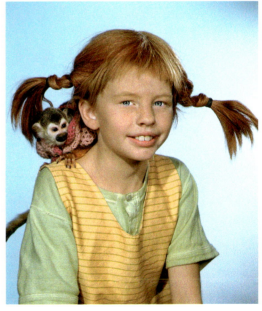

Pippi Langstrumpf ist eine Lieblingsfigur der Kinder, weil sie verrückte Sachen macht.

KAPITEL 2
DAS GEHIRN WIRD PROGRAMMIERT

hörer sind es mit ihnen. Sie erfahren, dass auch andere Kinder Konflikte mit Erwachsenen und Probleme mit einer nicht immer freundlichen Umwelt haben. Sie erleben sich als edle Ritter oder als »bad guys«, Bösewichter, die von anderen Sternen kommen und ihre Welt bedrohen. Sie können sich gefahrlos identifizieren. Denn ihre eigentliche Welt bewegt sich dabei nicht und sichert ihnen Geborgenheit.

- Sprechen Sie mit Ihrem Kind! Nein, das ist kein banaler Ratschlag. Zum Sprechen gehört nämlich, dass der (oder die) Kleine aufmerksam ist und Sie selbst konzentriert sind. Beides ist nicht

> ### Krach geht auf den Geist
> Es wird nicht immer möglich sein, Kinder in einer lärmfreien Umgebung aufwachsen zu lassen. Wir wissen allerdings, dass sowohl die Entwicklung der Intelligenz als auch das soziale Verhalten von Kindern leiden, wenn sie in einer besonders lauten Wohnung leben. So sollte man, wenn irgend möglich, beispielsweise nicht in die Nähe von Flughäfen ziehen, wo die ständigen an- und abschwellenden Geräusche der startenden und landenden Maschinen allen, auch den Erwachsenen, im wahrsten Sinne des Wortes auf die Nerven gehen, auch wenn man selbst glaubt, das dauernde Dröhnen »gar nicht mehr zu hören«.

der Fall, wenn nebenbei das Radio dudelt oder im Hintergrund der Fernseher läuft. Sie sind erwachsen, Sie schaffen es wahrscheinlich, mit der Freundin zu telefonieren, während Sie nebenbei Töpfe abspülen und vielleicht auch noch Nachrichten hören: Ihr Gehirn ist an »Multi-Tasking«, an gleichzeitig ablaufende Gedanken und Tätigkeiten gewöhnt. Ein kleines Kind kann das noch nicht. Es kann die Nebengeräusche noch nicht ausblenden und die Gedanken noch nicht gezielt fokussieren. Es hat deshalb keine Chance, Ihre Worte wirklich wahrzunehmen und zu verarbeiten, wenn es gleichzeitig von Lärm oder anderen akustischen Reizen umgeben ist. Dabei wäre es von außerordentlicher Wichtigkeit, dass es lernt, sich zu konzentrieren. (Übrigens: Wenn Sie eine Ta-

FRÜHKINDLICHE FÖRDERUNG

gesmutter für Ihr Kleines suchen, vergewissern Sie sich, dass diese nicht nur freundlich, geduldig und zuverlässig ist, sondern dass sie mit Ihrem Kind *redet*. Auch wenn es noch sehr klein ist.)

- Spielen Sie das »Warum«-Spiel. Klar – Ihr Kind fragt Ihnen täglich ohnehin Löcher in den Bauch. »Warum ist das so – und warum nicht so … ?« Drehen Sie doch den Spieß um! Fragen Sie mal Ihr Kind, warum der Regen nach unten fällt oder warum die Sonne aufgeht oder wieso die Katze schnurren kann … Sie werden sich wundern, welch tolle, lustige Antworten Sie da erhalten! Dann kann man immer noch sachte korrigieren und die richtigen Lösungen verraten. Da sich Ihr Kind aber zunächst angestrengt hat, selbst eine Antwort zu finden, wird das, was Sie erklären, viel interessanter – und dadurch speichert es das neue Wissen leichter.

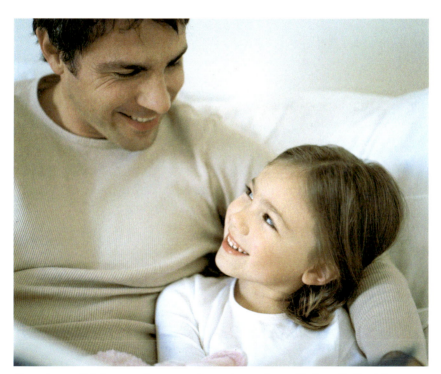

Gemeinsam Bücher anschauen und gemeinsam lesen fördert die Beziehung zwischen Eltern und Kind und öffnet ihm neue Welten.

KAPITEL 2
DAS GEHIRN WIRD PROGRAMMIERT

Wie in einem Spiegel

Vor kurzem hat man bestimmte Gruppen von Nervenzellen (Neurone) im Gehirn entdeckt, die offensichtlich aktiv sind, das heißt elektrische Signale aussenden, um bestimmte sinnvolle Handlungen zu steuern. Ein einfaches Beispiel: Ich gieße Milch in ein Glas und führe es zum Mund. Beim exakten Ablauf dieser Tätigkeit »feuern« diese Zellen. Das Verrückte aber ist, dass sie ebenfalls in meinem Gehirn aktiv werden, wenn ich nur *beobachte*, wie ein anderer auf dieselbe Weise Milch in ein Glas gießt und dieses dann zum Mund führt. Die Handlung erscheint mir sozusagen wie in einem Spiegel.

Es geht aber noch weiter. Auch Gefühle werden auf diese Art widergespiegelt: Ich empfinde, was du empfindest. Es scheint, als ob unsere Fähigkeit, sich in andere Menschen hineinzudenken, ihr Wesen, ihre Mimik und Körpersprache zu verstehen, von solchen Zellgruppen abhängig ist. Bei autistischen Kindern, die bekanntlich große Probleme haben, auf andere einzugehen, hat man nämlich keine oder nur wenige dieser »Spiegelneurone« festgestellt. Wer aber keine Geste und kein Lächeln versteht, wer nicht spürt, was sein Gegenüber fühlt und denkt, andere also nicht in sich »spiegeln« kann, empfindet Angst vor einem Gegenüber und gerät schon früh in eine soziale Isolation.

Die Wissenschaft hält es deshalb für außerordentlich wichtig, gerade kleinen Kindern eine feste Bezugsperson zuzuordnen (meistens wird das die Mutter sein), deren äußere Zeichen ihrer Gefühle – Lächeln, Unmut, interessierte oder zornige Miene – automatisch die entsprechenden Nervenzellen anregen. Denn im Zeitfenster der ersten Jahre gilt es, die genetisch angelegten Spiegelzellen zu »wecken« und auf diese Weise zu trainieren. Versäumt man das, dann verkümmern sie, und das Kind hat zeitlebens Schwierigkeiten, die Gefühle anderer zu verstehen.

Noch etwas hat sich herausgestellt: Kein Bewegungsablauf, keine Gefühlsregung, die man im Computer oder im Fernsehen beobachtet, ist in der Lage, die Zellen zu aktivieren. Es bedarf dazu einer lebendigen Person.

Auch Gefühle muss man »lernen« (Emotion)

Aus Kindern, die nie Zärtlichkeiten empfangen, die nie gelobt werden, die in einer gleichgültigen oder aggressiven Umgebung aufwachsen, werden später oft gefühlsarme Erwachsene, die wiederum selbst nicht fähig sind, Liebe zu geben.

FRÜHKINDLICHE FÖRDERUNG

- Selbstverständlich lieben Sie Ihre kleine Tochter, Ihren Sohn. Aber zeigen Sie es dem Kind auch? Streicheln, umarmen und küssen Sie es und schenken Sie ihm dadurch dieses für Kleine – und Größere! – so wichtige Gefühl *körperlicher* Zärtlichkeit? Interessieren Sie sich wirklich und erkennbar für die Gefühle Ihres Kindes? Sprechen Sie mit ihm, wenn es scheinbar grundlos traurig ist? Und wie verhalten Sie sich, wenn es in die Trotzphase kommt? Jene Zeit, in der Kinder beginnen, sich von der Umwelt abzugrenzen und versuchen, schon mal ihre eigenen Wege zu gehen (und in der sie einen mit ihrem ewigen »nein!« und »will nicht!« gewaltig nerven können). Sicher – es muss Grenzen geben. Aber es ist auch ein wichtiger Teil ihrer Entwicklung, wenn Kinder diese Grenzen ständig und mit wachsender Begeisterung in Frage stellen. Das hilft ihnen für ihr späteres Leben. Die Erziehungsexperten raten Ihnen dann, nicht die Geduld zu verlieren (das sagt sich so leicht, ich weiß!), nicht herumzuschreien (körperliche Strafen sind ohnehin absolut verboten), sondern vielleicht einmal zu zeigen, wie traurig Sie sind, wenn man sich nicht mehr gut versteht. Nein, Sie sollen sich nicht aufs Bett werfen und ins Kissen schluchzen, aber vielleicht Ihrem vorübergehend so garstigen Kleinen klarmachen, dass es doppelt weh tut, wenn jemand zornig ist, den man so sehr liebt.

Wer als Kind viel Liebe empfängt, kann später viel Liebe geben.

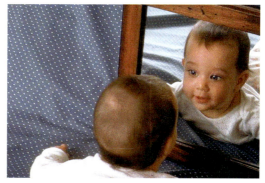

Spiegelneurone erlauben uns, die Gefühle eines anderen zu begreifen. Autistischen Kindern fehlen diese Zellen, sie können in den Gesichtern anderer Menschen nicht »lesen«.

KAPITEL 2
DAS GEHIRN WIRD PROGRAMMIERT

Ich und die anderen (Sozialisation)

Hier geht es in erster Linie um das Verhalten gegenüber anderen Menschen, die Beziehungen zu Eltern, Geschwistern, Familie, im Kindergarten, in der Schule und darüber hinaus. Das Gelingen dieser Beziehungen, sagen die Psychologen, hängt stark davon ab, ob ein Kind schon früh ein gesundes Selbstvertrauen entwickelt hat. Ein selbstsicheres Kind ist weniger egoistisch und tut sich leichter damit, Rücksicht auf andere zu nehmen, deren Rechte zu achten (»Okay – das Auto gehört dir, aber kannst du es mir mal leihen?«) und die Regeln des friedlichen Zusammenlebens zu verstehen. Aber auch mit ausgeprägtem Selbstvertrauen geht es natürlich nicht ohne schmerzliche Lernprozesse ab.

Die Persönlichkeit eines Menschen entsteht durch die individuelle Verschaltung der Gehirnzellen.

Diese Lernprozesse prägen, verändern das Gehirn – wie Sehen, Erkennen, Laufen und Sprechen. Und immer sind es die bäumchenartigen Verbindungsfühler der Nervenzellen, die sich vortasten, mit ihren »Zweigen« Kontakt zu anderen Zellen aufnehmen und dadurch das ungeheuer komplexe Wunderwerk Gehirn aufbauen.

Das erste soziale Problem für ein Kind ist oft die Beziehung zu Geschwistern. Der oder die Älteste zu sein bedeutet, dass man bei der Ankunft eines Jüngeren ziemlich unsanft als Mittelpunkt der Familie abgelöst wird. Wenn alle ständig um das neue Baby herumstehen und »süüüüß!« oder »wie goldig!« schreien, wenn sich sogar die geliebte Mama mehr um den Neuankömmling kümmert – und ihn obendrein auch noch stillt! –, dann trifft das den bisherigen Liebling Nummer eins tief ins Herz.

Die jüngeren Geschwister leiden dagegen unter der Dominanz der Älteren, unter deren Mehr-Können und Mehr-Dürfen und darunter, dass sie sich manchmal nicht wehren können, weil der oder die Große ja zumindest körperlich stärker ist. – Was tun?

- Eine befreundete Familie hat sich lange überlegt, wie sie die Ankunft der kleinen Schwester für den dreieinhalb Jahre alten Lukas so schmerzlos wie möglich gestalten könnte und dabei folgenden

Plan entwickelt: Lukas durfte schon am Tag der Geburt das Baby Sophie in der Klinik besuchen, und siehe da: Sophie hatte ihm etwas Wunderschönes »mitgebracht« – ein großes Piratenschiff mit vielen Schätzen drauf. Das hat ihn schon mal sehr für die Kleine eingenommen. Dann erklärten ihm die Eltern, dass er, der große Bruder, ab sofort mit für Sophie verantwortlich wäre. Er durfte sie streicheln, wenn sie weinte, er durfte sie von Beginn an vorsichtig auf dem Arm halten und sich freuen, wenn sie ihn anschaute und später anlachte. Auf diese Weise entwickelte er eine starke Bindung an sie. Sophie wiederum fand den großen Bruder – verständlicherweise – einfach toll. Von Anfang an. Als sie älter wurde, war er es, der ihr zu Hilfe kam, wenn sie Zoff mit den Nachbarskindern oder mit den Eltern hatte. Der ihr zeigte, wie man auf Bäume klettert und, später, wie man mit einem Computer umgeht. Er war ihr Beschützer, ihre Ein-Mann-Armee gegen jede Art von Widersacher. Natürlich haben die beiden sich von Zeit zu Zeit auch heftig gestritten. Aber das Zusammengehörigkeitsgefühl blieb. Jetzt sind sie zwölf und neun Jahre alt und nach wie vor enge, liebevolle Freunde.

Ob das mit einem jüngeren *Bruder* auch geklappt hätte? Ich glaube schon. Selbstverständlich spielt bei der Bewältigung der natürlichen Geschwister-Rivalität auch die individuelle Persönlichkeit der Kinder eine große Rolle. Ganz allgemein, denke ich, kommt es aber vor allem darauf an, dass Eltern bei allen Konflikten, egal, ob mit Geschwistern oder Freunden, *die Gefühle auch schon sehr kleiner Kinder ernst nehmen, auch die Eifersucht.* Dass sie Verständnis signalisieren, dass sie bereit sind, in Ruhe zu diskutieren und, als Wichtigstes, *dass sie gerecht sind!*

> »Die Kindheit ist jene herrliche Zeit, in der man dem Bruder zum Geburtstag die Masern geschenkt hat …«
> *Peter Ustinov*

- Nichts, absolut nichts kann sich für die Entwicklung eines Kindes so verheerend auswirken wie die Beschädigung seines Selbstbewusstseins. Später, in der Pubertät, wird es sicher vorübergehend von den Gleichaltrigen, von deren Anerkennung, abhängen, ob ein Jugendlicher stark ist und Selbstvertrauen hat. Der Grundstein

KAPITEL 2
DAS GEHIRN WIRD PROGRAMMIERT

dazu aber wird viel früher gelegt, nämlich in den ersten Jahren. Und Sie, die Eltern, bzw. die nächsten Bezugspersonen sind es, deren Verhalten entscheidet, ob dieses Kind ein *Urvertrauen* zum Leben und zur Welt entwickelt oder nicht. Kinder, die immer nur hören: »Du hast ja schon wieder Mist gebaut – typisch!« – »Geh weg, das kannst du doch nicht« – »Aus dir wird sowieso nichts«, werden auf schreckliche Weise »entmutigt«, das heißt, sie werden bald keinen Mut und keine Zuversicht in die eigenen Fähigkeiten mehr mobilisieren können. Das wiederum bedeutet, dass sie bei Problemen in der Schule oder im Umgang mit anderen von vorneherein das Gefühl des sicheren Scheiterns haben. Die Folge sind Aggressionen, Mobbing, Unglück. Nur wenige schaffen es, ein trotziges »Dennoch« dagegenzusetzen und solche frühen Ängste zu überwinden.

Goldene Regel: Einmal tadeln – dreimal loben!

Selbstverständlich muss man Kinder kritisieren dürfen, aber doch so, dass ihre Seele nicht verletzt wird (»na gut, das war's noch nicht ganz – das nächste Mal geht es bestimmt schon besser« – oder so ähnlich). Auch das ist Teil ihrer Sozialisation.

Wer ist »ich«?

Haben Sie einmal einer jungen Katze zugesehen, die vor einem Spiegel sitzt? Wie sie verblüfft hineinschaut, die »andere« Katze anfaucht, zum Spielen auffordert, die verrücktesten Sprünge und Verrenkungen macht. Und schließlich hinter den Spiegel schaut, um zu sehen, ob dieses komische Wesen sich dort versteckt. Die kleine Katze, so schlau sie ist, kommt nicht auf die Idee: Das bin *ich*. (Ob das auch noch für ein ausgewachsenes Tier gilt, weiß ich nicht.)

Anders bei einem kleinen Kind. Schon im Alter von 10 Monaten erkennt es sich im Spiegel! Und hier beginnt bereits die Selbstwahrnehmung, die es in den nächsten Jahren – und oft lebenslang – immer wieder die Frage stellen lässt: Wer bin ich? Woher komme ich?

FRÜHKINDLICHE FÖRDERUNG

Solche Fragen, so der momentane Forschungsstand, stellt nur der Mensch. Auch dadurch unterscheidet er sich von hoch entwickelten Tieren. Diese Fragen beschreiben nämlich ein Phänomen, das wir »Bewusstsein« nennen – die Vorstellung von uns selbst und von unserer Existenz in der Welt.

Es bedeutet für kleine Kinder eine gewaltige Intelligenzleistung, dieses »Selbst« zu erkennen und sich »Ich« zu nennen. Schließlich müssen ihre Hirnzellen dafür aus Milliarden von gespeicherten Wahrnehmungen, Gefühlen und Erfahrungen ein Ganzes zusammenfügen: »Das bin ich.«

Zweieinhalb Jahre sind vergangen. Barbara Schmidt und ihr Sohn Leo schauen Bilderbücher an. Erst fahren sie mit einem geheimnisvollen Zug durch verschneite Berge, dann lachen sie über einen kleinen Hund, der glaubt, er sei eine Katze.

Mein großer Kleiner, denkt Barbara, hoffentlich bleibst du so fröhlich wie jetzt – und so hübsch, mit deinen dunklen Haaren und deiner hohen Stirn. Ich weiß noch nicht, wofür du begabt bist, welche Gene du von uns geerbt hast, musikalisch scheinst du ja zu sein, deine Nase ist ein wenig groß, wie die vom Opa, aber ob du einmal schüchtern sein wirst oder ein kleiner Angeber, wahrscheinlich ein kleiner Angeber wie dein Papa, ob dich die Mädchen später mögen werden und welchen Beruf du lernen wirst – keine Ahnung. Ich weiß nur, dass bisher alles ganz gut gegangen ist und dass ich dich sehr lieb habe, auch wenn du manchmal schon ganz schön frech bist …

»Stimmt das«, fragt sie, »bist du mein großer, schöner Schatz?«

»Ich bin Leo«, sagt er, »und du bist meine Mama.«

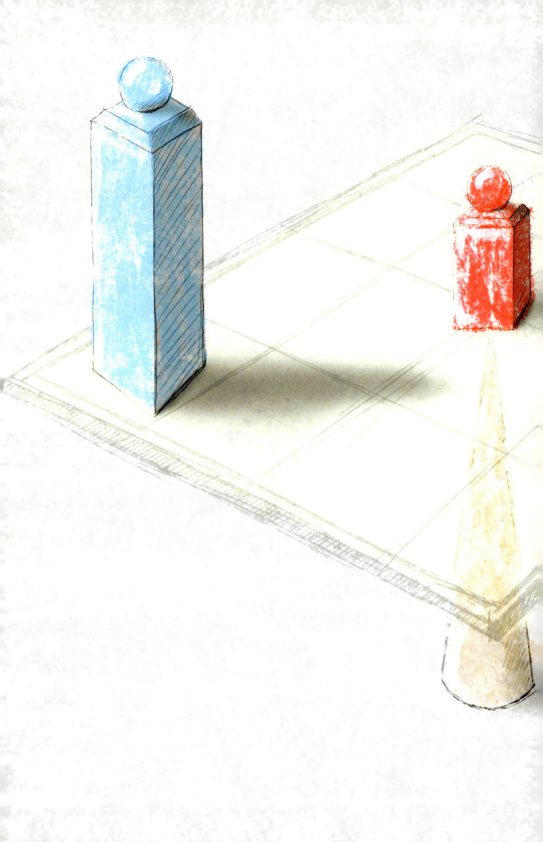

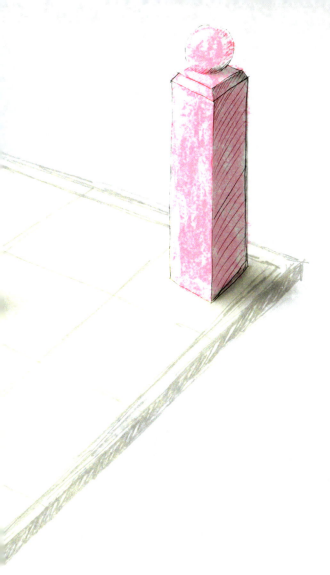

Ängste, Verluste, Misshandlungen: Auf der Schattenseite des Lebens

- ▶ Die Kindheit bestimmt das Leben
- ▶ Jede Trennung ein Schmerz ohnegleichen
- ▶ Leben unter schwierigen Bedingungen
- ▶ Gewalt und ihre Folgen

KAPITEL 3
ÄNGSTE, VERLUSTE, MISSHANDLUNGEN

Die Kindheit bestimmt das Leben

Die 23-jährige Angestellte steht abrupt von ihrem Arbeitsplatz auf, läuft in den kleinen Aufenthaltsraum, lehnt sich dort an die Wand und ringt nach Luft. Ihr Gesicht ist schweißbedeckt, der Puls jagt, in den Augen steht die nackte Angst. Die Kolleginnen sehen sich an. Sie kennen inzwischen die Symptome: Panikattacke. Sie wissen auch, dass die sonst so ruhig und ausgeglichen wirkende junge Frau scheinbar aus heiterem Himmel von diesen unerklärlichen Angstzuständen überfallen wird. Gemeinsam versuchen sie sie zu beruhigen, bringen ihr Wasser und eine der Tabletten, die sie für Notfälle bereithält.

Szenenwechsel. Frau M., 45 Jahre, sitzt im Wartezimmer des Schmerztherapeuten. Sie weiß, dass sie trotz der kompetenten Behandlung, die sie hier erhält, mit ihrem ständigen Schmerz leben muss. Mit den überempfindlichen Nerven, die schon leichte Berührungen zur Pein machen, mit den verspannten Muskeln, die keine Massage auf Dauer lockern kann, und mit dem Bewusstsein, dass es eine Heilung für ihre Krankheit, *Fibromyalgie*, in absehbarer Zeit wohl nicht geben wird.

Das sind nur zwei von vielen Erkrankungen, deren genaue Ursachen man nicht kennt, von denen man aber weiß, dass ihnen oft ein gleiches Schicksal zugrunde liegt: seelische Verletzungen in der Kindheit. An solche Traumata können sich die Betroffenen meist gar nicht mehr erinnern, weil sie zu jung waren oder weil die kindliche Psyche diese Situationen nicht ertragen konnte und sie »verdrängt« hat. Schmerzhafte Erfahrungen wie zum Beispiel eine frühe Trennung von den wichtigsten Bezugspersonen, körperliche Gewalt oder – häufig im Fall einer Fibromyalgie – sexueller Missbrauch.

Frühe Schmerzen prägen ein Kind.

DIE KINDHEIT BESTIMMT DAS LEBEN

Schau mir in die Augen, Kleines!

Eine der wichtigsten Bedingungen für die ungestörte Entwicklung eines Kindes ist die frühe enge Beziehung – »Bindung« sagen die Experten – zu einer Person. Das wird in den meisten Fällen die Mutter (oder eine liebevolle Ersatzperson) sein. Der Vater und andere Menschen, die sich an der Betreuung beteiligen, haben zwar ebenfalls große Bedeutung, aber zunächst reagiert das Baby eher auf die *erste Person* in seinem Leben. Wenn diese die Bedürfnisse des kleinen Wesens erkennt und ihnen entspricht, wenn sie es liebevoll berührt (Berührungen sind besonders wichtig!), es ansieht, mit ihm redet und ihm genügend Aufmerksamkeit schenkt, dann sind die Voraussetzungen gut, dass dieses Baby ein selbstverständliches Vertrauen zur Welt bekommt, ein »Grund- oder Urvertrauen«, wie die Psychologie es nennt. So ein Kind wird früh Selbstbewusstsein und stabile emotionale und soziale Fähigkeiten entwickeln, auch die Reifung seines Gehirns wird wahrscheinlich normal verlaufen.

Nach ungefähr einem Jahr können dann auch andere Personen aus dem engeren Umfeld oder später eine gute Kinderkrippe diese vertrauensbildende Funktion mit übernehmen.

»Die ersten 18 Monate entscheiden, ob das Kind im späteren Leben Beziehungsfähigkeit erlangt und seine Gefühle angemessen regulieren kann«, sagt der Entwicklungsbiologe Jürgen Wettig. Es hat gute Chancen, eine starke Persönlichkeit zu werden, wenn ihm seine Bezugspersonen vermitteln:

- Du bist nicht allein.
- Du bist wertvoll und wichtig.
- Du bist begabt und wirst dich im Leben bewähren.

Diese Gewissheiten helfen dem Kind, später auch schwierige Situationen zu überstehen.

Untersuchungen an vernachlässigten Heimkindern oder Kindern von depressiven Müttern, die nicht in der Lage waren, ihr Baby emotional zu umsorgen, zeigten, dass solche Kinder unter Dauerstress stehen. Der hinterlässt meist »Narben« im Gehirn, das heißt unbewusste quälende Erinnerungen, die im Erwachsenenalter zu psychischen Erkrankungen führen können.

Obwohl man sie oft nicht bewusst erinnert, brennen sich solche traumatischen Ereignisse unauslöschlich in das kindliche Gedächtnis, in seine Hirnzellen, und können das ganze spätere Leben beeinflussen.

KAPITEL 3
ÄNGSTE, VERLUSTE, MISSHANDLUNGEN

»Das Unbewusste vergisst nie«, so der Entwicklungsbiologe und Psychiater Jürgen Wettig.[1]

Glücklicherweise vergisst es andererseits auch nicht, wenn ein Kind in seinen ersten Lebensjahren Liebe, Zuwendung und Aufmerksamkeit erlebt und dadurch einen optimalen Start ins Leben bekommen hat.

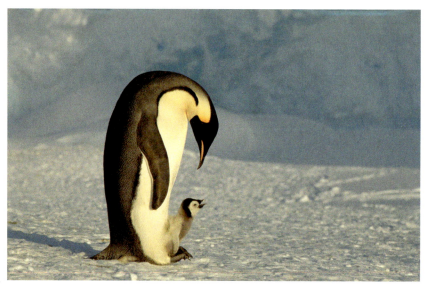

Die enge Bindung zwischen Tiereltern und ihren Jungen ist für diese überlebensnotwendig.

Wir gehören zusammen

Wenn wir Tierfilme betrachten und zuschauen dürfen, wie ein kleiner Pinguin aus dem Ei schlüpft oder ein Löwenbaby geboren wird, dann sehen wir immer auch gerührt, mit welcher Hingabe sich die Tiermütter um das kleine neue Wesen kümmern. Und wie sich da zwischen Mutter und Baby offensichtlich von Anfang an eine intensive Beziehung, ein gegenseitiges Erkennen und Gefühl von Zu-

---

[1] Deutsches Ärzteblatt, Jg. 103, Heft 36, 8. September 2006

sammengehörigkeit entwickelt. Ohne diese Bindung könnten die Jungen meist nicht überleben. Der Verhaltensforscher Konrad Lorenz hat vor ca. 50 Jahren zum ersten Mal beschrieben, wie manche Tiere durch das Wesen, das sie nach ihrer Geburt als Erstes wahrnehmen, »geprägt« werden. Graugänse, an denen er seine Beobachtungen machte, schwammen ganz selbstverständlich der Gans, die sie ausgebrütet hatte und die sie nach dem Schlüpfen als Erstes gesehen hatten, hinterher, auch wenn viele andere Wasservögel um sie herum waren. Die Sache wurde dann spektakulär, als der Forscher Lorenz Eier im Brutkasten reifen ließ und sich selbst den winzigen Gänseküken sozusagen als »Mama«

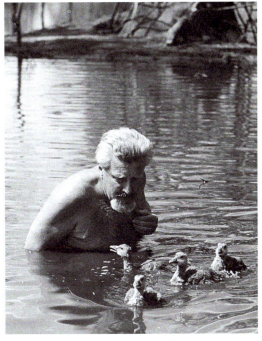

Der Verhaltensforscher Konrad Lorenz schwimmt mit »seinen« Graugänsen. Er hatte erkannt, dass sie auch einen Menschen als ihr »Leittier« annehmen können, wenn er das erste Wesen ist, das sie nach dem Ausschlüpfen wahrnehmen.

präsentierte – als erstes Wesen. Fortan betrachteten sie den großen Mann als ihren Anführer, schwammen hinter seinem breiten Rücken her und folgten ihm, wo immer er hinging: Er war das entscheidende Wesen, von ihm waren sie »geprägt«.

Menschenbabys sind anders, das ist klar. Aber auch sie haben das elementare Bedürfnis, sich in dieser zunächst so verwirrenden Welt an zuverlässige Bezugspersonen – natürlich am liebsten an die Eltern – zu binden und durch sie Sicherheit und Geborgenheit zu erfahren.

KAPITEL 3
ÄNGSTE, VERLUSTE, MISSHANDLUNGEN

Jede Trennung ein Schmerz ohnegleichen

Mareike ist fast vier Jahre alt, als sich die Eltern scheiden lassen. Sie haben sich vorher bemüht, ihre Auseinandersetzungen nicht laut und »nicht vor dem Kind« auszutragen. Niemand hat mit der Kleinen gesprochen. Sie ist nicht vorgewarnt, als der Vater plötzlich nicht mehr da ist. (Er ist mit einer neuen Frau ins Ausland gezogen.) Die Mutter spricht nicht unfreundlich über ihn – wenn sie überhaupt über ihn spricht. Meistens aber schweigt sie und vertröstet Mareike, die wieder und wieder nach ihrem Papa fragt, mit vagen Ausreden.

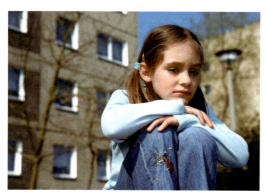

Mareike ist traurig. Ihr Papa ist nicht mehr da. Kommt er zurück? Das kann ihr niemand sagen.

Mareike hat dann sehr schnell verstanden, dass sie von der Mutter keine Antwort erhalten wird. Fortan fragt sie nicht mehr. Nach ein paar Monaten sieht es so aus, als habe das Kind die Sache gut »überwunden«.

In Wirklichkeit aber bricht die Kleine fast zusammen unter dem Gefühl, sie sei schuld daran, dass der Vater verschwunden ist. Hätte sie besser gefolgt, wäre sie nicht so vorlaut gewesen … Dieses Gefühl wird sich in ihrem Unterbewusstsein festsetzen. Es wird sie ihr Leben lang verfolgen – nicht als Verlust des Vaters, sondern als Unfähigkeit, mit Verlusten umzugehen und als Angst vor Trennungen. So gilt sie schon im Kindergarten und später in der Schule als besonders brav und anpassungsfähig. Auch zu Hause versucht sie, Konflikte unter allen Umständen zu vermeiden und es allen recht zu machen, vor allem der Mutter. Niemand erkennt, dass sie unter der ständigen Furcht leidet, auch die Mutter könnte eines Tages einfach verschwunden sein.

Die Trennung von einem geliebten Menschen ist für Kinder fast nicht zu ertragen.

Eine ungewöhnliche Geschichte? Keineswegs. Kinder neigen auf extreme Weise dazu, Schuld auf sich zu nehmen, wenn sie sich in aussichtslosen Situationen sehen. Das gilt sogar für die furchtbaren Fälle, in denen sie von einem Familienmitglied misshandelt oder sexuell missbraucht werden (siehe auch Seite 74).

Mit Kindern muss man sprechen

Was hätten Mareikes Eltern besser machen können?

Die Kinderpsychologen geben da ganz klare Auskünfte: Sie hätten offen sein müssen. Sagen, dass Papa und Mama sich trennen müssen, weil sie nicht mehr miteinander auskommen. Sagen, dass Mama und Papa ihre Tochter lieben und immer lieben werden. Papa hätte regelmäßig anrufen müssen, Briefe schreiben, erzählen, wo er ist und wie er lebt, und er hätte die Kleine besuchen müssen – auch wenn es nur zweimal im Jahr gewesen wäre.

Bei Trennungen ist eine psychologische Beratung meist sehr hilfreich.

Vor allem hätten sie ihr die Gründe nennen müssen, warum es gemeinsam nicht mehr ging. Ohne Schuldzuweisungen. Eine Vierjährige versteht bereits unheimlich viel – und bekommt ja auch im Kindergarten mit, dass manche ihrer Freunde bei Single-Eltern leben oder Trennungen mitmachen müssen. So wäre Mareike wenigstens entlastet gewesen und hätte sich nicht mit Schuldgefühlen und diffusen Ängsten herumquälen müssen. Und der Vater wäre nicht einfach vom Erdboden verschwunden. Er wäre eine ferne, aber reale Figur, er wäre »ihr Papa« geblieben.

Trauer und Depressionen

Es hat lange gedauert, bis Ärzte und Psychologen erkannten, dass auch kleine Kinder, also im Kindergarten- oder Grundschulalter, schon unter seelischen Krankheiten leiden können. Schuld daran war möglicherweise die Tatsache, dass sich dieser Zustand – meistens

KAPITEL 3
ÄNGSTE, VERLUSTE, MISSHANDLUNGEN

handelt es sich um Angststörungen oder Depressionen – bei Kindern anders äußert als bei Erwachsenen. Und dass man Stimmungsschwankungen in diesem Alter gerne als vorübergehend ansieht und mit »Das wächst sich schon wieder aus« abtut. So ist es aber nicht. Oder nur selten.

Anke Weidmann berichtet in der ›Zeit‹[2] von der 9-jährigen Sarah, deren ältere Schwester vor drei Jahren bei einem Verkehrsunfall starb. Sie schien über diesen Tod nach einiger Zeit ganz gut hinweggekommen zu sein. Aber dann fiel der Mutter irgendwann auf, dass ihr Kind merkwürdig ruhig geworden war. Ruhig, andererseits aber auch oft gereizt, leicht irritierbar. Dass sie manchmal wegen einer Kleinigkeit in Tränen ausbrach und dann nicht mehr aufhören konnte zu weinen. Und dass sie immer wieder starke Bauchschmerzen hatte. Die Ärzte tasteten sie ab, untersuchten sie mit Ultraschall, fanden aber nichts. Was auch verständlich war. Sarahs Körper war ja gesund. Krank war ihre Seele.

Selbst wenn die Eltern erkennen – was keineswegs selbstverständlich ist –, dass das Kind Hilfe braucht, beginnt für viele von ihnen in einer solchen Situation eine schwierige Zeit. Es gibt bei uns immer noch viel zu wenige Psychotherapeuten, die sich mit kindlichen Störungen auskennen und sie richtig behandeln können. Dazu kommt

> **Das lange Warten auf Hilfe**
>
> Ärzte und Erzieher weisen schon seit Jahren darauf hin, dass es bei uns viel zu wenig speziell ausgebildete Psychologen für die Behandlung seelisch erkrankter Kinder gibt. Vor allem in Ostdeutschland sei die Lage dramatisch. So kommen in Sachsen-Anhalt – Stand September 2006 – auf 18000 behandlungsbedürftige Kinder gerade mal zwei niedergelassene Kinder-Psychotherapeuten. An sozialen Brennpunkten oder da, wo viele traumatisierte Flüchtlingskinder aus Krisengebieten leben, ist der Bedarf noch größer. Eine tragische Situation, meinen die Experten, denn je jünger die Kinder, desto größer die Chance auf Therapieerfolg.

[2] Die Zeit, Nr. 37, 7. September 2006

die irrationale Scheu, sein Kind beim »Nervenarzt« oder beim Psychologen vorzustellen – so, als wäre das ein Makel für die ganze Familie und ein Beweis für das Versagen der Eltern. Dabei wäre es so wichtig, professionelle Unterstützung zu erhalten, damit die Depressionen oder Angstzustände nicht chronisch werden, womöglich über Jahre andauern und vielleicht das ganze Leben überschatten. Deshalb sollten sich die Eltern rechtzeitig auf die Suche nach einer guten Adresse für die Behandlung ihres Kindes begeben. Helfen können ihnen dabei die Kinderärzte oder eine Familienberatungsstelle.

Unter schwierigen Bedingungen

Die meisten Mütter und Väter leben heute unter Stressbedingungen. Sie sehen sich gezwungen, in jungen Jahren einen Kraftakt sondergleichen zu vollbringen, wenn sie Ausbildung, Karriere, Kinder kriegen, Familie organisieren praktisch gleichzeitig oder zumindest innerhalb weniger Jahre bewältigen müssen. Und das mit leider nur minimaler Hilfe vom Staat. Da bleibt nur wenig Luft zum Atmen und zur Selbstbesinnung.

Und dann gibt es Menschen, denen das Schicksal noch größere Belastungen zugedacht hat, sei es durch die sozialen Umstände, sei es, weil ihre Kinder anders, krank oder behindert, jedenfalls in viel höherem Maße auf die Fürsorge der Eltern angewiesen sind.

Armut in Zeiten des Überflusses

Frau M. ist arm. Ihr Mann seit langem arbeitslos. Sie leben mit den beiden Kindern, dem 5-jährigen Jungen und der acht Wochen alten Tochter, von Sozialhilfe. Aussicht auf Besserung: keine. Hilfe von den Eltern: nicht zu erwarten, der Vater ist ebenfalls seit Jahren ohne

KAPITEL 3
ÄNGSTE, VERLUSTE, MISSHANDLUNGEN

Job. Frau M. weiß, dass sie ihre Familie falsch ernährt, mit dem, was der Discounter um die Ecke eben gerade als Sonderangebote verkauft. Frisches Gemüse und Obst? Sie glaubt, das sei zu teuer. Sie schafft es auch irgendwie nicht mehr, mit den Kindern zu den Vorsorgeuntersuchungen und den fälligen Impfungen zu gehen. Sie schämt sich, bei der Caritas oder bei anderen Organisationen um Hilfe zu bitten. Frau M. ist nicht nur arm, sie hat resigniert.

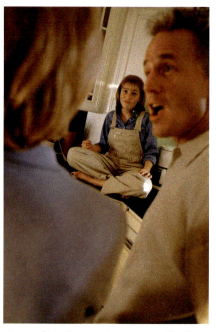

Armut löst Aggressionen aus. Kinder leiden am meisten darunter.

Es ist wohl für uns alle schwer zu begreifen, dass in unserem doch reichen Land mit noch funktionierenden sozialen Netzen, mit Elterngeld und Wohlfahrtsverbänden ca. 2 Millionen Kinder in Armut aufwachsen müssen. (Wobei es keinen Sinn hat, einen Vergleich mit den hungernden Kindern der Dritten Welt zu ziehen. Armut inmitten von Reichtum ist für die Betroffenen manchmal noch schwerer zu ertragen.) Schlimm genug, dass Kinder aus solchen Verhältnissen oft Außenseiter sind, wenn sie von zu Hause kein Geld für die Butterbreze in der Pause oder für gemeinsame Klassenfahrten bekommen, und wenn sie mit alten Secondhandklamotten rumlaufen müssen, während alle anderen den letzten Schrei an Jeans und Tops tragen. Noch schlimmer aber ist, dass sie auch benachteiligt sind, wenn es um ihre Gesundheit geht.

Armut macht nicht nur krank, sondern auch hilflos.

Es klingelt. Frau M. legt ihre acht Wochen alte Tochter in ihr Bettchen und geht zur Tür. Im Flur steht eine junge Frau. »Ich bin Christa K.«,

> ### *Keine Arbeit, kein Geld, keine Hoffnung*
>
> Armut macht krank. Das haben mehrere große europäische Studien gezeigt. Auch für Deutschland wies der Düsseldorfer Medizinsoziologe Prof. Johannes Siegrist nach, dass die durchschnittliche Lebenserwartung sozial Schwacher um sieben Jahre (die neuesten Zahlen sagen: bis zu zehn Jahren!) geringer ist als die der besser gestellten Normalbevölkerung. Wobei spätere Gesundheitsstörungen oft schon vor der Geburt und in den ersten Lebensjahren programmiert werden.
>
> Materielle Not bedingt mangelnde Vorsorge und oft gesundheitsschädliches Verhalten in der Schwangerschaft, ungenügende Betreuung der Babys nach der Geburt und oft auch noch eine gestörte seelische Beziehung zwischen Mutter und Kind. Dazu kommen weitere psychosoziale Folgen der Arbeits- und Hoffnungslosigkeit in den Familien: Aggressionen, womöglich Misshandlungen und die Gleichgültigkeit gegenüber allen Angeboten von Gesundheitsförderung und Bildung.
>
> Häufig meiden Patienten aus Scham den Hausarzt, nachdem sie in finanzielle Schwierigkeiten gekommen sind, berichten Sozialarbeiter. Ihre Kinder sind dadurch nicht mehr ausreichend medizinisch versorgt, zum Schaden für ihr ganzes Leben.

sagt sie, »ich wohne auch hier in der Siedlung, in dem Block dort drüben, darf ich einen Moment hereinkommen?«

Eine Initiative, die mir vorbildlich erscheint, nennt sich »Schritt für Schritt«, nach dem holländischen Vorbild »Opstapje«: Junge Frauen aus dem gleichen sozialen Milieu wie die Verarmten, am besten aus der Nachbarschaft, werden mehrere Tage geschult und versuchen dann, das Vertrauen der entsprechenden Familien oder alleinerziehenden Frauen zu gewinnen, um diesen zu helfen und sie neu zu motivieren.

Auch Christa K. wurde so ausgebildet. Und Frau M. hat sie, die Nachbarin, nach einigen Gesprächen akzeptiert. Sie fühlt sich entlastet. Die beiden Frauen werden jetzt gemeinsam überlegen, was die Kinder vor allem brauchen und wie man ihre Chancen auf eine bessere Zukunft erhöhen kann – Schritt für Schritt.

Es gibt eine Reihe von Projekten zur Förderung der Kinder in unterprivilegierten Familien. Organisiert werden sie meist von den Krankenkassen oder den Gemeinden. Solche Projekte sollten wir unbedingt unterstützen.

KAPITEL 3
ÄNGSTE, VERLUSTE, MISSHANDLUNGEN

Ich kenn dich nicht, ich fürchte mich:
Autistische Kinder und ihre Probleme

Alle Eltern haben Angst, ihr Kind könnte vielleicht »nicht normal« sein, und sind dann entsprechend erleichtert, wenn sie ein gesundes Baby bekommen. Es gibt allerdings Störungen, die sich erst nach einigen Monaten oder Jahren zeigen, die man aber so früh wie möglich erkennen sollte, um das Kind rechtzeitig gezielt fördern zu können. Eine dieser Störungen heißt Autismus.

Es ist eine ziemlich häufig auftretende Entwicklungsstörung des Gehirns (ungefähr sechs von 1000 Kindern sind betroffen), die man erst in den letzten Jahren durch entsprechende Forschungen besser versteht. Sie weist eine starke genetische Komponente auf und kann unterschiedlich schwer ausgeprägt sein. Ich möchte Ihnen nur kurz typische Probleme von autistischen Kindern schildern, und vor allem beispielhaft davon berichten, wie die frühe Förderung das spätere Leben eines behinderten Kindes, und nicht nur eines autistischen, entscheidend zum Positiven beeinflussen kann.

Autistische Kinder haben kein Interesse daran, soziale Kontakte zu ihrer Umgebung herzustellen, sie macht ihnen Angst.

»Autismus« bedeutet: in der eigenen Gedanken- und Vorstellungswelt gefangen zu sein, die Außenwelt nicht richtig zu begreifen und nicht mit ihr in Kontakt treten zu können. Autistische Kinder leiden an einer fehlerhaften mentalen Verarbeitung dessen, was sie wahrnehmen. Dazu kommt, dass oft auch ihre Wahrnehmung selbst verrückt spielt und ihnen bedrohliche oder übermäßige Sinnesreize vermittelt:

»Ich war kaum in der Lage, ganze Sätze zu verstehen, weil mein Gehör sie verzerrte. Manchmal, wenn Kinder mit mir sprachen, konnte ich sie kaum verstehen und andere Male klangen sie wie Schüsse … Ich fürchtete mich vor dem Staubsauger, dem Rührgerät und dem Mixstab, weil sie ungefähr fünfmal so laut klangen, wie sie wirklich waren …«, erzählt rückblickend eine Betroffene.

Mit visuellen Reizen geht es autistischen Menschen ähnlich. Zum Beispiel können sie weder Gesichter richtig wahrnehmen, noch deren

UNTER SCHWIERIGEN BEDINGUNGEN

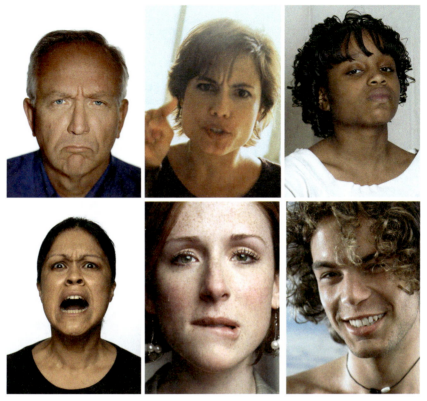

Ein autistisches Kind kann den Gesichtsausdruck anderer Menschen nicht deuten. Es nimmt nicht wahr, in welcher Stimmung der andere ist.

Ausdruck und Mimik interpretieren. Während wir sofort spüren, ob jemand freundlich, wütend oder traurig gestimmt ist, sind Autisten nicht in der Lage, die Stimmungen oder Absichten anderer Menschen zu erfassen. Ursache dafür scheint unter anderem das Fehlen oder die Fehlfunktion der sogenannten Spiegelneuronen zu sein, also von besonderen Hirnzellen, die uns die Handlungen und Gefühle anderer wie in einem Spiegel bewusst werden lassen (siehe Kapitel 2, Seite 50).

Selbst vor liebevollen Berührungen weichen autistische Kinder oft zurück, weil sie deren Absicht nicht erkennen können. (Für Eltern kann es deshalb ein erster Hinweis auf diese Störung sein, wenn

KAPITEL 3
ÄNGSTE, VERLUSTE, MISSHANDLUNGEN

In Bildern denken

»Ich bin Autistin«, gibt Temple Grandin ganz offen zu. Die heute 60-Jährige ist seit mehreren Jahren Professorin für Verhaltensbiologie und Tierwissenschaft an der Universität von Colorado. Als sie zwei Jahre alt war, wurde bei ihr ein »Gehirnschaden« diagnostiziert (über Autismus wusste man damals so gut wie nichts), und mit drei Jahren konnte sie noch kein Wort sprechen. Ihre Eltern weigerten sich aber, sie in ein Heim für behinderte Kinder zu geben, und versuchten selbst, die kleine Temple auf jede nur erdenkliche Weise zu fördern. Später flog sie dann wegen ihres unkontrollierten Verhaltens aus mehreren Privatschulen, schaffte es aber dank ihres Ehrgeizes und der Hilfe, die sie von außen bekam, aufs College und an die Uni. Von ihr selbst und von anderen Betroffenen, die sich als Erwachsene über ihre Situation als ehemals »geistig behindertes Kind« äußern konnten, wissen wir, wie anders autistische Kinder die Welt erleben und wie schwer es ist, sich in ihr zurechtzufinden, wenn man die natürliche Fähigkeit zur Kommunikation nicht besitzt.

»Eines der Dinge, die ich gewöhnlich tat, war, Sand durch meine Finger rieseln zu lassen, stundenlang, und dabei den Sand zu beobachten, jedes Körnchen zu studieren wie ein Wissenschaftler mit einem Mikroskop. Wenn ich das tat, konnte ich die ganze Welt ausblenden. Ich denke, es ist in Ordnung für ein autistisches Kind, hin und wieder so etwas zu tun, denn es ist beruhigend.«

Aber das genügte selbstverständlich nicht, um die Schule zu bestehen. Tägliches Sprachtraining und die Strukturierung ihres Tagesablaufs halfen Temple Grandin, ihre Ängstlichkeit und Aggressivität einigermaßen in den Griff zu bekommen. Bald merkte sie, dass sie ein ungewöhnliches visuelles Gedächtnis hatte. Sie konnte jeweils alle Einzelheiten eines bestimmten Tages wie einen Film abrufen, der ihr dann in Tausenden von Bildern auch die kleinsten Details wieder vor Augen führte. So lernte sie, »in Bildern zu denken«.

Temple Grandin ist, wie sie selbst sagt, heute noch teilweise behindert. Sie kann nicht telefonieren, wenn andere Geräusche um sie herum sind. Sie ist unfähig, zwei Dinge gleichzeitig zu tun. Aber sie hat es geschafft, aus einem »stummen, von Wutanfällen geplagten Kind, das auf andere Kinder einprügelte«, zu einer Psychologiestudentin und schließlich zu einer angesehenen Wissenschaftlerin zu werden, die neuartige Anlagen zur Tierhaltung auf großen Farmen entwirft, um das Leben der Tiere zu verbessern. Sie hat über ihr Leben als Autistin Bücher geschrieben, um ähnlich Betroffene zu ermutigen, sich trotz ihrer Behinderung einen Platz in der Welt zu erkämpfen.[3]

---

[3] Unter anderen: Temple Grandin: Ich bin die Anthropologin auf dem Mars, Knaur Verlag, München 1997

UNTER SCHWIERIGEN BEDINGUNGEN

ein kleines Kind sich ständig dagegen sträubt, auf den Arm genommen oder gestreichelt zu werden.) Die betroffenen Kinder neigen außerdem zu heftigen Gefühlsausbrüchen oder wiederholen stundenlang (»stereotyp«) die immer gleichen Bewegungen. Dadurch, dass sie auch Sprachlaute nicht richtig hören und sie nicht wie normale kleine Kinder nachahmen können, wachsen sie quasi ohne »Muttersprache« auf und müssen diese erst mühsam, wie eine Fremdsprache, erlernen. Viele von ihnen sprechen zeitlebens nicht, beweisen aber manchmal später durch schriftliche Äußerungen, dass sie dennoch über das System »Sprache« verfügen.

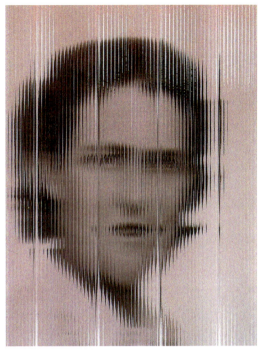

Temple Grandin hat sich zeitlebens wie hinter einer gläsernen Wand gesehen. Dennoch ist es ihr gelungen, ein Studium zu absolvieren und heute als Wissenschaftlerin zu arbeiten.

Manche autistische Kinder und Erwachsenen haben aber andererseits geradezu phänomenale Spezialbegabungen und vollbringen Hirnleistungen, von denen ein normaler Mensch nur träumen kann: Sie können zum Beispiel Zahlenreihen in kürzester Zeit erkennen und wiedergeben, oder sich Hunderte von Dingen merken, die sie nur sekundenlang gesehen haben. (›Rain Man‹ hieß der Film, in dem Dustin Hoffman einen derart begabten Autisten spielte und sein Talent sehr gewinnbringend beim Kartenspiel einsetzte.)

»Inselbegabungen« oder »Savants« nennt man Menschen, die über ganz bestimmte ungewöhnliche geistige Fähigkeiten verfügen, zum Beispiel auf dem Gebiet der Mathematik. Oft handelt es sich dabei um Autisten.

KAPITEL 3
ÄNGSTE, VERLUSTE, MISSHANDLUNGEN

So erkennen Sie eine mögliche autistische Störung

Man unterscheidet »Frühkindlichen Autismus«, bei dem einige typische Symptome schon im ersten Lebensjahr nachweisbar sind. Ferner gibt es noch das »Asperger-Syndrom«, bei dem die Sprach- und Intelligenzentwicklung zunächst ziemlich normal ist, sich dann aber später bestimmte zwanghafte, oft skurrile Verhaltensweisen zeigen sowie die Neigung, sich gegenüber der Umwelt abzuschotten. Übrigens: 80 Prozent der autistischen Kinder sind Jungen.

> Viele geistig behinderte Kinder verfügen über ein intensives Gefühlsleben und haben auch eine erstaunlich sinnliche Vorstellung von der Welt.

Wichtig ist, dass bei allen Auffälligkeiten Fachärzte zunächst abklären müssen, ob nicht eine angeborene Stoffwechselstörung oder eine sonstige Entwicklungsverzögerung vorliegt, und dass sie außerdem das Hörvermögen und die Augen prüfen.

Einige Symptome gelten als typisch für frühkindlichen Autismus:
- Das Baby nimmt keinen Blickkontakt mit der Mutter auf.
- Es zeigt Gleichgültigkeit gegenüber körperlicher Zuwendung, scheint die Mutter irgendwie nicht zu brauchen.
- Es lächelt nicht oder nur verzögert, zeigt wenig Interesse am Spiel.
- Es ist leicht reizbar, reagiert übermäßig auf Geräusche oder Berührungen.
- Wenn man es auf den Arm nimmt, lässt es sich entweder schlaff hängen oder es macht sich steif und wehrt sich.
- Im zweiten und dritten Lebensjahr fällt dann auf, dass das Kind Sprachprobleme hat, sich gleichgültig gegenüber anderen Kindern und auch gegenüber Spielsachen verhält und meist bestimmte Bewegungen ständig wiederholt (»Bewegungsstereotypien«).

Da jedes Kind ganz unterschiedlich ausgeprägte Symptome zeigt, möchte ich hier auf mögliche Therapie- und Fördermöglichkeiten nicht eingehen. Fest steht: Je früher die konsequenten Behandlungen beginnen, desto größer ist die Chance, dass das Kind später ein unabhängiges, eigenständiges Leben führen kann.

Hervorragende Informationen bekommen Sie beim Verein »Hilfe für das autistische Kind« (www.autismus-muenchen.de) oder beim »Autismus Deutschland Verband e.V.« (www.autismus.de).

Die Folgen von Gewalt

Ich fürchte, jetzt werde ich den traurigsten Teil dieses Buches schreiben. Schreiben müssen. Denn es nützt ja nichts, die Augen zu verschließen vor all den Schrecklichkeiten, die Kindern tagtäglich zustoßen. Kindern, die sich nicht wehren können, die uns, den Erwachsenen, vertrauen, und die weiß Gott etwas ande-

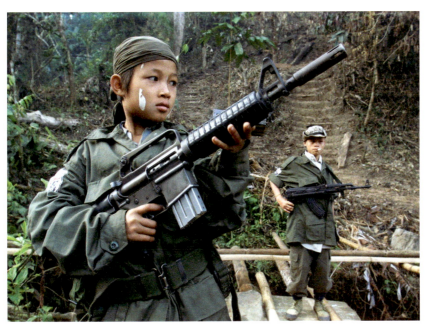

Weltweit kämpfen 250 000 Kindersoldaten, davon 40% Mädchen. Zu den seelischen Wunden, die ihnen der Krieg zufügt, kommen noch zusätzliche, wenn sie selbst zu Tätern werden, also andere Menschen töten.

KAPITEL 3
ÄNGSTE, VERLUSTE, MISSHANDLUNGEN

res verdient haben als Angst, Schmerzen und die Zerstörung ihrer Persönlichkeit. Gewalt gegen Kinder gibt es überall und sie ist unverzeihlich.

> »Ein Kind zu schlagen ist eine Niederlage ... es gibt immer einen Lösungsweg, der verhindert, dass es zu Gewalt kommt.«
> *Anna Wahlgren*

Allein zehn Millionen Kinder werden jährlich durch Kriegserlebnisse traumatisiert. Schon das Leben in einer Kriegszone – womöglich im täglichen Bombenhagel – und mitansehen zu müssen, wenn Menschen verwundet werden und sterben, hinterlässt verheerende Spuren, verursacht Ängste, Albträume, Konzentrations- und Verhaltensstörungen (wie eine ausführliche, in ›Lancet‹[4] veröffentlichte Studie über palästinensische Kinder nachwies).

Als ebenso katastrophal bezeichnen Psychologen die Situation von Kindern, die zu Hause geschlagen oder sonstwie misshandelt werden. Die Eltern, mit denen ein Kind ja Begriffe wie Vertrauen, Sicherheit und Geborgenheit verbindet, sind plötzlich nicht mehr das »gute«, »tröstende« Element in ihrem Leben, sondern werden selbst zur Bedrohung. Die wichtigste, die *erste Person* (siehe Seite 50) hat dadurch ihre Schutzfunktion verloren und lässt das Kind in Verwirrung und in einer Art seelischen Benommenheit zurück.

> *Wussten Sie, dass in Deutschland jährlich mehr als 16 000 Fälle sexueller Kindesmisshandlung angezeigt werden? Und dass die Dunkelziffer mindestens zehn Mal höher liegt?*

»... [das Kind] versucht oft verzweifelt, die Beziehung zu den Eltern dadurch zu heilen, dass es alle Schuld bei sich sucht: Es sucht die Illusion aufrechtzuerhalten, dass die Eltern im Prinzip gut und schützend blieben, wenn das Kind nicht so schlimm, unruhig, böse wäre und die Eltern nicht reizen würde. Dies ist der Schlüssel zur Erklärung der klinischen Beobachtung, dass misshandelte Kinder oft die Eltern schonen und zur Selbstbeschuldigung bis hin zur Selbstbeschädigung neigen.«[5]

---

[4] Thabet, A. A. et al.: Emotional problems in Palestinian children living in a war zone, The Lancet, Vol. 359, 25. Mai 2002
[5] Herpertz-Dahlmann et al.: Entwicklungspsychiatrie, Schattauer, Stuttgart, New York 2005

> DIE FOLGEN VON GEWALT

Eine noch schwierigere Situation entsteht für die Entwicklung des Kindes, wenn es sich bei der Gewalt nicht um Schläge oder andere offene Brutalitäten handelt, sondern um sexuellen Missbrauch.

Das wird deutlich in einem Gespräch, das ich mit dem Vorstand der »Tabaluga Kinderstiftung« geführt habe, die sich auf die Betreuung und Behandlung von kindlichen Gewaltopfern spezialisiert hat.

> **Nicht wegschauen! Meistens gibt es Anhaltspunkte, wenn Kinder misshandelt werden.**

Im Labyrinth

Interview mit dem Psychologen Dr. Jürgen Haerlin

(Dr. Haerlin ist Vorstand der »Tabaluga Kinderstiftung – Hilfe für Kinder in Not«, zu deren Hauptsponsoren unter anderen der Musiker Peter Maffay gehört. www.tabalugastiftung.de)

- *Was bedeutet es für ein Kind, physische Gewalt zu erleiden?*
  Die Kinder werden im innersten Kern angegriffen. Ihr Wesen wird zerstört. Glücklicherweise gibt es auch bei diesen Kindern immer noch einige gesunde Anteile, an denen man bei einer Therapie ansetzen kann. Wenn die Kinder zu uns gebracht werden, versuchen wir vor allem, sie zunächst äußerlich zu stabilisieren. Also das nachhaltige Gefühl zu vermitteln: Ich bin in Sicherheit. Ich werde beschützt. Ich werde jetzt mit Respekt behandelt. Darauf kann man dann die einzelnen Verfahren zur Traumabewältigung aufbauen.

- *Was ist der Unterschied der Traumatisierung bei Kindern, die rein körperliche Gewalt erlebten, und bei denen, die sexuell missbraucht wurden?*
  Körperliche Misshandlungen werden direkter erlebt: Sie werden als das erkannt, was sie sind: als Angriff. Es ist unangenehm, es tut weh.
  Sexueller Missbrauch läuft meist subtiler ab: Eine zunächst all-

KAPITEL 3
ÄNGSTE, VERLUSTE, MISSHANDLUNGEN

tägliche Situation von körperlicher Nähe verwandelt sich in einen Übergriff, das heißt, die Kinder werden auf eine völlig falsche Fährte geführt, in ein seelisches Labyrinth. Es ist ein Prozess, der in unglaublicher Weise Vertrauen zerstört.

Bei körperlichen Misshandlungen besteht noch eine Art von Distanz zwischen Täter und Opfer. Bei sexuellem Missbrauch dringt jemand auf perfide Weise in das Wesen des Kindes ein, sozusagen in seinen Intimraum, und bemächtigt sich seiner physisch und psychisch.

- *Es gibt bei Verhören und Verhandlungen immer wieder die Behauptung der Täter, sie hätten ja mit dem »Einverständnis« des Kindes gehandelt. Kann es so etwas wie ein Einverständnis bei einem kleinen Kind geben?*

Nein. Natürlich nicht. Oft wird dem Opfer ja auch gedroht: Wenn du das sagst, bringe ich dich um. Oder es ist dem Kind klar, dass es bei Offenlegung der Situation die Familie zerstört. Und auch da versucht das Kind manchmal unbewusst sein Bild vom guten Vater – oder der guten Mutter, obwohl die es nicht beschützt hat – zu bewahren, indem es sich selbst zum Schuldigen macht.

- *Eine gewisse Bindung an die Eltern bleibt ja trotz dieser Gewalthandlungen. Ist das ein Widerspruch?*

Die Eltern müssen die gesamte Verantwortung für diese Handlungen übernehmen, damit die Kinder sich entlastet fühlen können.

Und selbstverständlich versuchen wir, den Kindern trotz allem ihre Elternbeziehungen, ihre »Wurzeln« zu erhalten, was für sie außerordentlich wichtig ist. Je mehr Sicherheit die Kinder von uns, von ihrer aktuellen Umgebung bekommen, desto leichter sind sie in der Lage, das Elternhaus differenziert zu betrachten und sich die Anteile, die erhaltenswert sind, tatsächlich zu bewahren. Das Wichtigste aber ist, dass diese Kinder und jungen Menschen die destruktiven Lebensmodelle, die sie erfahren haben, hinter sich lassen und für sich einen neuen, positiven Lebensentwurf finden können. Das ist allerdings sowohl für sie als auch für die Therapeuten meist ein jahrelanger, mühsamer Weg.

Kinder und Jugendliche können Vernachlässigung und Misshandlungen nicht vergessen. Ihre Fähigkeit zu fühlen und auf andere zu reagieren ist oft wie abgestorben. Dadurch sind sie in Gefahr, selbst zu Gewalttätern zu werden. Anderen, die Opfer wurden, bleibt das Gefühl völliger Isolation und Einsamkeit. Fast alle diese Kinder haben aber eine Chance, später ein einigermaßen normales Leben führen zu können, wenn man sie rechtzeitig einer Behandlung bei dafür geschulten Therapeuten zuführt.

Das erste Lächeln

Linda ist sechs Jahre alt, als sie ins Tabaluga-Heim gebracht wird. Ein innerlich und äußerlich schwer traumatisiertes, auf übelste Weise missbrauchtes Kind. Auch in den folgenden Monaten, in der Gemeinschaft mit anderen Kindern, bleibt sie völlig in sich gekehrt, fast stumm – trotz der Geborgenheit, trotz aller Versuche, sie langsam aus ihrer Erstarrung zu lösen. Dann muss sie auch noch im Prozess gegen ihren Peiniger aussagen. Als sie vom Gericht zurückkommt, wartet auf sie ein kleiner Käfig mit einem Meerschweinchen drin. Sie schaut kaum hin. Aber nach drei Tagen beobachtet eine ihrer Betreuerinnen, dass sie vor dem Meerschweinchen sitzt, eine Hand im weichen Fell und ein kleines Lächeln auf ihrem Gesicht.

»Das war's. Das war der Anfang«, erzählt die Psychologin. Von da an gab es einen Zugang zu Lindas Herz. Man habe dann begonnen, Tiere ganz allgemein für die Behandlung der Kinder einzusetzen. Heute stehen mehrere für therapeutisches Reiten ausgebildete Pferde im Stall. Zusätzlich zu Spieltherapie, Musiktherapie, Kunsttherapie und den langen Gesprächen, in denen die Kinder das Erlebte noch einmal gedanklich durchleiden, damit es dann irgendwann seine Bedrohung verliert. Und Linda? Sie hat die Realschule geschafft und arbeitet heute in einem Touristikbetrieb. Was sie erfahren hat, kann man nicht ungeschehen machen. Aber sie ist kein Opfer mehr. Sie gestaltet ihr Leben jetzt selbst.

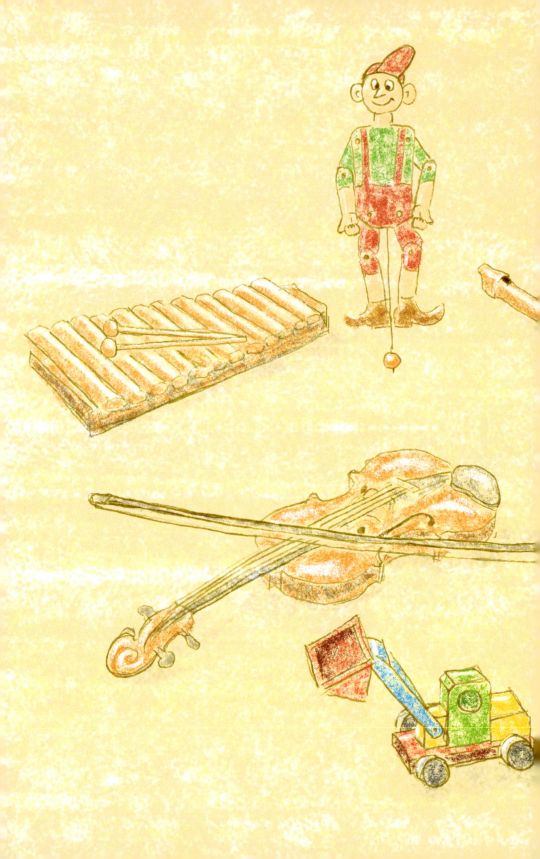

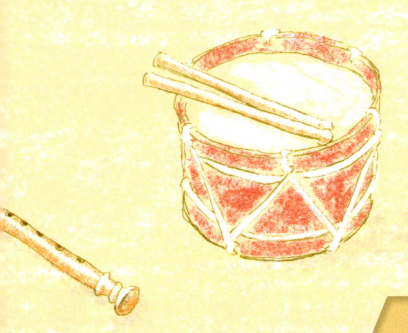

Gute Kinder, böse Kinder, Zappelkinder: Erziehung, was ist das?

▶ Verantwortung übernehmen
▶ Vom Glück des Spielens und Musizierens
▶ ADHS – Ihr Kind will sich bewegen!

KAPITEL 4
GUTE KINDER, BÖSE KINDER, ZAPPELKINDER

*»Schlecht erzogene Kinder
sind unglückliche Kinder.«
Wolfgang Bergmann*

Ich übernehme Verantwortung

Während ich dies schreibe, sind Zeitungen, Bücher und alle anderen Medien voll mit Forderungen nach »mehr Disziplin«, »mehr Strenge« und »mehr Autorität gegenüber Kindern«. Fast scheint es, als schwappe eine Welle zurück, die noch vor kurzem »Nein zu elterlicher Bevormundung!«, »Freiheit!« und »Natürliche Entwicklung statt Zwang!« in der Kindererziehung gefordert hat. Denn nun ist das Erschrecken über die angeblichen Folgen solcher »Freiheiten« groß, und das Pendel schlägt in die andere Richtung aus. Aber selbst wenn man jetzt wieder über das Ziel hinausschießt: Es gibt keinen Zweifel daran, dass Kinder für ihre Entwicklung von Anfang an Orientierung und Halt im Leben brauchen. Nichts anderes aber bedeutet Erziehung. Und Sie, die Eltern, sind es, die diese Aufgabe am besten erfüllen können – und müssen. Damit haben Sie eine Verantwortung übernommen, deren Ausmaß und Schwierigkeit Ihnen wahrscheinlich erst im Lauf der Jahre ganz klar werden.

Erziehung bedeutet, Kindern Strukturen, Werte und die Fähigkeit zur Selbstverantwortung zu vermitteln.

Ein Pakt wird geschlossen

Versuchen Sie sich einmal vorzustellen, welche Fülle von immer neuen, bisher ungekannten Reizen, Eindrücken und Erfahrungen täglich auf ein kleines Kind einstürmt. Die einzigen Konstanten, sozusagen das Geländer, an dem es sich festhalten kann, sind die Personen – oder besser: die Person –, die immer da und ihm vertraut ist.

> ICH ÜBERNEHME VERANTWORTUNG

Die es tröstet, wenn es sich ängstigt, die es beruhigt, wenn die Welt verwirrend scheint, aber auch die, die es füttert, wenn es Hunger oder Durst hat.

Ihr Baby lächelt Sie an? Das heißt vielleicht »Hallo, gibt's was zu essen?« Es kann aber auch bedeuten: »Wow! Gut, dass du da bist! Ich hab' mich schon so alleine gefühlt!« Und irgendwann heißt es: »Ich liebe dich, denn ich kann mich darauf verlassen, dass du mich beschützt.«

Dieses Gefühl nennt die Entwicklungspsychologie »Frühkindliche Bindung«, und es ist das wichtigste, alles entscheidende Element für das spätere Ich-Bewusstsein und die sozialen Fähigkeiten Ihres Kindes. Dieses Vertrauen – viele sprechen auch vom »Urvertrauen« – birgt allerdings einen großen Auftrag für Sie: Sie sind von Ihrem Kind auserwählt worden. Sie – Mutter, Vater – haben eine Vollmacht (politisch würde man sagen: ein Mandat) erhalten, die weitere Persönlichkeitsentwicklung Ihres Kindes zu lenken. Genauer gesagt: Sie sind nicht nur auserkoren, sondern auch verpflichtet, ihm zu helfen, ein freier, selbstständiger, mitfühlender und intelligenter Mensch zu werden.

> **Die frühe Bindung an eine feste Bezugsperson ist entscheidend für die Entwicklung eines Babys.**

Nur, wie macht man das?

Durcheinander im Kopf

»Ohne Ordnung gibt es keine Wahrnehmung«, sagen die Psychologen. Ein Kind braucht, um die Fülle seiner Eindrücke und Gedanken zu bündeln und zu bewerten, ein Ordnungssystem, und Sie sind es, die ihm das vermitteln muss.

Ein einfaches Beispiel: Das Zappelding, schwarz, weich und manchmal laut, bekommt einen Namen: Hund.

Hund? – Ja, Hund.

Und das da? – Das ist eine Blume.

Blume? Und das da? – Auch ein Hund, ein anderer.

KAPITEL 4
GUTE KINDER, BÖSE KINDER, ZAPPELKINDER

Auch ein Hund? – Ja.
Und das da? Auch ein Hund?
Kein Hund. Eine Katze.
Katze? Warum?

So beginnt es. Das hat mit Erziehung noch nichts zu tun, es ist das Ordnen und Erklären der Welt, das sich im Lauf der Zeit immer mehr erweitern wird.

Erziehen beginnt mit »Ja« und »Nein«.

»Ja, du darfst im Sandkasten spielen.« »Nein – tut mir leid, du bleibst da. Die Treppe ist zu gefährlich.«

Genau hier fängt es an. Nach dem zweiten oder dritten »Nein« an der Treppe ist die Versuchung zu groß: Ihr Kleiner übertritt das Verbot und macht sich daran, die Stufen hinunterzustapfen. Nicht ohne Ihnen einen langen, prüfenden Blick zuzuwerfen: Was wird Mama – oder Papa – jetzt tun? Sie holen ihn zurück und sagen noch einmal »nein«. Darauf versucht er es mit Geschrei. Wenn Sie jetzt bequem sind und sich sagen: es wird schon nichts passieren und wenn er hinfällt, merkt er es sich vielleicht, dann haben Sie gleich zwei Fehler begangen.

Fehler eins: Sie haben Ihre Autorität untergraben, eine Autorität, die noch dringend gebraucht wird. Und Fehler zwei: Sie haben ihn in dem Glauben bestärkt, dass seine Wünsche die Welt regieren – und ihn daran gehindert zu erkennen, dass der eigene Wille nicht immer vereinbar ist mit der Realität. Wie soll aus einem Kind ein soziales Wesen werden, das andere (auch Sie!) respektiert, wenn es die Erfahrung macht, dass es seine Wünsche immer durchsetzen kann, sofern es sie nur laut und lange genug äußert?

»Indem ein Kind die eigenständigen Gesetzmäßigkeiten der objektiven Welt erkennt, lernt es sich selbst kennen. Das ist das Grundgesetz der menschlichen Entwicklung«, schreibt der Kinderpsychologe Wolfgang Bergmann.[1] Und er fährt fort: »Ohne Ordnung und Gehorsam entwickelt sich kein Selbstbewusstsein.« Diese Ordnung aber, so

---

[1] Wolfgang Bergmann: Gute Autorität, Beltz Verlag, Weinheim, Basel 2005

meint er, kann zunächst nur durch die zuverlässige Begleitung und Anleitung der Eltern entstehen. Werden Kinder alleingelassen, dann sehen und hören sie zwar die vielfältigsten Dinge, aber sie können sie nicht wirklich aufnehmen und schon gar nicht zu Erfahrungen verarbeiten, weil sie (noch) keine Sinnbezüge herstellen können.

Übrigens können Sie in der beschriebenen kleinen Szene noch einen dritten Fehler machen, indem Sie das Geschrei Ihres Sohnes mit Schimpfen und Wegzerren beantworten. Statt ihn, beispielsweise, abzulenken und mit ihm aus Holzklötzchen eine schöne Treppe zu bauen, über die er dann seinen Stoffhasen und alle möglichen anderen Plüschtiere purzeln lassen kann.

Damit hätten Sie sich als »stark« erwiesen. Und Kinder lieben nichts mehr als starke, in sich ruhende Eltern. Sie geben ihnen das so wichtige Gefühl der Geborgenheit.

Andererseits: Aus Sicht der Pädagogen ist der Versuch Ihres kleinen Sohnes, sich gegen Ihre Autorität zu

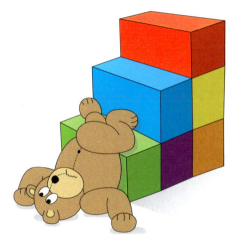

Treppen sind gefährlich, hast du das nicht gewusst, kleiner Bär?

behaupten, eine ganz natürliche Regung. Eine, die er zu seiner Entwicklung und zur Formung seines Charakters braucht. So haben wir das Verhältnis von (vernünftiger, nicht willkürlicher) elterlicher Autorität und kindlichem Behauptungswillen bereits abgegrenzt. Beides ist wichtig. Aber im Gegensatz zu den Verfechtern einer »antiautoritären Erziehung« ist man heute sicher, dass die Eltern ihren Kindern keinen Gefallen tun, wenn sie auf die eigene Autorität verzichten und den jeweiligen Wünschen der – dann sehr bald tyrannischen – Kleinen allzu willig nachgeben. Und in späteren Entwicklungsphasen allen Konflikten, die sich zwangsläufig ergeben, aus dem Weg gehen, statt sich ihnen, möglichst offen und gelassen, zu stellen (siehe auch Kapitel 9).

KAPITEL 4
GUTE KINDER, BÖSE KINDER, ZAPPELKINDER

Wünsche, Wünsche, Wünsche

Zum Beispiel: Weihnachten

Sandra ist vier Jahre alt. Seit Tagen nervt sie, blass vor Aufregung, jeden, dem sie begegnet: Wie viele Tage noch? Kann man das Christkind sehen? Hat es meinen Brief bekommen? Dass sie in der Stadt im Kaufhaus mehreren Weihnachtsmännern mit Glocken und Ho-Ho-Rufen begegnet ist, hat sie irritiert. Aber man hat ihr gesagt, das seien die Gehilfen des Christkinds, die die Leute auf das Fest aufmerksam machten.

Endlich ist es so weit. Die Kerzen sind angezündet, vom CD-Player klingen Glocken und Weihnachtslieder, Mama und Papa strahlen mit Oma und Opa um die Wette, es duftet nach Plätzchen und nach dem Braten, den es nachher geben wird, die vielen Päckchen unterm Baum funkeln in ihrem Glitzerpapier. Und plötzlich geht alles schief.

»Willst du mal sehen, was das Christkind für dich gebracht hat?«, säuselt die Mama und weist auf die Pyramide von Paketen, die sich neben dem Baum auftürmt. »Langsam, langsam«, mahnt sie noch, als Sandra sich auf die Geschenke stürzt. Aber es ist zu spät. Der Lichterbaum ist vergessen, die feierliche Stimmung auch. Sandra packt aus. Was heißt: »packt aus«? Sie reißt die goldenen und silbernen Papiere, die bunten Schleifen von den Päckchen und zerrt den Inhalt heraus: die Puppe mit den Schlafaugen von Mamas Bruder, den Playmobilkasten mit hundert kleinen Teilen von ihrer Patentante, die bunten Ketten von Mamas Freundin, die kleine Eisenbahn von Onkel David, den Muff von Tante Edith (bei dem Muff verharrt sie einen Moment und streichelt sein weiches Fell, dann geht es weiter); das Stoffkrokodil, die Schlittschuhe, das Samtkleidchen, die Plastik-Musikbox ... Aber da ist sie schon so erledigt, dass sie kaum mehr wahrnimmt, was all die lieben Verwandten und Freunde der Eltern für sie gekauft und geschickt haben.

Einmal hält sie kurz inne und sagt: »Aber ich habe mir doch ein Meerschweinchen gewünscht!« Und am Ende bricht sie in Tränen aus.

Es ist der absolute Wahnsinn. Und eigentlich ist es unverzeihlich.

Nein, Sandra ist kein »undankbares Kind«, wie die Großmutter vorwurfsvoll meint. Sandra ist überfordert. Geschenke im Überfluss verlieren ihren Wert, auch wenn vielleicht das eine oder andere später vor den Augen der Kinder doch noch Gnade findet.

Machen wir uns nichts vor: Wir sind alle Opfer des Konsumterrors. Und wir können Notzeiten, in denen uns jedes winzige Geschenk glücklich gemacht hat, nicht künstlich herstellen. Es wird uns

ICH ÜBERNEHME VERANTWORTUNG

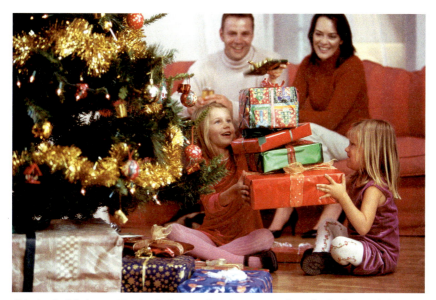

Oh du fröhliche ... Kinder lieben Lichterbaum, Weihnachtslieder und das Christkind. Da müssen es keineswegs immer die teuersten Geschenke sein.

gar nicht mehr bewusst, wie überall – im Fernsehen, auf der Straße, in jeder Zeitschrift – auf grobe oder subtile Weise Begehrlichkeiten geweckt werden, und es ist schwierig, den oft äußerst raffinierten Verlockungen zu widerstehen. Kinder sind da keine Ausnahme, im Gegenteil.

Noch ein Beispiel: Aus dem Spielzeugladen.

»Tommy«, sagt der Vater zu seinem siebenjährigen Jungen, »du weißt, dass wir nur eine Kleinigkeit für den Geburtstag deines Klassenkameraden besorgen. Sonst gibt es nichts, verstanden?« Das Geschenk wird also nur ein »Irgendwas«, nichts Persönliches, nichts liebevoll Ausgedachtes sein. Aber Tommys Mama sagt: Nichts mitbringen geht nicht, was würden da die anderen Eltern denken.

Natürlich kommt alles anders: »Papa, schau doch mal! Bekomme ich dieses Auto? Bitte, Papa!! Nein dieses! Oder das Motorrad mit dem Polizisten drauf!« »Tommy, hör auf – du hast doch schon so viele Autos!« »Aber Papa!! So eins nicht! Das ist ganz neu! Bitte!« Seufz. »Also meinetwegen. Aber nur eines!«

KAPITEL 4
GUTE KINDER, BÖSE KINDER, ZAPPELKINDER

Und warum? Um Tommy eine Freude zu machen? In der Truhe im Kinderzimmer liegen, wild durcheinander, Autos, Motorräder, Traktoren, große und kleine, im Dutzend. Nicht etwa kaputte, sondern bestens funktionierende Geschenke von gestern und vorgestern, die bei den Kindern für einen Moment leuchtende Augen und eine halbe Stunde lang Interesse hervorriefen, bevor sie dann zu all den anderen nicht wirklich ersehnten und deshalb nicht wirklich geliebten Spielsachen wanderten.

Wünsche sind etwas Wunderbares. Sie beflügeln unsere Fantasie. Das lange Warten auf etwas, das man sich erhofft, erträumt hat, das man wahrscheinlich nicht bekommen wird, vielleicht aber irgendwann doch, lässt den Wert des Begehrten ins Unermessliche steigen. Wie die Freude, wenn man es dann tatsächlich in Händen hält – egal, was es ist.

Viele Kinder müssen – und können – heute nicht mehr warten. Und sie können ein Nein, das sich ihren Wünschen entgegenstellt, nur noch schwer ertragen. Ihre Wünsche, nicht nur die nach materiellen Dingen, sind sprunghaft, mehr einer Laune und der Hoffnung nach Abwechslung entsprungen als einem wirklichen Bedürfnis. Sie entsprechen nur momentanen Lustgefühlen. Deshalb sind sie auch so kurzlebig.

> **Wünsche sind etwas Kostbares. Wenn sie einem wirklichen Bedürfnis und nicht nur einer Laune entspringen.**

Eltern, die das Nein und die Auseinandersetzungen darüber scheuen und ihre Kleinen unter allen Umständen »zufrieden« stellen wollen, die ihnen die Wünsche »von den Augen ablesen« und sie dauernd mit neuen Reizen versorgen, tun den Kindern keinen Gefallen. Spätestens wenn diese mit der Außenwelt konfrontiert werden, oft schon im Kindergarten, ist der Ego-Trip zu Ende, denn dort prallen ihre Wünsche mit denen der anderen zusammen. Und dann haben diese Kinder echte Probleme. Verständlicherweise können sie es nicht fassen, dass da plötzlich überall Grenzen sind, dass die anderen Kinder sich von ihnen abwenden. Das ist ein großer Schmerz für sie und sie reagieren entsprechend: mit Wutaus-

> **Liebevoll Nein sagen ist eine Kunst.**

> **Verwöhnte Kinder sind einsame Kinder.**

ICH ÜBERNEHME VERANTWORTUNG

> **Wer ist dran?**
>
> Ein einfacher, gar nicht so unrealistischer Vorschlag gegen den Geschenkewahn: Warum teilt man die Festtage des Jahres nicht unter Verwandten und Freunden auf? An Weihnachten beschenken Mama und Papa die Kinder, zu Ostern Tante Gabi; zu den Namenstagen ist Mamas Freundin dran, bei Zeugnissen – als Belohnung oder Trost – trifft es Onkel David und für die Geburtstage sind die Großeltern verantwortlich. Das spart allen viel Kopfzerbrechen und Geld. Und über liebevolle, interessante und wirklich persönliche Geschenke kann dann jeder ein ganzes Jahr lang nachdenken.

brüchen, mit »Ich-will-nach-Hause«-Geschrei. Den Eltern aber wird man zu verstehen geben, dass ihr Sohn oder ihre Tochter »ungezogen« sei, das heißt unfähig, Frustrationen, in diesem Fall unerfüllte Wünsche, zu ertragen.

Vorbild sein?

Wir alle stecken voller dicker, großer Fehler, voller Unzulänglichkeiten. Unsere Persönlichkeit hat überall Dellen und Narben, unsere Bildung, nicht zuletzt unser Wissen über Erziehung ist lückenhaft, wir benehmen uns manchmal schrecklich, sind kleinlich, ungeduldig, wir schimpfen auf die Regierung und auf die Nachbarn, wir jammern, wenn wieder einmal das Geld nicht reicht, wenn die Waschmaschine streikt, wenn der Partner/die Partnerin seine/ihre miese Laune an uns auslässt, wir fühlen uns ständig gehetzt, unverstanden, überfordert.

Für unsere kleinen Kinder sind wir Zauberwesen. Leider ändert sich das später.

Macht nichts. Wir sind trotzdem wunderbar. Zumindest in den Augen unserer kleinen Kinder, die eine unendliche Toleranz gegenüber all unseren schlechten Eigenschaften haben und deren Blick voll Milde und Bewunderung auf uns liegt. Wir sind die Großen, wir sind die Tollen.

Dadurch haben wir allerdings die verdammt ernste Verpflichtung, uns dieser Bewunderung würdig zu zeigen. Das heißt, im Umgang mit

KAPITEL 4
GUTE KINDER, BÖSE KINDER, ZAPPELKINDER

unseren Kindern müssen wir uns auf unseren edlen Kern besinnen und ihn unter all den Unzulänglichkeiten wieder hervorkramen.

Disziplin, Freundlichkeit und Aufrichtigkeit kann man von seinem kleinen Sohn, seiner Tochter – oder seinen Enkeln – nicht verlangen, wenn man sie nicht selbst praktiziert. Großzügigkeit können sie von uns nur lernen, wenn wir selbst großmütig sind. Glaubwürdig sind wir nur, wenn wir das, was wir von den Kindern erwarten, auch von uns fordern. »Autorität funktioniert nur dort, wo wir sie in Übereinstimmung mit uns selbst vortragen«, sagt der Kinderpsychologe Wolfgang Bergmann. Das heißt, Regeln können nur dann verbindlich sein, wenn wir an sie glauben und uns ebenfalls prinzipiell an sie halten. Und vielleicht wäre es gut, wenn wir uns von Zeit zu Zeit mit den Blicken unserer Kinder betrachteten. Ist eine schlecht gelaunte Mama, ein uninteressierter Papa, der den Fernseher anstellt, kaum dass er zur Türe hereingekommen ist, wirklich das, was wir ihnen als Beispiel, als Leitbild vorleben wollen?

Wohl kaum.

Kinder lieben es zu imitieren. Leider auch die schlechten Manieren der Eltern.

Glücksgefühle

Kindheit ist die Zeit der stärksten Gefühle. Alles, vor allem Trauer und Schmerz, wird mit größter Intensität erlebt, und manche dieser Erlebnisse sind so stark, dass Kinder von ihnen überwältigt werden. Der schlimmste Schmerz, die schlimmsten Verluste bleiben oft gar nicht im Bewusstsein eines kleinen Kindes, das heißt, sie werden »vergessen«, »verdrängt«, ins Unterbewusstsein verbannt, sonst würde das Kind an ihnen zerbrechen. Psychologen haben allerdings nachgewiesen, dass diese verdrängten Gefühle noch sehr viel später, im Erwachsenenleben, eine fatale Rolle spielen, das heißt, Ursache für schwere seelische Störungen sein können (siehe auch Kapitel 3, ab Seite 58).

GLÜCKSGEFÜHLE

Kinder haben aber gottlob auch ein großes Talent zum Glücklichsein. Selbst wenn sie in einer tristen Umgebung aufwachsen, bei arbeitslosen Eltern zum Beispiel oder in kaputten Beziehungen, selbst wenn sie arm sind oder als Schlüsselkinder oft alleine sein müssen. Ein guter Freund, eine liebevolle Bezugsperson genügen manchmal, um ihre Zuversicht, ihre Kraft und ihren Glauben an die Welt zu stärken.

Vom Glück des Spielens

Alle Kinder lieben es, sich im Spiel in andere Welten hineinzuversetzen und sich selbst als ein anderes Wesen, vielleicht als Jedi-Ritter oder Zauberfee, zu sehen und als Weltraumpilot oder Dschungelmädchen Heldentaten zu vollbringen.

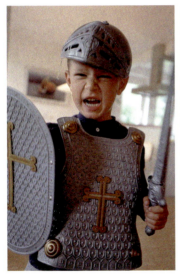
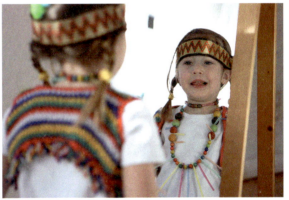

Ritter oder Indianerin. Es ist wichtig, dass Kinder sich in eine Traumwelt denken können.

Spiel-Sachen sind deshalb wichtige Partner für die Kleinen. Wobei der alte Teddybär, Alter Ego und Objekt ihrer Zärtlichkeit wie auch Objekt ihrer Anwandlungen von Grausamkeit, die klassische

KAPITEL 4
GUTE KINDER, BÖSE KINDER, ZAPPELKINDER

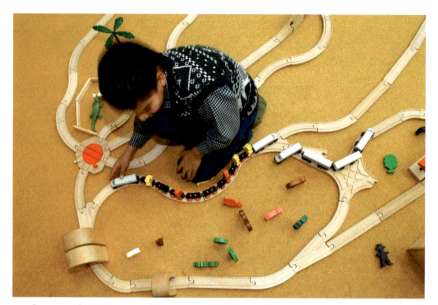

Nicht nur schöne Materialien wie Holz, sondern auch die Möglichkeit, viele unterschiedliche Spielvariationen herzustellen, kennzeichnen gutes Spielzeug. Hier wird Kreativität und Vorstellungsvermögen trainiert.

Spielfigur ist, Freund und Vertrauter sowie Zeuge ihrer Allmachts-Fantasien.

Dass Kinder teure, komplizierte Spielsachen nicht notwendigerweise lieber haben als einfache, die ihnen die Möglichkeit zur Entfaltung ihrer kreativen Talente bieten, ist bekannt. Auch die Konstruktionsspiele, bei denen man aus einfachsten Elementen die verrücktesten Fahrzeuge, Häuser, Schlösser und Figuren bauen kann, sind unbestritten wertvoll für die Fantasie und das Training von abstrakten Vorstellungen (und machen überdies auch Vätern großen Spaß). Was man von Gameboys nicht gerade behaupten kann. Außer Reaktionsschnelligkeit wird da gar nichts gelernt. Aber sie sind bereits klassische Kinder-ruhig-Halter, im Auto und leider auch in der Wohnung. Unter den Computerspielen gäbe es ja durchaus interessante, solche, die die Kids zu Naturforschern machen, die ihnen Mathematik und Sprachen näherbringen. Leider

Kinder dürfen sich auch mal langweilen. In dieser Zeit entwickeln sie Kreativität und erfinden neue Spielideen.

GLÜCKSGEFÜHLE

> *Frage an Andy (6) und Christine (4):*
>
> Auf welchen Besuch freut ihr euch mehr – auf Mamas Freundin (die immer ein tolles Geschenk dabeihat) oder auf Carlo (Mamas jüngeren Bruder, der keine Geschenke bringt, aber sich sofort zu ihnen auf den Boden setzt oder draußen mit ihnen herumtobt)?
> »Auf beide«, sagt Andy diplomatisch. »Ja, auf beide«, echot Christine. Wirklich?
> »Ein bisschen mehr auf Onkel Carlo«, gibt Christine zu. Und warum?
> »Ich warte immer schon darauf, dass er mit mir spielt, er kann Löwen nachmachen und er erzählt uns tolle Geschichten aus dem Zoo.« Jetzt legen die beiden los. »Und er kann Gitarre spielen!« »Ja, und er hat mir beigebracht, wie man mit dem Laserschwert umgeht und er kann wahnsinnige Grimassen machen.« »Ja, und er hat mir gezeigt, wie die Dinosaurier rannten …«
> Genau das ist es. Onkel Carlo ist eine wichtige Bezugsperson für die beiden. Jemand, der in ihre Spiele, in ihre Welten eintaucht und der ihre Fantasien ernst nimmt.

sind solche Spiele bei weitem nicht so beliebt wie die Baller-, Kill- und Crash-Varianten. Und leider heißt Computer-Spielen immer auch Stillsitzen – nach den Schulstunden schon wieder Stillsitzen! – und verhindert, dass Kinder sich täglich ausreichend lange und vielseitig bewegen.

(Siehe auch Kapitel 5, ab Seite 106.)

Schon Kleinkinder brauchen Zeit und Ruhe, um sich ihre Welt durch Spielen zu erschließen. Auch später heißt Spielen nichts anderes als die Erschaffung von Szenarien, in denen die Kids selbstbewusste Helden sind oder in denen sie das wirkliche Leben imitieren, sozusagen eine Wiederholung, ein Sich-Einprägen der Strukturen, die ihren Alltag bestimmen.

Der bekannte Hirnforscher Ernst Pöppel bestätigt das:

Im Spiel üben Kinder die Wirklichkeit des Alltags ein.

»Im Spiel werden Situationen simuliert, die Alltagswirklichkeiten entsprechen. Beim Spielen der Kinder laufen Probehandlungen ab, und damit ist eine Brücke zum Denken hergestellt, denn Denken ist ebenfalls ein Probehandeln, eine Aktivität des

KAPITEL 4
GUTE KINDER, BÖSE KINDER, ZAPPELKINDER

Als-ob. Somit zeigt sich auf der Ebene der neurowissenschaftlichen Betrachtung eine enge Beziehung zwischen dem Spielen, dem Probehandeln, dem Nachahmen, dem Lernen überhaupt, dem Denken und Erdenken neuer Lösungen und somit dem Erwerb von Wissen ...«[2]

Vom Glück des Musizierens

> *Töne fühlen*
>
> Musikunterricht einer 8. Klasse an einem Gymnasium in Basel. Der junge Lehrer fordert die Mädchen und Jungen auf, sich auf den Boden zu legen. Großes Kichern und Schubsen, dann liegen sie kreuz und quer auf dem Parkett des Musikzimmers. »Jetzt schließt die Augen«, sagt er, »versucht euch zu konzentrieren und zu fühlen, was die Musik in eurem Körper bewirkt.« Er stellt den CD-Player an, und der Beginn einer Bach-Kantate flutet durch den Raum, sieben, acht Minuten lang. »Es war ganz merkwürdig«, berichtet eines der Mädchen später, »man konnte die Musik tatsächlich spüren, vom Kopf bis zum großen Zeh. So als würden alle Zellen mitschwingen.«

Glückliche Schweiz. Musik zu erleben und selbst Klänge und Rhythmen zu erschaffen war immer schon ein elementares Bedürfnis der Menschen, ein Mittel der Kommunikation. Mit anderen und mit den Göttern.

Musik wird ja bereits im Mutterleib wahrgenommen. Untersuchungen haben gezeigt, dass Babys später nicht nur die Stimme der Mutter wiedererkennen, sondern auch Melodien, die man ihnen vor der Geburt öfter vorspielte. Und in den ersten Lebensjahren, wenn Kinder Sprache und Denkvermögen entwickeln, sind eindeutig diejenigen im Vorteil, bei denen auch die Musikalität gefördert wird, das heißt, mit denen man regelmäßig Lieder singt oder, noch besser, die früh ein Instrument erlernen dürfen. Woran dies liegt, ist noch um-

---

[2] Ernst Pöppel: Der Rahmen, Carl Hanser Verlag, München, Wien 2006

GLÜCKSGEFÜHLE

stritten. Einige Forscher meinen, Sprach- und Musikzentrum lägen im Gehirn sehr nahe beieinander und stimulierten sich gegenseitig. Andere sagen, dass die Beschäftigung mit Musik die Konzentrationsfähigkeit und das Verständnis für Logik fördert und, wie jeder Lernvorgang, Millionen von neuen Verbindungen zwischen den Nervenzellen herstellt. In jedem Fall sind musikalisch geförderte Kinder ihren Altersgenossen meist weit voraus.

Diese Erkenntnisse hätten eigentlich dazu führen müssen, dass der Musikunterricht in unseren Schulen besonders intensiv und interessant gestaltet wird. Von wegen. Das Gegenteil ist der Fall. Öde Theorie anstelle von emotionalem Erleben. Und oft nicht mal das: Kein Fach, nicht einmal Sport, fällt so oft aus oder dem Lehrermangel zum Opfer wie Musik. »Nebenfach«, »nicht so wichtig«, heißt es. Das Miteinander-Musizieren zu Hause gibt es auch nicht mehr. Und so wachsen die Kinder auf mit der Vorstellung, Musik ist, wenn »Superstars« sich an Popsongs abmühen, wenn Disco-Beats aus dem Radio wummern oder wenn man im Einkaufszentrum akustisch berieselt wird.

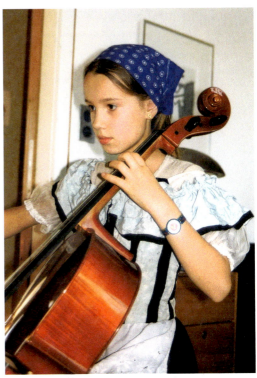

Kinder, die früh musizieren dürfen, sind in ihrer Konzentrationsfähigkeit und ihrem logischen Denken ihren Altersgenossen oft weit voraus.

Die wunderbare französische Pianistin Hélène Grimaud sagte kürzlich in einem Zeitungsinterview, Musik habe sie in einer schwierigen Phase ihrer Kindheit gerettet, weil sie ihre Energie, ihre Aufmerksamkeit und ihre Vorstellungskraft gefangen nahm. Und sie fordert, dass alle Kinder ein Instrument

KAPITEL 4
GUTE KINDER, BÖSE KINDER, ZAPPELKINDER

lernen sollten. »Ich bin davon überzeugt, dass es wichtig ist, Kindern die Musik schon ganz früh nahezubringen, weil sie ihnen in vielen Bereichen des Lebens helfen kann.« Sie geht sogar noch weiter und meint, Eltern und Schule sollten die Kinder ruhig mit sanftem Zwang zur Musik führen. »Natürlich wäre der bessere Weg, die Lust und die Neugier des Kindes zu wecken. Aber man muss darauf achten, die Musik zu einem Teil des Kinder-Lebens zu machen, bevor sie sagen: Ich hab' jetzt anderes zu tun.«

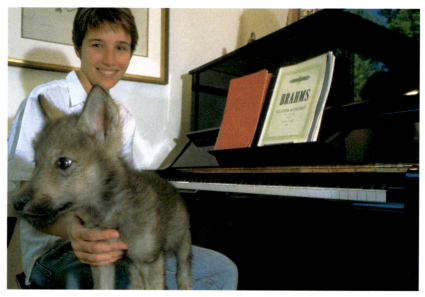

Die Pianistin Hélène Grimaud hat zwei große Leidenschaften: die Musik und ihre Wölfe, die sie nach Konzerten freudig begrüßen.

Wie recht sie hat. Es geht nicht nur um »holde Kunst« und um Bildung. Es geht um eine existenzielle Bereicherung des Lebens, die man niemandem vorenthalten sollte. Und außerdem gibt es kaum eine bessere Möglichkeit, Disziplin, gegenseitige Achtung und gleichzeitig Glücksmomente zu erleben, als wenn Kinder miteinander musizieren, im Chor, im Orchester oder in einer eigenen kleinen Band.

ADHS – Ihr Kind will sich bewegen!

Um etwas wahrzunehmen, brauchst du nicht nur Augen und Ohren, sondern auch deinen Körper. Kinder sitzen heute an Computern und schauen Fernsehen. Sie benützen ihre Körper nicht und deshalb haben sie jede Menge Probleme«, sagt Professorin Inge Flehmig, Direktorin des Zentrums für Kindesentwicklung in Hamburg. Sie ist strikt gegen die Behandlung hyperaktiver Kinder mit Medikamenten. »Das hyperaktive Kind braucht Aktivität!«

Über das *Aufmerksamkeitsdefizit-Hyperaktivitäts-Syndrom* – ADHS – gibt es inzwischen so viele mehr oder weniger seriöse Informationen, dass sie ganze Bibliotheken füllen könnten. Sicher ist, dass es sich um ein Leiden oder eine Störung handelt, die sich geradezu seuchenartig auszubreiten scheint, denn Jahr für Jahr werden mehr Kinder mit diesem Etikett versehen und für behandlungsbedürftig erklärt. Derzeit gilt bereits jeder zwanzigste Junge als »hyperaktiv«. Das heißt, er fällt auf, weil er, vor allem in der Schule, nicht stillsitzen kann, weil er impulsiv ist und sich nicht an die Regeln des Unterrichts hält, weil er dazwischenquatscht, als Klassenkasper stört oder aber wie weggetreten scheint – gefangen in seinen eigenen Gedanken, ohne Interesse am Unterricht. Auch zu Hause sind solche Kinder schwer zu bändigen. Ihre Ausdauer bei Spielen ist gering, sie können sich nicht auf ihre Hausaufgaben konzentrieren, hampeln herum, folgen nicht und sind dadurch ständiger Kritik, Ermahnungen und nicht selten auch elterlichen Wutanfällen ausgesetzt. Mit schlimmen Folgen für ihr Selbstwertgefühl, das ihnen sagt: Du bist nicht wie die anderen, du bist einfach unmöglich.

Mädchen neigen eher zur »Aufmerksamkeitsstörung«, sind verträumt, unkonzentriert und wirken oft wie abwesend. Auch bei ihnen sind die schulischen Fortschritte gefährdet und auch sie werden nicht selten als »unreif« oder »minderbegabt« eingestuft und womöglich irgendwann in Sonderschulen abgeschoben.

KAPITEL 4
GUTE KINDER, BÖSE KINDER, ZAPPELKINDER

Chaos im Kopf

»Was ist mit unserem Kind los?« »Was haben wir falsch gemacht?« »Was können wir jetzt tun«?, stöhnen die genervten Eltern. Dann dauert es nicht mehr lange, bis der Kinderarzt oder ein hinzugezogener Kinderpsychiater die Diagnose ADHS stellt und schon mal Ritalin® oder ein anderes Mittel mit dem Wirkstoff *Methylphenidat* verordnet, eine Substanz, die in den Gehirnstoffwechsel eingreift. Das hilft meistens – die Kinder werden ruhiger und sind sozial besser integrierbar. Ob es für die Kinder aber tatsächlich die beste Methode ist, um mit sich und mit ihrer Umwelt klarzukommen, das wird unter Wissenschaftlern heftig diskutiert – zumal auch die Langzeitwirkungen und damit die Unbedenklichkeit dieser und ähnlicher Medikamente keineswegs gesichert sind.

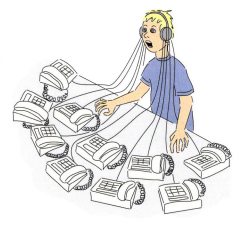

Chaos im Kopf. ADHS-Kinder werden oft von ihren Sinneseindrücken überwältigt.

Verhaltensstörungen haben ihre Ursache oft in der fehlerhaften Reifung des Gehirns.

Die Kinder sind also im doppelten Sinn benachteiligt: Zum einen ecken sie durch ihre Unruhe in ihrer Umgebung ständig an. Sie sind »unmöglich«, »unerträglich« und – das merken sie selbstverständlich – ihren Eltern und Lehrern eine Last. Zum anderen leiden sie ja selbst unter diesem Chaos im Kopf und unter ihren überschießenden impulsiven Reaktionen, die sie nicht beherrschen können. Dabei sind sie oft besonders begabt (zum Beispiel für Mathematik), liebenswürdig, hilfsbereit, intelligent – aber eben durch ihre totale Disziplinlosigkeit behindert.

Unter der Hyperaktivität leiden nicht nur Eltern und Lehrer, sondern vor allem die betroffenen Kinder selbst.

Eine Störung der Gehirnentwicklung?

»Der Mensch kommt als Frühgeburt zur Welt«, behaupten, wie schon erwähnt, die Entwicklungsbiologen. Sie wollen damit sagen, dass nicht nur unsere Muskulatur und unsere Sinnesorgane, sondern vor allem unser Gehirn bei der Geburt noch völlig unreif ist. Den Reifungsprozess holen wir dann in den ersten Lebensjahren nach. Das wiederum bedeutet, dass die früheste Kindheit äußerst kritisch ist für die Entwicklung der Hirnstrukturen, also für die Verschaltung der hundert Milliarden Hirnzellen, über die auch schon ein Neugeborenes verfügt. (Siehe auch Kapitel 2, ab Seite 32.)

Bei den Prozessen, durch die das Gehirn in dieser Zeit geprägt wird, und speziell beim Aufbau der Abermillionen Verbindungsstellen zwischen den Hirnzellen – den Synapsen – können allerdings Störungen auftreten, die dann auch die späteren Verhaltensmuster bestimmen. Sie werden zum einen durch genetische Faktoren ausgelöst, zum anderen aber durch ungünstige Einflüsse aus der Lebenswelt des Kindes, durch schwere Verluste, mangelnde Fürsorge, Fehlen einer Bezugsperson. Beim hyperaktiven Kind vermutet man, dass das normalerweise vorhandene Gleichgewicht zwischen erregenden, antreibenden Impulsen einerseits und den hemmenden Impulsen andererseits gestört ist. Dass Nervenimpulse, die Aktivität auslösen, mehr oder weniger ungebremst wirken und so die ständige Unruhe der Kinder verursachen. Gleichzeitig werden auch äußere Reize aus der Umgebung des Kindes nicht ausreichend gefiltert und abgeschwächt und können stärker als bei anderen das Gehirn »überfluten«. Experten vergleichen die Situation mit einem Telefon, auf das zehn Anrufe zur gleichen Zeit geschaltet sind. Der Teilnehmer versteht alles nur bruchstückhaft und kann nicht zwischen Wichtigem und Unwichtigem unterscheiden – die eintreffenden Informationen übersteigen sein Auffassungsvermögen. Dieser ständige Tumult im Kopf führt zu dem oft so ungezügelten Verhalten der Kinder und macht sie unfähig, ruhig und konzentriert zu spielen oder zu lernen. Bei diesen Störungen scheinen Gehirnbotenstoffe, vor allem *Dopamin*, eine große Rolle zu spielen, wenn auch die genauen Zusammenhänge noch unbekannt sind.

KAPITEL 4
GUTE KINDER, BÖSE KINDER, ZAPPELKINDER

Kann man die Störung verhindern?

Es sind die zwei entscheidenden Fragen, über die Ärzte und Entwicklungsbiologen derzeit diskutieren:
- Erstens: Wie entsteht diese Störung? Kann man sie womöglich verhindern?
- Und zweitens: Wie kann man den Kindern – und ihren Eltern – am besten helfen?

Es kann eigentlich nicht sein, dass die Zahl angeblich ADHS-betroffener Kinder heute hundert Mal so hoch ist wie vor zwanzig Jahren, wenn, was oft behauptet wird, nur Erbfaktoren als Auslöser in Frage kommen. Es muss also ein Zusammenhang mit den Lebensbedingungen bestehen, unter denen Kinder heute aufwachsen und die offensichtlich für die Gehirnentwicklung eine große Rolle spielen. Wenn das aber so ist, dann werden wir vielleicht Möglichkeiten finden, gefährdete Kinder so rechtzeitig zu erkennen, dass wir ihnen dieses Schicksal ersparen können.

Glück gehabt!

Stefan war von Anfang an ein schwieriges Kind. Obwohl er sehr liebevolle Eltern hatte, lange gestillt wurde und gut gedieh. Schon das Einschlafen war für ihn ein Problem und es dauerte fast ein Jahr, bis er endlich nachts acht Stunden durchschlief. Er neigte zu unvermittelten Wutanfällen, war oft extrem unruhig und zeigte schon als Zweijähriger Anzeichen für ein gesteigertes Bewegungsbedürfnis. Kein Mensch dachte da schon an ADHS, aber seine Eltern sind sich heute ziemlich sicher, dass es möglicherweise die ersten Hinweise darauf waren. Aber Stefan hatte Glück: Er wuchs in einer ruhigen, freundlichen Lebenswelt auf. Er besuchte einen Kindergarten, in dem die Kinder hauptsächlich im Freien spielten und sich dabei gründlich austoben konnten. Zu Hause gab es aus Prinzip keinen Fernseher, also keine zusätzlichen Bilder-

> **Allein in Deutschland werden derzeit über 400 000 Kinder mit Psychopharmaka behandelt – viel zu viele, meinen Experten.**

fluten, dafür viel Holz- und Bastelspielzeug und jede Menge Bilderbücher. Als er in die Schule kam, hatte Stefan zwar immer wieder Stimmungsschwankungen und es gab gelegentliche Krisen, aber in seiner kleinen Clique, wo er sich mit anderen Kindern täglich zum Spielen und Turnen traf und schließlich das Fußballspielen für sich entdeckte, konnte er sich gut anpassen.

Heute ist Stefan 12 Jahre alt, ein guter, disziplinierter Schüler und ein Junge, der viele Freunde hat und sich mit ihnen vor allem für gefährdete Tierarten einsetzt. Was ihm geblieben ist, ist dieses starke Bedürfnis nach körperlicher Bewegung. Aber als Stürmer in einer Fußball-Jugendmannschaft kann er sich jetzt täglich müde rennen.

Es gibt viele gefährdete Kinder wie Stefan. Nicht alle haben das Glück, rechtzeitig in eine gut strukturierte, reizarme Umgebung zu kommen, die ihnen hilft, ihre überschießende Impulsivität in den Griff zu bekommen. Marianne Leuzinger-Bohleber zeichnet in ihrem sehr lesenswerten Buch[3] die Lebenswege von mehreren ADHS-Kindern nach. Bei fast allen fand die Autorin eine belastete frühe Kindheit. Ein Junge war mit seinen Eltern wochenlang vor Kriegshandlungen auf der Flucht gewesen, ein anderer hatte mit drei Jahren die Mutter verloren. Bei vielen gab es schreckliche häusliche Verhältnisse – ständiger Streit, Alkohol, Drogen –, wo sich niemand so recht um die Kinder gekümmert hatte.

Gibt es frühe Warnzeichen?

Kinder, die, wie Stefan, schon im Säuglings- oder Kleinkind-Alter eine gewisse Unruhe, Überaktivität und auffallende Schlafprobleme erkennen lassen, sollten von Anfang an vor Hektik und Reizüberflutung bewahrt werden. Sie brauchen vor allem einen möglichst gleichförmig strukturierten Tagesablauf, seelische Geborgenheit

---

[3] Marianne Leuzinger-Bohleber/Yvonne Brandl/Gerald Hüther (Hrsg.): ADHS – Frühprävention statt Medikalisierung, Verlag Vandenhoeck & Ruprecht, Göttingen 2006

KAPITEL 4
GUTE KINDER, BÖSE KINDER, ZAPPELKINDER

> Die Wissenschaft ist sich darüber einig, dass Gene sozusagen die Rahmenbedingungen für die Gehirnentwicklung festlegen. Die Lebenswelt eines kleinen Kindes beeinflusst diese Entwicklung in den ersten Jahren aber entscheidend und prägt dadurch spätere Verhaltensweisen. Deshalb können frühzeitige Maßnahmen trotz einer Veranlagung zu ADHS oft helfen, dass die Reifung des Gehirns einigermaßen normal verläuft.

(klar, braucht jedes Kind) und viel Gelegenheit zum Herumtoben. Ihren heftigen Trotzreaktionen und Stimmungsschwankungen sollten Eltern mit möglichst viel Ruhe und Gelassenheit begegnen (Ich weiß, das schreibt sich leicht, aber das kann man trainieren!). Fernsehen und Computerspiele sind äußerst ungünstig (siehe auch Kapitel 5, Seite 106). Dafür haben solche Kinder oft großen Spaß an Musik- und/oder Tanzunterricht. Zusätzlich sollten Sie von Anfang an die Hilfe Ihres Kinderarztes und eines für ADHS-Kinder ausgebildeten Verhaltenstherapeuten in Anspruch nehmen.

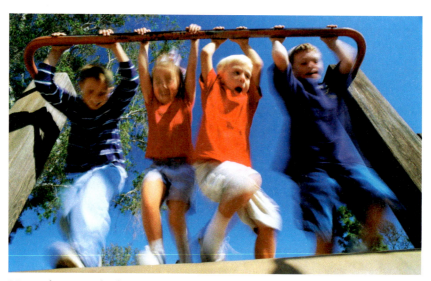

Hyperaktive Kinder brauchen Aktivität.

ADHS – IHR KIND WILL SICH BEWEGEN!

ADHS behandeln – aber wie?

Kein Kind ist wie ein anderes – eine Binsenwahrheit. Schauen Sie sich mal Kinder auf einem Spielplatz an: Da gibt es temperamentvolle und verträumte, scheue und angriffslustige, vergnügte und ängstliche, neugierige und gleichgültige, freche und fürsorgliche, Faulpelze und Nervensägen. Nichts von diesen Eigenschaften verrät etwas über ihr Talent zum Glücklichwerden und über ihr späteres Leben. Gerade bei Kindern, die unangepasst, eigenwillig, also »schwierig« scheinen, zeigt sich später oft eine starke schöpferische Begabung oder ein ausgeprägtes soziales Interesse. Es ist daher nicht nur verständlich, sondern wichtig, dass Eltern von »Zappelkindern« sich fragen: Ist das, was mein Sohn oder meine Tochter da an Verhaltensauffälligkeiten zeigt, noch »normal« oder schon krankhaft und damit behandlungsbedürftig?

»Jedes Kind ist, wie alle Kinder, wie kein anderes Kind.« *Inge Flehmig*

Folgende Tipps könnten dabei helfen:
- In Skandinavien dürfen ADHS-Kinder nur von Ärzten behandelt werden, die eine entsprechende Ausbildung sowohl in Neurologie (Nervenheilkunde) als auch in Psychiatrie und Psychotherapie erhalten haben. Das ist wichtig, weil die Diagnose nicht einfach ist, und über ein Drittel der Kinder – manche sagen, über die Hälfte –, die Unruhe oder Konzentrationsschwächen zeigen, gar nicht von ADHS betroffen sind. Sie leiden eventuell unter anderen Störungen wie Schilddrüsenerkrankungen, Depression oder Ängsten.
 Suchen Sie sich also einen ärztlichen Berater/Beraterin, der – oder die – nachweislich große Erfahrung mit ADHS-Kindern hat.
- Suchen Sie sich jemanden, für den es selbstverständlich ist, dass bei Ihrem Kind eine Verhaltenstherapie – die auch Elterntraining und das Umfeld des Kindes in Kindergarten oder Schule einschließt – begonnen wird, bevor man in die Medikamentenkiste greift. (Es gibt, zugegeben, auch Fälle, in denen eine Psychotherapie erst dann möglich ist, wenn die schlimmsten Symptome durch Ritalin® oder ähnliche Mittel behandelt werden.)

KAPITEL 4
GUTE KINDER, BÖSE KINDER, ZAPPELKINDER

Die Homöopathie kann in manchen Fällen durchaus helfen. Es sei nur schwierig, berichtete mir ein sehr erfahrener Fachmann, die für das jeweilige Kind optimalen Mittel herauszufinden.

- Versuchen Sie die Lebenswelt Ihres Kindes so zu gestalten, dass sein Gehirn lernt, die vielen überwältigenden Reize auszublenden. Klare Tagesstrukturierung, liebevoller, aber konsequenter Umgang, kurze, gut zu bewältigende Aufgaben. Kein Fernsehen und keine Computerspiele, denn gerade die erzeugen eine permanente Flut von Reizen, verhindern Eigenaktivität und lassen dem Kind nicht genug Zeit, seine innere Unruhe durch vermehrte körperliche Aktivitäten, zum Beispiel durch regelmäßigen Sport, in den Griff zu bekommen. Konzentrierte, sinnvolle Beschäftigung mit dem Computer (zum Beispiel als Informationshilfe für die Hausaufgaben) kann andererseits die Konzentration fördern und ist erlaubt, sofern sie jeweils nicht zu lange dauert.
- Als offenbar erfolgversprechende Methode zur Neu-Programmierung der Hirntätigkeit haben sich auch Biofeedback-Verfahren erwiesen (*Neuro-Feedback-Therapie*), bei der die Hirnaktivität durch die Betroffenen selbst immer besser gesteuert werden kann und die Konzentrationsfähigkeit dadurch zunimmt.

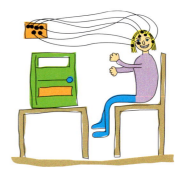

- Erst wenn durch alle genannten Maßnahmen auch nach mehreren Wochen keine wirkliche Besserung zu erreichen ist – das betrifft dann nur noch fünf bis zehn Prozent der

Beim Neuro-Feedback-Training lernen die Kinder, ihre Impulse selbst zu steuern, und erreichen damit eine bessere Konzentrationsfähigkeit.

verhaltensauffälligen Kinder –, dann können Sie sich, zusammen mit dem behandelnden Arzt, zusätzlich für Psychopharmaka entscheiden. Das sind bestimmte Substanzen, die das Gehirn und die Produktion von Botenstoffen stimulieren und dadurch offensichtlich die unausgeglichene Hirntätigkeit wieder ins Gleichgewicht bringen – zumindest, so lange das Kind die Medikamente nimmt.

Über die Langzeitwirkungen ist noch nicht genug bekannt. Behauptungen, man könne solche Tabletten unbedenklich über viele Jahre nehmen, halte ich für unbewiesen und leichtfertig. Aber Ihr Arzt, Ihre Ärztin wird hoffentlich ohnehin versuchen, sie so bald wie möglich zu reduzieren und schließlich abzusetzen. Das Ziel aber muss bleiben: durch Verhaltenstraining die Gehirnstrukturen und die Reizverarbeitung neu zu programmieren. Da das Gehirn ständig »lernt« und sich dabei verändert (man nennt das *Neuroplastizität*), sind solche Neu-Programmierungen durchaus möglich.

Wichtigstes Ziel: Selbstvertrauen

Ein ADHS-Kind ist meist völlig verunsichert. Das Gefühl »Ich bin nichts wert« und »Alles hackt auf mir herum!« muss deshalb einem Verständnis für sein – momentanes – Anderssein weichen. Das wird dann geschehen, wenn man seine Begabungen herausstellt, seine liebenswürdigen Seiten lobt, seine Bemühungen, weniger impulsiv zu sein, wirklich würdigt. Und wenn man ihm vermittelt, dass man zu ihm hält und es bedingungslos liebt.

Wussten Sie übrigens, dass zum Beispiel Wolfgang Amadeus Mozart und Albert Einstein unter einem Aufmerksamkeits-Defizit-Hyperaktivitäts-Syndrom litten? Dafür haben sie es weit gebracht, nicht wahr?

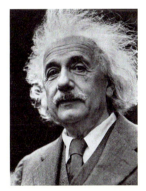

Auch Albert Einstein soll an einem Hyperaktiv-Aufmerksamkeits-Defizit gelitten haben.

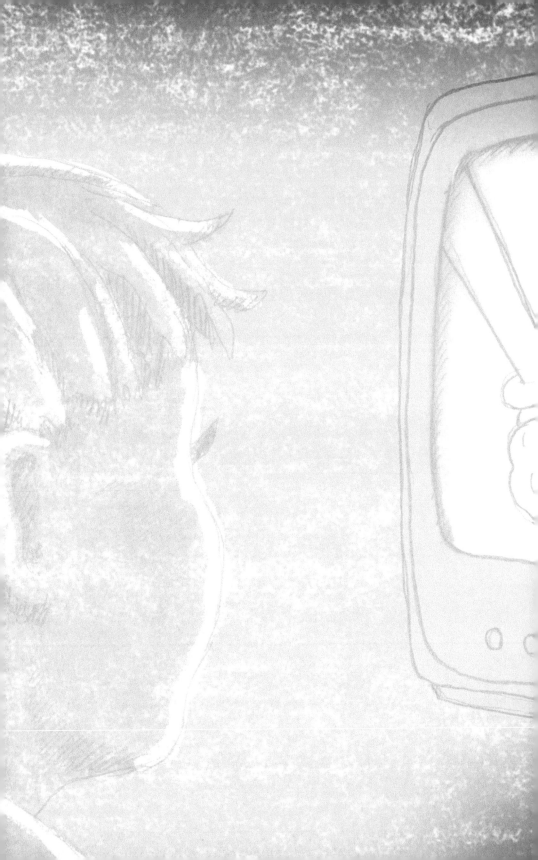

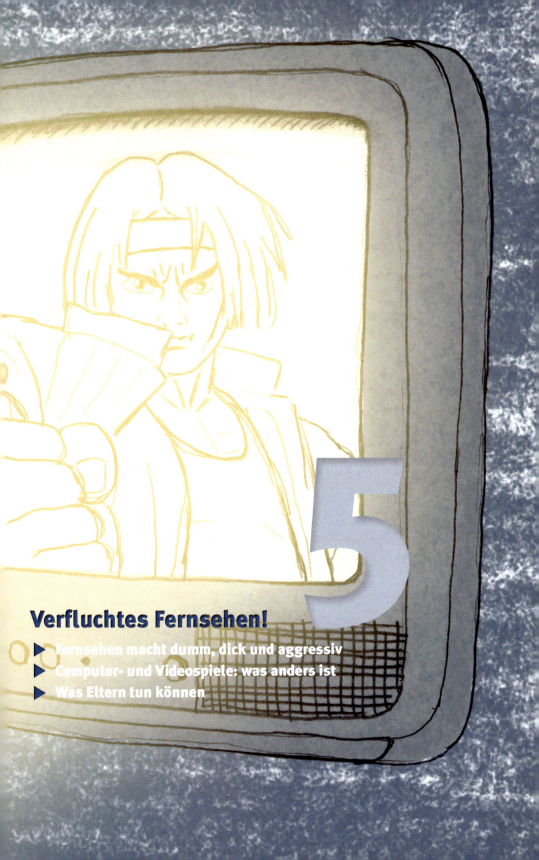

Verfluchtes Fernsehen!

▶ Fernsehen macht dumm, dick und aggressiv
▶ Computer- und Videospiele: was anders ist
▶ Was Eltern tun können

5

KAPITEL 5
VERFLUCHTES FERNSEHEN!

Fernsehen macht dumm

Ein sechsjähriger Junge sitzt vor dem Bildschirm, fasziniert von dem, was er sieht und hört: kämpfende Ritter, blitzende Schwerter, verzerrte Gesichter, splitterndes Metall. Immer schneller und wilder werden die Einstellungen ... Plötzlich verliert der kleine Junge das Bewusstsein und windet sich in Krämpfen und Zuckungen am Boden: ein epileptischer Anfall. Er wird in eine Klinik gebracht.

Gewiss ein seltenes Ereignis, aber eines, das die Medizin wieder einmal darauf hingewiesen hat, welchen dramatischen Einfluss scheinbar harmlose Fernsehsendungen auf die Gehirne von Kindern haben können. Natürlich kommt es im Allgemeinen nicht zu einem derartigen Chaos der Hirnströme, das in einem Krampfanfall endet, aber dieser und ähnliche Extremfälle können etwas deutlich machen: Kindergehirne sind außerordentlich empfindlich. Die Verbindungen, die sich in den ersten Lebensjahren zwischen den Nervenzellen gebildet haben, besitzen noch keine ausreichende Stabilität. Das heißt, starke optische und akustische Reize in schneller Folge überfluten und überfordern das ganze System der Sinneswahrnehmungen. Aber auch wenn es zu keinem derart dramatischen Zwischenfall kommt, bei dem die Sicherungen durchknallen und einen Kurzschluss der Hirnströme – eben den epileptischen Anfall – auslösen, können Schäden entstehen. Zunächst sind sie oft gar nicht zu erkennen, machen sich jedoch im Lauf der Zeit bemerkbar. Manche Entwicklungsbiologen bringen zum Beispiel das Aufmerksamkeitsdefizit-Hyperaktivitäts-Syndrom (ADHS) mit diesen Überforderungen in Verbindung, vor allem bei Kindern, die sehr früh, also vor dem dritten Lebensjahr, schon ferngesehen haben (egal, welche Sendungen) und bei denjenigen, die ohnehin eine genetische Veranlagung für diese Störung haben.[1] (Siehe auch Kapitel 4, Seite 99.)

[1] A. Christakis et al. Archive Pediatrics, Vol. 113, 4. April 2004

FERNSEHEN MACHT DUMM

Die Entwicklung der Sinne und der geistigen Fähigkeiten eines Kindes in den ersten Lebensjahren gehört zu den großen Wundern der Natur. Wir wissen heute, dass das Gehör bereits vor der Geburt Musik und andere Geräusche unterscheiden kann. Wir wissen ebenso, dass die Lust zu fühlen und Gefühltes zu unterscheiden schon mit einem halben Jahr stark ausgeprägt ist. Und bereits in den ersten Monaten wird aus dem zunächst noch vagen Sehen ein »Erkennen«.

Mit anderen Worten: Was immer Kinder in diesen frühen Jahren erfahren, wird in ihren 100 Milliarden Hirnzellen ge-

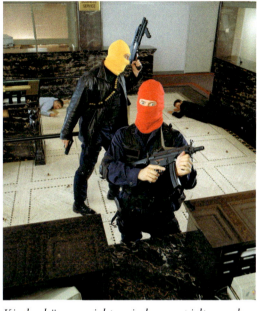

Kinder können nicht zwischen gespielter und realer Gewalt unterscheiden. Wir können nur ahnen, welche Verwüstungen die üblichen Mord- und Katastrophenbilder in ihren Köpfen hinterlassen.

speichert. Viel intensiver als dies später bei Erwachsenen geschieht. So entstehen Archive von Gesichtern, Gegenständen, Stimmen, Farben, Geräuschen und Gerüchen – und so formt sich das Bild von ihrer kleinen, persönlichen Welt.

Die andere, die große Welt haben Kinder früher zunächst durch Erzählungen erfahren oder durch Bücher, die ihnen vorgelesen wurden und zu denen sie selbst Bilder erfinden konnten. Heute kommt jene andere Welt direkt ins Haus. Durch das Fernsehen. Fernsehen aber bedeutet – sehen Sie sich nur einmal die Programme eines Abends an! – vor allem Action-Filme und Krimis. Das heißt: Kinder erfahren »die Welt« als ein Inferno von Gewalt, Kämpfen, Blut und Tränen, Krieg und Katastrophen. Es nützt gar nichts, wenn Eltern dazu sagen: »Das ist alles nur gespielt, das ist nicht die Wirklichkeit.« Wer keine andere Realität in seinem kleinen Kopf gespeichert hat, kann nicht

KAPITEL 5
VERFLUCHTES FERNSEHEN!

zwischen Wahrheit und Fiktion unterscheiden. Deshalb kann mich niemand davon überzeugen, dass diese verstörende Bilderflut nichts mit all den Ängsten und Aggressionen so vieler junger Menschen zu tun hat. Darauf kommen wir aber noch.

Baby TV – dümmer geht's nicht

»Der reine Aberwitz«, sagt der Kinderpsychologe Wolfgang Bergmann. Er kommentiert damit das Angebot einzelner Kabelnetzbetreiber, die eine neue Zielgruppe entdeckt haben, um internationales Schrott-Fernsehen auch hier gewinnbringend einzuführen, nämlich die Kleinkinder, beziehungsweise deren Eltern.

Schrott-Fernsehen? Geht es dabei nicht um süße kleine bunte Tiere und lustige Zeichnungen, mit deren Hilfe das Baby zum Beispiel Mund, Nase und Ohren erkennen kann? Und andere kindgerechte Elemente?

Von wegen kindgerecht. Es gibt für die Kleinsten absolut kein »kindgerechtes« Fernsehen. Der Bildschirm zeigt Abbildungen von Dingen, die wir als Erwachsene selbstverständlich entziffern können, weil wir automatisch die Symbole und zweidimensionalen Bilder in reales Leben »übersetzen«. Ein Baby von sechs oder neun Monaten dagegen lernt Mund, Nase und Ohren zu identifizieren, weil es sie bei Mama und Papa sehen, anfassen und beschnuppern kann und so eine dreidimensionale, sinnliche Vorstellung von der Wirklichkeit in seinem Kopf speichert. Das Gleiche gilt für seine Erfahrungen mit Spielsachen, die es ja be-greifen kann, ebenso wie Tisch und Stuhl, Hund und Apfel. Flache Bilder, Linien oder Fotos dagegen haben nichts mit seinen bisherigen Erfahrungen mit Gegenständen oder Lebewesen zu tun. Sie *widersprechen* ihnen sogar. Durch diesen Widerspruch aber werden die bereits verankerten Eindrücke in seinem Gehirn abgeschwächt statt verstärkt – die Entwicklung verzögert sich.

(Siehe auch Kapitel 2, Seite 42.)

Der Fernseher darf kein Parkwächter für abgestellte Kinder sein!

FERNSEHEN MACHT DUMM

Kein Fernsehen für Kinder unter 3 Jahren!

Es gibt keinen Zweifel: TV für die Kleinsten ist schädlich. In der Schule haben sie später deutliche Nachteile beim Leseverständnis, beim Schreiben und Rechnen. Ihre Konzentrationsfähigkeit ist geringer als die der Gleichaltrigen, denen man das Sitzen vor der Glotze erspart hat.
Es scheint sicher, dass Kinder, die schon früh fernsehen,
- sich weniger intensiv mit Dingen beschäftigen, die nachweislich den Verstand fördern, nämlich freies – und dadurch erfinderisches – Spielen, Herumtoben und sprachliche Kommunikation mit anderen Kindern und Erwachsenen.
- durch den Inhalt der Fernsehsendungen verstört und dadurch in ihrer mentalen Entwicklung gehemmt werden können.
- als Folge der Bilderflut und der schnellen Bildwechsel, wie sie im heutigen Fernsehen üblich sind, sowie durch das längere Starren in eine Richtung regelrechte Schäden bei der Reifung ihres Gehirns davontragen (siehe Seite 106).

Und noch eine Erkenntnis haben diese Studien erbracht: Zeit spielt eine Rolle. Je länger kleine Kinder vor dem Bildschirm sitzen (in den USA sind es bei den unter Dreijährigen durchschnittlich mehr als zwei Stunden!), desto stärker sind die Defizite, die sie in der Entwicklung ihrer geistigen und emotionalen Reife und, vor allem, ihrer Konzentrationsfähigkeit davontragen.

Die Einwände der Experten gegen das »Schnullerfernsehen« gehen allerdings noch viel weiter.

Amerikanische Forscher haben in großen Studien bewiesen, dass Kinder, die man in den ersten drei Lebensjahren fernsehen ließ, im Alter von sechs und sieben Jahren – also zur Zeit der Einschulung – über eine deutlich schlechtere Auffassungsgabe verfügten als Gleichaltrige, die ohne Fernsehen aufgewachsen waren.[2]

---

[2] F. J. Zimmermann et al.: Children's television viewing and cognitive outcomes, Archive Pediatrics, Vol. 159, Juli 2005

KAPITEL 5
VERFLUCHTES FERNSEHEN!

> *Immer neue Katastrophen*
>
> Nach den schrecklichen Ereignissen des 11. September 2001 zeigten die Fernsehsender der ganzen Welt immer wieder – teilweise als Endlosschleife – die brennenden und einstürzenden Türme des New Yorker World Trade Centers. Psychologen warnten damals die Eltern davor, ihre kleinen Kinder diesen Bildern auszusetzen, weil diese die Wiederholungen nicht als solche begreifen könnten. Tatsächlich reagierten sie völlig verstört, weil sie glaubten, immer neue Flugzeuge würden in Wolkenkratzer rasen.

Am besten überhaupt nicht fernsehen?

Die Dinge sehen bei den Vier- bis Sechsjährigen etwas besser aus. Vor allem, wenn die Eltern darauf achten, dass die Programme, die sie anschauen, wirklich durchdacht sind und von Pädagogen und Entwicklungsexperten positiv beurteilt werden. Das gilt etwa für die »Sesamstraße«, die »Sendung mit der Maus« und ähnliche, liebevoll gemachte Beiträge, die die Neugier der Kleinen wecken und ihnen die Dinge des täglichen Lebens interessant erklären. Auch Videos und DVDs, die lustig und frech daherkommen, können zu diesem Zeitpunkt schon mal angeschaut werden.

Das große Problem aber ist, dass Kinder dadurch lernen, das Medium Fernsehen als einen Teil ihres Alltags anzusehen – auch wenn sie zunächst nur gelegentlich ausgesuchte Sendungen anschauen dürfen, und auch, wenn ein Erwachsener dabeisitzt und erklärt. Von da zu den freieren Sehgewohnheiten, die sie ohnehin bei Nachbars- oder Freundeskindern erleben und neidvoll bestaunen, ist es dann nur noch ein kleiner Schritt.

Wenn konsequent gesagt werden kann: Ja, der Max und die Lisa haben zu Hause einen Fernseher, wir aber nicht, wir machen dafür andere tolle Sachen mit euch, dann gibt es zwar von Zeit zu Zeit ein Grummeln und Jammern – doch die Kinder werden nichts *vermissen*. Im Gegenteil: Ihre Fantasie, ihre Kreativität und ihre Fähigkeit zu sinnvolleren Tätigkeiten werden zweifelsfrei gefördert.

FERNSEHEN MACHT DUMM

Wenn die Eltern dann auch tatsächlich mit ihnen Ausflüge machen, wenn sie Tiere in der Natur, statt als verzerrte (zugegeben oft lustige) Disney-Figuren erleben, wenn der Papa mit ihnen auf den Sportplatz oder ins Schwimmbad geht und die Mama mit ihnen kocht und bäckt, Musik macht oder bastelt (oder, umgekehrt, der Papa kocht und die Mama sportelt), dann haben die 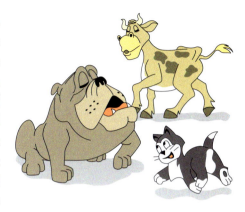 Kinder meist überhaupt keine Schwierigkeit, ihren kleinen Freunden im Kindergarten zu sagen: »Nee, Fernseher haben wir keinen – macht aber nix.« So wie sie keinen seelischen Schaden davontragen, wenn sie zugeben müssen, dass ihre Mama eben kein Auto hat, sondern Fahrrad fährt.

Nun höre ich förmlich Ihre Protestschreie. Was, kein Fernsehen? Nur wegen der Kinder? So weit kommt es noch! Was machen wir dann am Abend? Will man uns jetzt auch noch das letzte billige Vergnügen vermiesen?!

Das will ich natürlich nicht.

Es gäbe die Möglichkeit, einen (kleinen) Fernseher im Elternschlafzimmer aufzustellen, wo man dann wirklich wichtige Sendungen anschauen kann, wenn die Kinder im Bett sind. Das meinen Sie aber vermutlich nicht. Sie denken vielleicht, dass man Kindern, die ohnehin schon genug Kosten und Einschränkungen verursachen, keine derartigen Opfer bringen sollte.

> **In einigen Großstädten haben bis zu 30 Prozent der Sechsjährigen noch keine echten Kühe oder Schafe gesehen.**

Sollte man das wirklich nicht? Sind Sie sicher?

Oder haben Sie sich einfach so an das automatische Einschalten nach – oder womöglich schon vor – dem Abendessen gewöhnt?

(Nein, nein, keine Kritik. Obwohl: Wann wollen Sie die Ereignisse des Tages besprechen, wann den Erzählungen Ihrer größeren Kinder zuhören, wann zu erkennen geben, dass Sie Anteil nehmen, eine Meinung haben, sich Sorgen machen, Erfolgsmomente erleben, mit einem

KAPITEL 5
VERFLUCHTES FERNSEHEN!

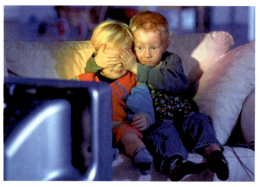

Kleine Kinder sollten niemals alleine vor dem Fernseher sitzen. Kinder unter drei Jahren sollten überhaupt nicht fernsehen.

Wort, wann wollen Sie eine Familie sein, wenn nicht dort, am Tisch, beim Abendessen?)

Ich kenne Familien, die – wegen der Kinder – den Fernseher abgeschafft haben. Nach den ersten Wochen, in denen es gelegentliche Entzugserscheinungen gab, hatten sich die Erwachsenen daran gewöhnt (die Kinder sowieso). Und sie mussten, oft zu ihrem eigenen Erstaunen, genau das bestätigen, was auch wissenschaftliche Studien ergeben haben, nämlich dass sie

- verblüffend viel miteinander und mit ihren Kindern zu reden hatten
- öfter mal ins Kino oder zu einer Sportveranstaltung gingen
- abends mehr Zeit mit ihren Freunden verbrachten, die ihnen sagten, sie seien irgendwie zugänglicher und entspannter als früher
- sich doch tatsächlich wieder für Bücher interessierten – und sie sogar lasen – und dadurch auch die Kinder zum Lesen animierten
- deutlich fitter wurden, weil sie öfter mal zum Sport gingen oder mit den Kindern eine Fahrradtour machten.

Jeder vierte Sechsjährige hat heute bereits einen eigenen Fernseher im Kinderzimmer stehen!

Sicher – vor wichtigen Fußballspielen, Wahlen oder Traumhochzeiten gab es schon mal Krisen und Diskussionen. Aber dann einigte man sich eben darauf, solche TV-Höhepunkte bei Freunden zu genießen. Und stellte fest, dass es dort in größerem Kreis viel lustiger zuging als allein zu Hause.

Ich kenne aber auch Gegenbeispiele:

Die Eltern einigen sich ja meist auf das, was eingeschaltet werden soll. (Genauer: Papa sagt, was er sehen will und Mama sagt:

> FERNSEHEN MACHT DUMM

meinetwegen – stimmt's?) Es dauert aber nicht lange, bis die Kinder so groß sind, dass sie eigene Vorstellungen entwickeln über das, was *sie* sehen wollen. Und dann gibt es die bekannten lebhaften Dialoge:

- Nein! Nicht schon wieder was Politisches! Auf Kanal 10 läuft ein Super-Horrorfilm! Warum können wir den nicht anschauen?
- Weil ich diese Debatte hier sehen will! Schließlich geht es um die Steuern.
- Laaangweiiilig! Immer dieses Gequatsche. Der Martin darf zu Hause das sehen, was ihn interessiert.
- Jetzt reicht's! Du bist nicht der Martin. Ich habe schließlich den ganzen Tag gearbeitet, damit ihr alle was zu essen habt, und jetzt habe ich das Recht, mir anzuschauen, WAS ICH WILL!! UND ZWAR IN RUHE!!
- Mama (versucht zu schlichten): Nachher können wir ja gemeinsam anschauen, was euch Kindern auch gefällt.
- Dann ist der Film doch vorbei! Ihr seid gemein! Ich geh zum Martin!
  Rrrrummms. Tür schlägt zu.
  Was folgt daraus?

Die Kinder bekommen eigene Fernsehgeräte in ihre Zimmer. Leider. Denn das ist nun wirklich genau das falsche Rezept. Warum? Weil sie dadurch noch länger vor der Glotze sitzen, genau gesagt, täglich zwischen 40 und 90 Minuten mehr, je nach Alter.

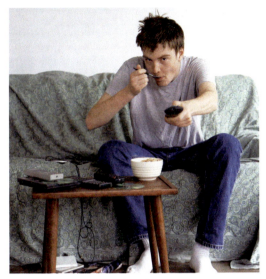

Kinder und Jugendliche, die ein eigenes Fernsehgerät haben und dadurch meist viel länger fernsehen als ihre Altersgenossen, gefährden ihre Schulleistungen und ihre körperliche Fitness.

KAPITEL 5
VERFLUCHTES FERNSEHEN!

> ### *Mehr Fernsehen – mehr Probleme*
>
> Die Zeit, die Kinder bei uns vor dem Fernseher verbringen, ist immer noch kürzer als in den USA, aber sie steigt an. Mit fünf, sechs Jahren, also vor dem Eintritt in die Schule, schauen Kinder ungefähr eine Stunde täglich. Bei den Sechs- bis Neunjährigen, also im Grundschulalter, sind es derzeit über eineinhalb Stunden und mit 10 bis 13 Jahren hocken die Jugendlichen im Durchschnitt bereits über zwei Stunden täglich vor dem Bildschirm. Dabei gehören vor allem diejenigen, die ein eigenes Gerät haben, zu den Vielsehern und ihr Fernsehkonsum ist wöchentlich etwa sieben Stunden höher als bei Kindern, die keines haben.
> Sie gefährden dadurch
> - ihre Schulleistungen: Viel Fernsehen bedeutet, dass die Kids schlechter im Rechnen, im Lesen und im Textverständnis abschneiden als die Gleichaltrigen, die wenig gucken.
> - ihre körperliche Fitness: Es fehlt ihnen die Zeit zum Herumtoben, sie gehen weniger oft zum Sport, ihre Muskeln sind schlaffer, die Herzleistung ist geringer.
> - ihre zukünftige Gesundheit: Sie sind dicker, ihr Cholesterinspiegel ist höher und sie neigen eher zum Rauchen. (Siehe auch ab Seite 116.)
> - ihre Kreativität: Sie sind weniger erfindungsreich und weniger originell im Denken und Handeln.
> - ihre sozialen Bindungen: Teenager, die stundenlang fernsehen, haben weniger Freunde, führen weniger Gespräche, erfahren weniger Anerkennung von Gleichaltrigen.
> - ihr seelisches Gleichgewicht: Aggressionen und Gewaltbereitschaft können steigen. (Siehe Seite 118.)

Gibt es ein »gutes« Fernsehen?

Und was ist mit den positiven Seiten des Fernsehens?, werden Sie jetzt fragen. Mit den Tierfilmen, den Dokumentationen über fremde Länder, mit Sportübertragungen und Nachrichten? Dabei lernen die Kinder doch etwas!

Gegen solche Sendungen wäre an sich nichts einzuwenden. Aber was schauen sich denn die Jugendlichen an, wenn sie alleine sind und ein eigenes Gerät haben? Nachrichten? Kulturprogramme? Das

> FERNSEHEN MACHT DUMM

> ### Gefühle bestimmen, was wir uns merken
>
> »Der Fernsehkonsum gefährdet die Lernprozesse«, sagt der Experte für jugendlichen Medienkonsum, Professor Christian Pfeiffer, Hannover[3]. »Die Überführung von Wissen aus dem Kurzzeit- in das Langzeitgedächtnis dauert rund 12 bis 16 Stunden und wird entscheidend davon beeinflusst, was der Lernende in dieser Zeit emotional erlebt. Was einen stark bewegt, bleibt am besten im Gedächtnis hängen. Auf diesem Wege kann die große emotionale Wucht von Filmszenen das gerade gelernte Wissen aus dem Kurzzeitspeicher verdrängen.« Wenn Kinder also am späten Nachmittag gelernt haben und abends einen aufregenden Action-Film sehen, können sie sich möglicherweise am nächsten Morgen weniger gut an das Gelernte erinnern.

glauben Sie doch selbst nicht. Lieblingsprogramme der Mädchen sind die Herz-Schmerz-Serien, trashige Talk-Shows (»Mein Freund bumst mit einer anderen – wer hilft mir?«), vielleicht noch Musik-Videos, während die Jungs vor allem Action-Filme und Thriller bevorzugen. Soft-Pornos, die ja auch schon relativ früh am Abend gezeigt werden, lassen wir mal aus der Debatte, entsprechende Details gibt es ja ohnehin an jedem Zeitungskiosk zu sehen.

Aber es ist ja auch weniger die einzelne Sendung, die so problematisch ist, sondern die ganze schöne, wichtige Zeit, die unsere Kinder auf diese Weise verschwenden. Hausaufgaben? »Hab' ich schon gemacht!« Wirklich? Lief da nicht im Hintergrund irgendeine fetzige Verfolgungsjagd, die mehr Spaß machte und auf die man sich leichter konzentrieren konnte als auf Englisch-Vokabeln und Mathe-Gleichungen?

Fernseher im Zimmer von Jugendlichen sind also Gift für den Verstand, für die Kreativität und für das Speichern von Wissen.

Leider kommt es noch schlimmer.

---

[3] Apotheken Umschau, 15. April 2006

KAPITEL 5
VERFLUCHTES FERNSEHEN!

Fernsehen macht dick

Jenny ist sieben Jahre alt, 130 cm groß (also für ihr Alter ziemlich hochgewachsen), 34,6 kg schwer (also mäßig übergewichtig). Ihre Kinderärztin hat sie kürzlich untersucht: alles in Ordnung, mit Ausnahme des Gewichts.

Jenny isst einmal in der Woche mit ihrer Familie in einem Fastfood-Restaurant. Sie trinkt täglich einen halben Liter »Softdrinks« (Limo, Cola etc.) und einen Viertelliter Vollmilch. Ihre körperlichen Aktivitäten beschränken sich auf zweimal pro Woche 30 Minuten Turnen oder Ballspiele beim Schulsport und auf das Herumrennen in den Pausen auf dem Schulhof. Sie sitzt täglich viereinhalb Stunden vor dem Bildschirm, teils vor dem Fernseher in ihrem Zimmer, teils vor dem im Wohnzimmer oder vor dem Computer, den sie zu ihrem letzten Geburtstag bekam.

Versuchen wir ein kleines Quiz: Was würden Sie Jennys Eltern raten?
- Keine süßen Limonaden mehr, sondern Mineralwasser und ungesüßten Früchtetee? – Richtig.
- Herausfinden, was Jenny tagsüber isst und dann versuchen, ihr mehr kalorienarme Lebensmittel, also Gemüse und Obst zu geben. Hoffentlich mag sie das. – Ja. Sehr gut. Und weiter?
- Ihr ein Fahrrad schenken oder Inline-Skates, damit sie mehr Bewegung hat. – Gute Idee. Was noch?
- Vielleicht kann sie in den Ferien eine Kur machen. – Könnte sie. Aber das ist ganz schön hart für eine Siebenjährige, vor allem die Trennung von zuhause, und wohl eher bei wirklich dicken Kinder anzuraten. Was sonst?
- Täglich vier Stunden vor dem Fernseher oder dem Computer – das ist ziemlich viel, oder?

Die Experten, denen man diesen Fall vorgelegt hat, wären wohl mit Ihren Vorschlägen einverstanden gewesen. Sie empfahlen aber als eine der wichtigsten Maßnahmen die *drastische Einschränkung von Jennys Fernsehzeiten*.[4]

20 Prozent aller Schulkinder in Europa sind übergewichtig, jedes vierte Kind davon ist sogar »adipös«, also fettleibig. Was das für das körperliche und seelische Wohlbefinden der Kinder bedeutet und wie sehr davon auch die Gesundheit im Erwachsenenalter abhängt,

---

Sitzenbleiben

Ein acht- oder zehnjähriger Junge muss bereits in der Schule etwa fünf Stunden stillsitzen. Tägliche Turnstunde oder Ballspiele? – Fehlanzeige. Oft fallen auch noch die beiden einzigen Sportstunden der Woche wegen Lehrermangel aus: Bedauerlich, aber Sport sei schließlich nicht so wichtig wie Mathematik, heißt es bei den Schulbehörden. Dann der Heimweg von der Schule: sitzen im Schulbus. Beim Essen: sitzen. Beim Hausaufgabenmachen: wieder stillsitzen. Dann kommt endlich der Lustfaktor in das Leben des Achtjährigen: Computerspielen. Wieder sitzen. Vielleicht (vielleicht!) geht er danach für eine Stunde zum Spielen ins Freie hinaus. Oder aber er macht schon jetzt den Fernseher an.

»Sedentary Lifestyle« nennen das die Amerikaner. Die »sitzende Lebensweise« mag schon für Erwachsene äußerst schädlich sein – für Kinder aber ist sie fatal.

---

werden wir im Kapitel 7 (ab Seite 170) diskutieren. Dass die Fernsehgewohnheiten unserer Kids einen entscheidenden Anteil an dieser Fehlentwicklung haben, ist inzwischen unbestritten.

Faul – fett – verführbar

Ich denke, wir haben verstanden, was mit den Hirnzellen von Kindern geschieht, die vor dem Bildschirm hocken. Was aber passiert in dieser Zeit mit dem restlichen Körper? Mit den Muskeln? Mit dem Stoffwechsel? Mit den Knochen? Mit dem Kreislauf?

---

[4] William H. Dietz et al: Overweight Children and Adolescents, New England Journal of Medicine, Vol. 352, No. 20, 19. Mai 2005

KAPITEL 5
VERFLUCHTES FERNSEHEN!

Warum gerade das Fernsehen Kinder dick macht, hat die Wissenschaft sehr genau analysiert:
1. Da sich beim Fernsehen die Muskelarbeit auf das Zappen mit der Fernbedienung beschränkt, ist der Energieverbrauch gleich null.
2. Die Energie*zufuhr* in dieser Zeit ist dagegen meist hoch: Chips, Fritten, Popcorn, Schokolade, Erdnüsse, Limonaden usw. Die Lieblings-Fernseh-Snacks der Kinder, die sie sich fast automatisch und in großen Mengen reinziehen, haben einen verheerend hohen Gehalt an Fett bzw. Zucker.
3. Obendrein verlockt die Fernsehwerbung Kinder und Jugendliche gezielt zu noch mehr kalorienreichen, also dick machenden Genüssen – wohl wissend, dass man in diesem Alter noch keine Distanz zu kommerzieller Werbung entwickelt hat. Die *Längste Praline der Welt*, von einer zauberhaften Fee gepriesen, *Nuss-Schnitten*, um die edle Musketiere mit Schwert und Degen kämpfen, alle möglichen Colas, die bei Strandpartys für die überschäumende Laune der Kids zu sorgen scheinen – psychologisch raffinierter und gleichzeitig skrupelloser kann man Kinder nicht verführen.

Also müssen Sie, die Eltern, sich als Verantwortliche gegen diese geballten Angriffe auf die Gesundheit Ihrer Kinder wehren.
Doch, das schaffen Sie! Wie? Geduld. (Kommt alles ab Seite 124.)

Vorher ist aber noch ein anderes, schwerwiegendes Risiko zu besprechen, das Kindern und Jugendlichen durch das Fernsehen – und durch bestimmte Videos und Computerspiele – droht.

Fernsehen macht aggressiv

Geben Sie sich keinen Illusionen hin. Wenn ein Kind ein eigenes TV-Gerät in seinem Zimmer hat, dann werden Sie nicht verhindern können, dass es gelegentlich auch nachts noch Filme sieht. Filme, die brutale Gewalt- (und Sex-) Szenen enthal-

> FERNSEHEN MACHT AGGRESSIV

ten oder haarsträubende Horrorgeschichten zeigen. Für Jugendliche nicht geeignet, heißt es vorher. Dass das ein Witz ist, weil eine solche Ankündigung erst recht neugierig macht, kann Ihnen jeder halbwegs ehrliche Teenager bestätigen. Aber selbstverständlich muss man nicht bis 23 Uhr warten, um Blut und Tränen, Katastrophen und Grausamkeiten zu sehen. Man kann ihnen gar nicht entgehen. Der Neurowissenschaftler und Psychiater Professor Manfred Spitzer hat erschreckende Daten zusammengetragen. Er berichtet in seinem fabelhaften Buch ›Vorsicht Bildschirm!‹ (das Pflichtlektüre für Pädagogen, Gesundheits- und Medienpolitiker sein sollte)[5], dass »Gewalt in 78,7% aller Sendungen vorkommt ... In jeder Stunde Fernsehprogramm werden im Durchschnitt 4,12 schwerste Gewalttaten (z. B. Morde) und 5,11 schwere Gewalttaten (z.B. jemanden in schädigender Absicht schlagen) gezeigt. ... Betrachtet man die Daten nach Programmkategorien getrennt, so zeigt sich, dass 93,6% der fiktionalen Unterhaltungssendungen (also Filme, Fernsehspiele, Serien) Gewalt enthalten, gefolgt von (an zweiter Stelle!) Kindersendungen mit 89,4% und Informationssendungen mit 77,7%.«

> **Warum nehmen wir immer noch hin, dass Kindern ständig eine Welt von Mord und Totschlag gezeigt wird?**

Wir brauchen nur die Programmzeitschriften anzusehen: An jedem beliebigen Abend werden Krimis, Thriller, Horror-Movies, und dazwischen die erst recht beunruhigenden Nachrichten mit ihrem Schwergewicht auf Krieg, Naturkatastrophen und verzweifelten Menschen gesendet.

Kinder lernen Grausamkeiten

Nein, ich will gewiss nicht einem verlogenen Kuschelfernsehen das Wort reden. Aber machen wir uns klar, was wir unseren Kindern an Grausamkeiten zumuten? Kindern, die nicht wie wir Erwachsene gelernt haben, dass die wirkliche Welt nicht so ist, wie sie im Fern-

---

[5] Manfred Spitzer: Vorsicht Bildschirm! dtv, München 2006

KAPITEL 5
VERFLUCHTES FERNSEHEN!

> *Nackter Busen – nackte Gewalt*
>
> In den USA hat es eine Riesenaufregung gegeben, als eine Sängerin während ihres Auftritts bei einem Mega-Sport-Ereignis für Sekunden eine Brust entblößte (nicht einmal vollständig – sie war mit einer kleinen Blume dekoriert). »Nipplegate«, wie der Skandal sofort genannt wurde – »Nipple« heißt Brustwarze – wurde von der Politik, von religiösen Kreisen und selbstverständlich den meisten Medien als etwas Unerhörtes, die Jugend Verderbendes dargestellt, und man forderte die Köpfe der Verantwortlichen, die dies zugelassen hatten. Ob der Sender-Boss gefeuert wurde, weiß ich nicht – jedenfalls gelobten alle Beteiligten Besserung. Fortan wurden Auftritte von Künstlern nur noch etwas zeitversetzt gesendet, um in Zukunft bei ähnlichen Anstößigkeiten rechtzeitig abschalten zu können.
> Und wie verfährt man dort mit Gewaltszenen, Mord und Totschlag? – Kein Problem. Das alles zeigt Amerika mindestens so großzügig wie wir in Europa, und niemand regt sich ernsthaft auf.

sehen gezeigt wird – oder nur selten. Die noch nicht gelernt haben, dass man Konflikte nicht nur mit der Faust und mit dem Revolver austragen kann, sondern durch Worte, Kompromisse, mit Verstand und gutem Willen.

Jetzt wundern wir uns, wenn Heranwachsende das, was sie da Tag und Nacht am Bildschirm hoch emotional erleben, in das tägliche Leben übertragen. Dass sie Amok laufen, andere Kinder quälen und vergewaltigen, dass sie aggressionsbereit und uneinsichtig sind. Dass selbst Mädchen, die erwiesenermaßen weniger Action-Filme anschauen, mit Messern herumlaufen und losstechen, wenn sie geärgert werden. Hätten wir das nicht ahnen können?

> **Jeder dritte Jugendliche zwischen 11 und 17 Jahren leidet unter massiven Ängsten. Aber nur 4,8 Prozent der Eltern haben eine Ahnung davon.**
> *Studie der Universität Köln*

Es ist für mich, wie für die meisten der Autoren, die sich mit der Entwicklung von Kindern befassen, absolut unverständlich, dass es nicht schon längst einen öffentlichen Aufschrei gegeben hat gegen die Gleichgültigkeit, mit der wir hinnehmen, dass unsere Kinder Brutalität und Gewalt *regelrecht lernen*, weil sie im Fernsehen Gewalt als einen »normalen« Teil des Lebens erfahren. Unverständlich auch, dass

> COMPUTER- UND VIDEOSPIELE:
> WAS IST ANDERS?

wir wegschauen, wenn Kinder unter acht Jahren – also vor dem Alter, in dem man langsam beginnt, Realität und Fiktion voneinander unterscheiden zu können – als Zeugen von Schlägereien, Morden und Katastrophen im täglichen TV-Programm tiefe, bleibende Ängste entwickeln.

> **Kinder lieben es zu imitieren. So ahmen sie auch ganz selbstverständlich die brutalen Handlungen von Action-Filmen nach.**

Die Beweise für diese psychischen Schäden sind längst erbracht.[6] Kein Medienpolitiker kann, wie man es jahrzehntelang getan hat, heute noch sagen: Ach, das betrifft vielleicht ein paar vernachlässigte Jugendliche mit sozial schwachem Hintergrund. Nein, es betrifft alle, auch die Kinder wohlhabender und auch die mit ausgesprochen fürsorglichen Eltern.

Computer- und Videospiele: was ist anders?

Computer und Internet sind da und werden eine immer größere Rolle in unserem Leben einnehmen. Auch für Jugendliche können sie ein wertvolles Mittel sein, um Kenntnisse zu erwerben, Informationen zu erhalten, zu schreiben und zu konstruieren, aber auch um Kontakte zu knüpfen und mit Freunden zu korrespondieren – wenn sie es 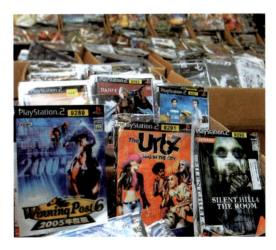 denn nicht per Handy tun. Eine Diskussion über die Rolle von Computern im Leben unserer Kinder ist deshalb schwieriger als eine über das Fernsehen.

---

[6] Manfred Spitzer: Vorsicht Bildschirm!, dtv, München 2006

KAPITEL 5
VERFLUCHTES FERNSEHEN!

Das stundenlange Hocken vor dem PC, meist nachdem die Jungs und Mädchen schon ewig lange in der Schule gesessen sind, ist eindeutig ungesund, behindert ihre körperliche Entwicklung und führt zu Mangel an Fitness und zu Übergewicht – genau wie langes Fernsehen. Auch wenn die Kids dabei weniger Junkfood futtern als vor dem Fernseher. Ganz einfach, weil sie konzentrierter sind und ihre Hände zum Tastendrücken brauchen. Computer-Zeit fehlt ihnen aber eindeutig beim Sport, bei Kontakten und gemeinsamen Unternehmungen mit Gleichaltrigen, beim Lernen und beim Lesen und sollte deshalb zeitlich unbedingt eingeschränkt werden.

Wissen Sie wirklich, welche Spiele Ihre Kinder auf dem Computer spielen?

Der große Unterschied zum Fernsehen, das Selbst-Gestalten statt der passiven Berieselung, hat allerdings auch zwei Seiten. Die positive erlaubt den Kindern, aktiv, vielleicht sogar kreativ zu sein, zum Beispiel bei gemeinsamen Projekten mit anderen. Die negative Seite kann fatal sein. Sie betrifft die Computerspiele.

Wumm! Peng! Zack! Weg mit dir!

Kinder lieben Spiele. Deshalb haben die Hersteller von Video- und Computerspielen einen sagenhaften Aufschwung erlebt. Tendenz weiter steigend. Auch der Vertrieb von Spiele-Konsolen mit ihren vielfältigen Möglichkeiten boomt – ungeachtet der Preise.

Unmerklich aber hat sich der Inhalt und die Machart der Spiele verändert. Zunächst gab es für die Kinder hauptsächlich Fantasy-Welten, in denen sie nach Schätzen jagen und Unterwasser-Schlösser erobern

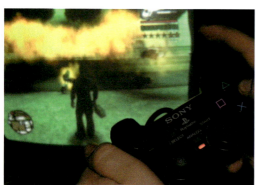

Gewaltspiele machen aggressiv. Kinder, die ständig eine Welt von Mord und Totschlag erleben, stumpfen in ihren Gefühlen ab.

COMPUTER- UND VIDEOSPIELE: WAS IST ANDERS?

> **Gewalt wird selbstverständlich**
>
> Der Gehirnfoscher Manfred Spitzer erklärt uns, warum er und seine Kollegen inzwischen überzeugt sind, dass solche Freizeit-Spiele fatale Folgen haben können: Das Gehirn, gerade das von jungen Menschen, will grundsätzlich lernen. Die Hirnzellen und ihre Verbindungen werden aber durch ständige gewaltbetonte Gedanken und Taten (auch wenn diese nur virtuell stattfinden) geprägt, das heißt, sie verändern sich. Dadurch ändern sich wiederum die Emotionen und die Einstellung zu Brutalität. Die Hemmschwellen sinken, Kampf wird zu etwas Normalem. »Wenn junge Menschen also gewalttätige Videospiele spielen, verändert sich ihre Wahrnehmung im Hinblick darauf, dass andere eher als Gegner und Feind betrachtet werden. Sie üben aggressive Gefühle, Gedanken und Verhaltensweisen. Sie verschwenden ihre Zeit, in der sie etwas anderes lernen könnten. Und sie lernen gerade *nicht*, was sie in jungen Jahren lernen sollten, nämlich sich mit anderen gewaltfrei auseinanderzusetzen. ...«[7]

konnten. Gut, hin und wieder musste man ein Meeresungeheuer oder einen anderen Bösewicht abknallen, wenn sie sich einem in den Weg stellten. Dass genau dieses Abknallen ein Riesenspaß für die Kinder bedeutete, blieb den Autoren und Herstellern dieser Spiele nicht verborgen. So kam es zu einer immer größeren Zahl von Spielelementen, die man vernichten konnte: Flugzeuge, Raketen, Autos, Außerirdische, wilde Tiere, Monster aller Art und was sich sonst noch anbot. Die Explosionen, die es dabei gab, wurden immer spektakulärer und realistischer, der Soundtrack lieferte die entsprechenden Begleitgeräusche. Bummm! Zack! Wummms! die Fetzen flogen herum: Was für ein Spaß!

Nicht nur die Kinder, auch die Erwachsenen sind in Gefahr, durch das Fernsehen zu verrohen.

Von dort war es nur noch ein winziger Schritt, bis man auch Menschen durch die Luft fliegen und mit einem lauten Plop! tot aufschlagen lassen konnte. Das war selbstverständlich nicht ganz einfach, man musste üben. Hatte man es geschafft, gab es die Belohnung: Gratulation! Gut gemacht! Nächste Ebene. Und so kommt es, dass

---

[7] Manfred Spitzer: Vorsicht Bildschirm! dtv, München 2006

KAPITEL 5
VERFLUCHTES FERNSEHEN!

Kinder heute in einem unfassbaren Ausmaß Brutalität und Gewalt in allen Details regelrecht trainieren, und zwar als Täter. Sie selbst haben es – im wahrsten Sinne des Wortes – in der Hand, Menschen zu verprügeln, zu erschießen, ihnen die Köpfe abzuschlagen. Nach dem Motto: Gibt's da ein Problem? Kommt mir da einer dumm? Weg mit ihm!

Die Jugendämter zeigen sich besorgt, die Spiele werden von Prüfstellen inzwischen eingeteilt in »unter 18 Jahre« und »erst ab 18 Jahre« – so, als ob 18-Jährige gefestigte Erwachsene wären, und als ob es für Minderjährige nicht ein Leichtes wäre, an die harten, blutrünstigen Ego-Shooter-Spiele heranzukommen, die überall über den Ladentisch gehen. Aber erst wenn wieder ein Jugendlicher scheinbar grundlos auf Mitschüler oder Lehrer ballert und wenn sich dann wieder einmal herausstellt, dass er sich zu Hause am liebsten mit Killer-Spielen beschäftigt hatte, dämmert es der Öffentlichkeit für einen kurzen Moment, dass die Toleranz in diesem Bereich vielleicht doch eine fragwürdige ist.

Was können Eltern tun?

Wenn Sie das Wohl Ihrer Kinder auch gegen den Zeitgeist mit seinem blinden Glauben an die Wohltaten des Fernsehens verteidigen wollen, dann brauchen Sie Mut, Zeit und die Bereitschaft, mit Ihren Kindern immer wieder freundschaftlich zu diskutieren. Dass es sich lohnen wird, steht außer Frage.

Entwicklungsbiologen und Pädagogen empfehlen Eltern und anderen Bezugspersonen der Kinder:
- Absolut kein Fernsehen für Kinder unter drei Jahren.
- Je länger Sie auch in den folgenden Jahren das grundsätzliche Nein zum Fernsehen durchhalten, umso besser. Wenn das nicht klappt: Ab dem vierten Lebensjahr dürfen die Kleinen gelegent-

> WAS KÖNNEN ELTERN TUN?

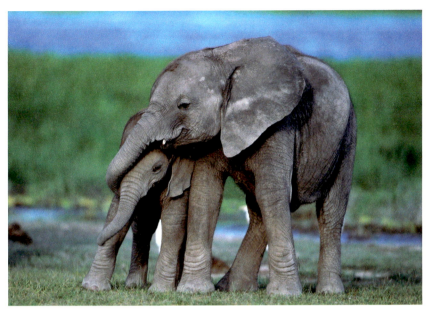

Wenn schon Fernsehen für Kinder, dann Tierfilme oder ›Sesamstraße‹.

lich ein lustiges Tiervideo anschauen (›Der kleine Eisbär‹, ›Der Regenbogenfisch‹ u.Ä. – Figuren, die sie vielleicht schon aus Büchern kennen). Es hilft, wenn die Auswahl dieser Videos nicht zu groß ist. Zum einen lieben Kinder Wiederholungen, zum anderen sind dann die Erwartung und die Spannung nicht so hoch. Verwenden Sie Filme und Video-Gucken nach Möglichkeit nicht als Belohnung! Damit wären sie ja noch begehrenswerter.

Teletubbies sind höchstens etwas für Erwachsene – für Kinder sind sie zu doof.

- Später kommt dann eventuell die ›Sesamstraße‹ oder ›Die Sendung mit der Maus‹ in Frage. Auch mal ein Tierfilm (sofern er nicht grausame Fang- und Fressszenen zeigt, die Angst machen). Wichtig: Nie mehr als eine Stunde pro Tag (eher weniger), nicht jeden Tag, und die Kids dabei nicht alleine lassen!

Vergessen Sie nicht: Bis zum Alter von acht oder neun Jahren können Kinder noch nicht zwischen Wirklichkeit und Fiktion unterscheiden. Es nützt daher überhaupt nichts, wenn Sie erklären: Das ist ja nur gespielt!

KAPITEL 5
VERFLUCHTES FERNSEHEN!

Wenn die Kinder älter sind:
- Grundsätzlich kein Fernsehen während der Mahlzeiten!
- Grundsätzlich keine Knabbersachen oder Süßigkeiten während des Fernsehens. (Auch nicht für Erwachsene! Tut mir leid, aber da müssen Sie Vorbild sein! Apfelstückchen sind erlaubt.)
- Wenn die Kinder Durst haben: Wasser. Ungesüßten Tee, stark verdünnte Säfte. Keine Limonaden oder Colas!
- Gemeinsam schauen: Diskutieren Sie über die Inhalte und lassen Sie dabei vor allem die Meinungen der Kinder zu. Klären Sie sie über die Tricks und Ziele der Filmemacher und vor allem der Werbung auf.
- Unter *keinen Umständen* eigene Fernseher in die Zimmer der Kinder oder Jugendlichen, wenigstens nicht vor dem 14. Geburtstag. Sie haben sonst keinerlei Möglichkeit zu kontrollieren, was und wie lange geschaut wird. (Siehe Seite 114.)
- Je weniger Kinder und Jugendliche fernsehen, desto besser. (Das Gerät ganz abzuschaffen wäre ohnehin die beste Lösung – ich weiß, ich wiederhole mich.) Verabreden Sie wenigstens bestimmte Zeiten (altersabhängig zwischen einer und höchstens zwei Stunden pro Tag) und sorgen Sie dafür, dass diese eingehalten werden.
- Interessieren Sie sich für die Video- und Computerspiele Ihrer Kinder, besonders für die der Söhne! Das wird Ihnen zunächst vielleicht langweilig vorkommen, weil Sie den Kick, den die Spiele geben, nicht richtig mitbekommen. Sie sollten aber sicher sein können, dass Ihr Halbwüchsiger keine Gewalt-Videos und -DVDs besitzt, die ihn dazu verlocken, zum Spaß immer wieder Menschen zu quälen und zu töten.

    Sie bekommen einen neuen Fernsehapparat? Dann gilt für den alten: verkaufen, verschenken, verschrotten – alles, nur nicht ins Zimmer Ihrer Kinder stellen!

    Notieren Sie sich die Titel und erkundigen Sie sich, wie die Bundesprüfstelle für jugendgefährdende Medien (www.bundespruefstelle.de) diese eingestuft hat.
- Machen Sie aber nicht den Fehler, Ihrem Sohn oder Ihrer Tochter solche Spiele einfach wegzunehmen. Das gefährdet nur ihr Vertrauen in Sie und ruiniert die Beziehung. Es hilft nichts: Sie

WAS KÖNNEN ELTERN TUN?

müssen mit ihnen reden. Diskutieren. Zum Beispiel mit all den Argumenten, die ich hier angeführt habe. Und hoffen, dass Sie sie überzeugen können.

Verfluchtes Fernsehen? Böses Fernsehen? – Sie meinen, ich sehe das zu einseitig? Bestimmt nicht – die Fakten sind zu überzeugend. Wir sind wie die Zauberlehrlinge, die die Geister, die wir riefen, nicht wieder einfangen können. So treiben sie ihr Unwesen – wenn wir nicht sehr klug und entschlossen mit ihnen umgehen.

Eine gute Nachricht: Die Aggressionsbereitschaft von Jugendlichen, die viel fernsehen, nimmt wieder ab, wenn die Fernsehzeiten deutlich reduziert werden.[8]

---

[8] T. N. Robinson et al.: Effects of reducing children's television and video game use on aggressive behavior: a randomized controlled trial, Archive Pediatrics, Vol. 155, Januar 2001

$$x^2 + px + q = 0$$

$$ax^2 + \underbrace{ap}_{b}x + \underbrace{aq}_{c} = 0$$

$$ax^2 + bx + c = 0$$

$$\frac{a}{a}x^2 + \frac{b}{a}x + \frac{c}{a} = \frac{0}{a}$$

$$x^2 + \frac{b}{a}x + \frac{c}{a} = 0$$

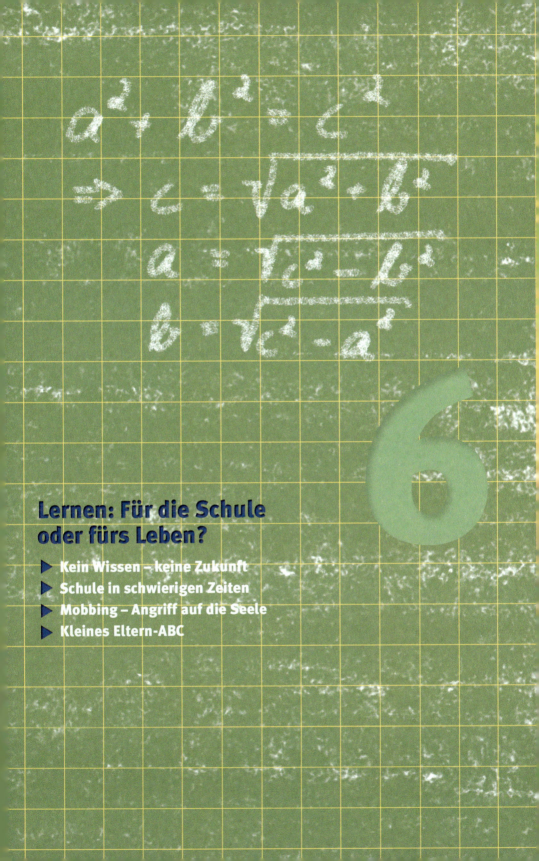

Lernen: Für die Schule oder fürs Leben?

▶ Kein Wissen – keine Zukunft
▶ Schule in schwierigen Zeiten
▶ Mobbing – Angriff auf die Seele
▶ Kleines Eltern-ABC

KAPITEL 6
LERNEN: FÜR DIE SCHULE ODER FÜRS LEBEN?

Ein Freund von mir behauptet seit Jahren, er könne nicht lernen. Er habe es in der Schule nie gelernt und jetzt sei es ohnehin zu spät. Er weigert sich zu lernen, wie die neue Espressomaschine funktioniert (offenbar findet er immer wieder jemanden, der für ihn Kaffee kocht), er lehnt es ab, einen Französisch-Kurs zu belegen, obwohl er die Sprache sehr gerne verstehen und sprechen möchte, und er nervt seine Umgebung, wenn er ein neues Handy hat, weil er nicht einsehen will, dass man es anders bedienen muss als das alte. Wie er Klavierspielen und Autofahren »gelernt« hat, weiß er angeblich nicht mehr. Wenn man ihn fragt, wie es denn andererseits möglich sei, dass er Hunderte von klassischen Musikstücken meist schon nach den ersten Takten – und oft auch noch die Interpreten – identifizieren kann, dass er Tausende von Büchern kennt und aus vielen von ihnen frei zitieren kann, dann meint er, das habe doch mit Lernen nichts zu tun. Musik und Literatur seien ihm eben wichtig und die Beschäftigung damit ein Bedürfnis und ein reines Vergnügen …

So wie er denken viele: Lernen? Brrrr. Lernen kann doch keinen Spaß machen! – Was für ein Irrtum.

Kein Wissen – keine Zukunft

Alle Lernprozesse finden im Gehirn statt. Egal ob wir uns das Radfahren beibringen oder eine Fremdsprache – immer sind es bestimmte Hirnbereiche, die durch Wiederholung bzw. Training programmiert werden und dann automatisch die entsprechenden Muskeln der Beine anfeuern und das Gleichgewicht aussteuern oder die Vokabeln und Redewendungen so speichern, dass wir sie jederzeit wieder abrufen können. Im Übrigen lernen wir natürlich in einem fort, beim Zeitunglesen, beim Einkaufen, beim Fernsehen, beim Tratsch mit der Freundin, im Gespräch mit unseren Kindern – und eben nicht nur beim Büffeln auf eine Klassenarbeit oder ein Examen.

KEIN WISSEN – KEINE ZUKUNFT

Unser Gehirn lernt immer, bestätigt der Hirnforscher Manfred Spitzer, *es kann gar nicht anders, als alles Wichtige um uns herum in sich aufzunehmen.*[1]

Das Allermeiste haben wir allerdings nach kurzer Zeit wieder vergessen. Und das ist gut so, denn sonst würden die Millionen von belanglosen und verwirrenden Signalen, die die Sinnesorgane tagtäglich einfangen, unsere Aufnahmefähigkeit überfordern, und wir könnten uns nicht mehr auf Wesentliches konzentrieren. Normalerweise bleiben flüchtige Eindrücke ungefähr eine Minute lang im Kurzzeit- oder Arbeitsgedächtnis. Dann entscheidet sich, ob sie daraus verschwinden, auf Nimmerwiedersehen, oder ob sie die unsichtbaren Schranken passieren dürfen, die den Weg zum Langzeitgedächtnis freigeben. Je konzentrierter wir sind oder je stärker der Sinneseindruck, desto größer die Wahrscheinlichkeit, dass er rasch im Langzeitgedächtnis gespeichert wird. Man hat sogar bestimmte Substanzen gefunden – sogenannte Wächter-Moleküle –, die diese Erinnerungsvorgänge im Gehirn organisieren und dafür sorgen, dass aus den Informationsfluten nur das Wichtige ins Gedächtnis aufgenommen wird. Besonders nachts finden dann im Gehirn Ordnungs- und Aufräumungsarbeiten statt, weil dann mehr Ruhe im Gehirn herrscht und keine neuen Sinneseindrücke stören.

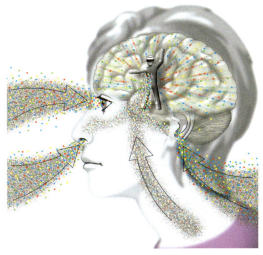

Die Flut der Sinneseindrücke wird im Gehirn sortiert. Ein »Wächter-Molekül« entscheidet darüber, ob Bilder, Töne oder Informationen gespeichert oder sofort vergessen werden.

---

[1] Manfred Spitzer: Lernen, Spektrum Akademischer Verlag, Heidelberg, Berlin 2002

KAPITEL 6
LERNEN: FÜR DIE SCHULE ODER FÜRS LEBEN?

Lernen – mit allen Sinnen!

> **Der Mensch behält von dem**
> - was er liest: 10 Prozent
> - was er hört: 20 Prozent
> - was er sieht: 30 Prozent
> - was er sieht und hört: 70 Prozent
> - was er selbst ausführt: 90 Prozent
> - was er dazu mit starken positiven Emotionen verbindet: 100 Prozent

Ich hatte Glück mit meiner Schulzeit am Gymnasium. Meine Lehrerinnen waren Klosterfrauen – »Arme Schulschwestern« –, die ihren Beruf offensichtlich liebten. Besonders eine von ihnen, Schwester Alberta, die Mathematik unterrichtete, muss eine unglaublich begabte Pädagogin gewesen sein. Ihre Augen funkelten, wenn sie uns begeistert Zahlen und geometrische Zusammenhänge erklärte. Soweit ich mich erinnere, hatte keines von uns 25 Mädchen größere Schwierigkeiten in diesem Fach. Und – das weiß ich noch wie heute –, ich selbst habe damals den Satz des Pythagoras noch einmal erfunden! (Die anderen 24 vermutlich ebenfalls …) Das heißt, Schwester Alberta hat uns zu Entdeckerinnen gemacht, zu Forscherinnen, denen es gelang, abstrakte mathematische Regeln zu entwickeln und entsprechende Lehrsätze aufzustellen. Das Erfolgserlebnis war gewaltig. Denn bis heute habe ich weder die Situation noch den Lehrsatz »Im rechtwinkligen Dreieck ist $a^2 + b^2 = c^2$« und seine Bedeutung vergessen.

Je erfolgreicher man beim Lernen ist, desto lieber lernt man.

Hirnforscher bestätigen denn auch: Auf diese Weise, also durch das selbstständige Lösen von Aufgaben, durch den Erfolg und das starke Lustgefühl, das sich dabei einstellt, lernt das Gehirn am liebsten und nachhaltigsten, auch schon bei kleineren Kindern. (Das hängt mit dem Botenstoff Dopamin zusammen, den die Hirnzellen bei erfolgreichem Lernen in großen Mengen produzieren und damit eine Art »Glücksrausch« auslösen.)

Kinder sollten beim Lernen selbst zu Entdeckern und Erfindern werden.

Leider hat sich diese Erkenntnis noch längst nicht in allen Schulen bzw. in den zuständigen Ministerien herumgesprochen, sonst wären Lehrerausbildung und Unterrichtsmethoden längst andere als die, die unseren Kindern heute noch zugemutet werden.

Hoffnungslos abgehängt?

Schule, Lernen, Hausaufgaben, überhaupt jede Art von Aufgaben und Pflichten sind für manche Kinder – für kleine, aber erst recht für die älteren –, keineswegs etwas Selbstverständliches. Als Sie – oder gar ich – zur Schule gingen, gab es in dieser Hinsicht keine Fragen. Schule musste sein. Basta. Und »null Bock« war noch nicht – oder gerade erst – erfunden.

Kindern heute begreiflich zu machen, wie wichtig es für sie ist, sich anzustrengen, zu arbeiten, einen guten Abschluss zu machen, scheint mir unendlich viel schwieriger. Gut ausgebildet sein, einen Beruf haben, eine Familie gründen – wozu? Sie sehen ja nur zu oft, auf welch schwankendem Boden die Erwachsenen stehen. Wie ihnen mit einem Federstrich der Job und damit die Existenz genommen werden können. Trotz Fleiß und Motivation. Oder wie Mama sich abstrampeln muss, um Geldverdienen und Familie irgendwie unter einen Hut zu bekommen. Dann lieber gleich nur noch mit Freunden rumhängen, Computer spielen und schöne Ausreden erfinden, warum man gestern nicht im Unterricht war oder keine Hausaufgaben vorweisen kann.

Viele Kinder denken natürlich anders, ich weiß.

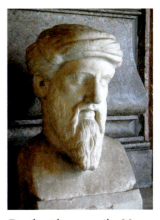

Der berühmte antike Mathematiker Pythagoras (ca. 540 – 497 v. Chr.), dessen Erkenntnisse wir heute noch zum Rechnen brauchen.

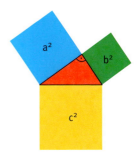

Erinnern Sie sich? In einem rechtwinkligen Dreieck ist das Quadrat über der Hypotenuse flächengleich der Summe der Quadrate über den beiden Katheten.

KAPITEL 6
LERNEN: FÜR DIE SCHULE ODER FÜRS LEBEN?

Und die meisten Eltern wissen sehr genau: Es war noch nie so wichtig wie heute, dass unser Sohn und unsere Tochter einen guten Schulabschluss schaffen und eine möglichst fundierte Ausbildung dazu, damit sie sich später in dieser brutal globalisierten Welt behaupten können. Schließlich werden die Kinder womöglich gegen ganze Kontinente antreten müssen, in denen, wie beispielsweise in Indien, Kinder ab dem dritten Lebensjahr mit allen erdenklichen Mitteln gefördert werden, um mehr zu wissen und mehr zu können und dadurch auf allen Gebieten größere Chancen zu haben. (Die Erfolge sind längst greifbar: Aus dem bildungsmäßig einst rückständigen Land kommen heute die kreativsten Köpfe, zum Beispiel die besten Software-Programmierer und die raffiniertesten Wirtschafts-Manager.)

Das Ziel ist also klar: Ihr Kind soll einmal nicht hoffnungslos abgehängt werden im allgemeinen Wettbewerb. Es wird lernen. Und es wird feststellen, dass Lernen anstrengend ist, aber auch großen Spaß machen kann!

Aha, und wie soll das geschehen?, werden Sie jetzt fragen. Und dann werden Sie sich an den täglichen Frust und all die schwierigen Situationen erinnern, die einem Kind und damit auch den Erwachsenen die Schulzeit immer wieder zur Hölle oder zumindest zu einem ständigen Kampf machen: Hausaufgaben, die Ihr lieber Sohn auch nach der zwanzigsten Ermahnung nicht fertig hat. Fiese Lehrer, die ausgerechnet Ihre reizende Tochter ständig schikanieren. Und Klassenkameraden, die Zigaretten, Joints, Alkopops und Parolen wie »Schule ist Sch…« verteilen. Und dafür auch noch bewundert werden.

Was Hänschen nicht lernt …

Der Psychologieprofessor Wolfgang Schneider, der eine Gruppe von 200 Kindern über zwanzig Jahre hinweg (vom 3. bis zum 23. Lebensjahr) wissenschaftlich beobachtet hat, kommt zu einer wichtigen Erkenntnis: »Wir müssen die frühe Phase des Lebens sehr viel

KEIN WISSEN – KEINE ZUKUNFT

ernster nehmen. Die Jahre *vor* der Schule sind die prägendsten für die Entwicklung eines Menschen. Hier müssen wir Defizite erkennen, hier muss Förderung einsetzen.« Eine Einsicht, die ja auch durch die PISA-Studie bestätigt wird und die uns zeigt, dass Lernverhalten, das Verständnis für Zahlen und der Beginn von Schreib- und Lesekompetenz schon bei den Vier- und Fünfjährigen einsetzen sollten. Die Förderung, ergänzt Prof. Schneider, sollte aber nicht nur die intellektuellen (Lern-) Fähigkeiten umfassen, sondern ebenso die Feinmotorik, das soziale Verhalten und auch das Moralverständnis. Weil das, was die Kinder in diesen Jahren verinnerlichen, auch ihre Persönlichkeit als Erwachsene prägen wird.

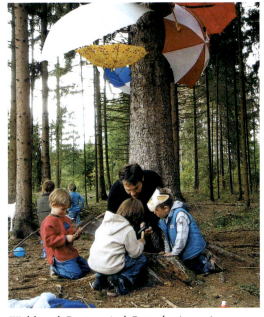

Wald und Garten sind Orte des intensiven Lernens für Kindergartenkinder.

Nur, wie sollen wir solche Ratschläge umsetzen, wenn wir uns glücklich schätzen können, überhaupt einen Kindergartenplatz für unsere Kleinen gefunden zu haben? Intellektuelle Förderung? Durch wen? Die Erzieherinnen haben meist schon alle Hände voll zu tun, um Streit zu schlichten, Kinder an- und wieder auszuziehen, wenn sie draußen gespielt haben, und dafür zu sorgen, dass mittags alle satt werden.

Ich bin allerdings überzeugt, dass sich auf diesem Gebiet in den nächsten Jahren viel verändern wird, von der Ausbildung des Personals bis zu den Erziehungszielen. Damit die Kindergärten von mehr oder weniger fröhlichen Heimen, in denen die Kleinen spielen und dabei vielleicht soziale Kompetenzen erwerben können, zu Orten werden, an denen man mehr auf die starke natürliche Wissbegierde der Drei- bis Sechsjährigen eingeht. Durchaus spielerisch, aber eben auch zielgerichtet und als Vorbereitung auf die Anforderungen der Schule, die sie dann tausendmal besser meistern werden.

Tipps für Kitas und Kindergärten

Die Auswahl ist oft äußerst gering. Und leider sind auch die finanziellen Bedingungen höchst unterschiedlich. Dennoch sollten Sie sich genau informieren, bevor Sie entscheiden, wo und wie Ihre kleine Tochter oder Ihr kleiner Sohn einen großen Teil der so wichtigen Jahre zwischen 3 und 6 verbringen wird. Auch weil Eltern, sofern sie sich einig sind, das Programm der Kindertagesstätten oft ganz gut mitgestalten können.

- Hören Sie sich bei anderen Müttern und Vätern mit etwas älteren Kindern um! Sie können Ihnen am besten sagen, wie die Kleinen in den jeweiligen Einrichtungen betreut werden. Ob sie morgens gerne hingehen, ob die Erzieherinnen kompetent sind, sich Respekt verschaffen und bei Bedarf auch intensiv um ein einzelnes Kind kümmern können.
- Finden Sie heraus, ob die Kinder genügend Auslauf haben. Ob ihre Geschicklichkeit, ihre Koordinationsfähigkeit und ihre sportlichen Fähigkeiten systematisch gefördert werden. Und ob sie Wald, Park oder Garten als Ort des Lernens über die Natur erleben dürfen.
- Erkundigen Sie sich bei der Kindergartenleitung über die Ernährung der Kinder. Wenn die Kinder ein zweites kleines Frühstück und das Mittagessen von zu Hause mitbringen, dann sollten einige Standards eingehalten werden: keine Süßigkeiten, keine Junkfood-Produkte, keine zuckrigen Backwaren, keine süßen Limonaden. Sonst schmeißt Ihr Kleiner das schöne Vollkornbrot, die Gurken und Tomaten, die Sie ihm liebevoll eingepackt haben, womöglich weg und überredet einen Freund, sein klebriges Nusshörnchen mit ihm zu teilen.

In manchen Kindergärten gibt es sogar Kochkurse, bei denen die Kleinen selbst mitarbeiten dürfen und auf diese Weise lernen, wie man gesundes Essen zubereitet. Sehr empfehlenswert!
- Klären Sie, wie die Kreativität Ihres Kindes gefördert wird. Ob alle den gleichen langweiligen Strohstern vor Weihnachten basteln müssen (oder Nikoläuse malen oder Ostereier schmücken sollen), oder ob man gemeinschaftlich an interessanten Projekten arbeitet. An einem richtigen Labyrinth im Garten, zum Beispiel, oder an einem Marionettentheater mit vielen Figuren, das die Kinder nicht nur bauen, sondern für das sie selbst Stücke erfinden können.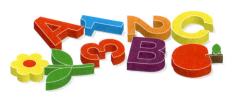
- Bringen Sie in Erfahrung, ob die Erzieherinnen darin geschult sind, bei den Kleinen die Lust an Zahlen und einfachen Rechenaufgaben zu wecken. Und ob Sprache eingeübt wird, das heißt, ob Kinder Begriffe lernen und erklären dürfen. Denn Kinder *müssen* gut Deutsch sprechen, wenn sie in die Schule kommen.
- Es gibt derzeit außerordentlich viele innovative Modellversuche an Kindergärten, die Pädagogen erdacht haben, um die körperlichen und intellektuellen Fähigkeiten der Drei- bis Sechsjährigen besser als bisher zu fördern. Gemeinden, Schulbehörden und das Sozial- oder Kultusministerium Ihres Landes können Ihnen genau sagen, wo derartige Mustereinrichtungen bereits funktionieren oder geplant sind. Wenn Sie die Möglichkeit haben, Ihren Sohn oder Ihre Tochter bei einem solchen Projekt mitmachen zu lassen – nichts wie hin!

> Es ist wichtig, Kinder im Vorschulalter zu fördern. Man darf sie aber keinem Leistungsdruck aussetzen.

- Und selbstverständlich sollten Sie sich darüber informieren, welche Regeln gelten, um Kinder aus anderen Kulturkreisen und solche aus sozial benachteiligten Familien in die Gemeinschaft zu integrieren und ihnen die intensive Förderung – sprachlich und psychologisch – zuteil werden zu lassen, die sie brauchen, um später in der Schule gleiche Chancen zu haben.

KAPITEL 6
LERNEN: FÜR DIE SCHULE ODER FÜRS LEBEN?

Schule in schwierigen Zeiten

> »An der Hauptschule in X. kam es gestern zu Krawallen, als eine Gruppe Jugendlicher während der Pause zwei Lehrer angriff und einen davon zu Boden schlug. Die umstehenden Kinder kamen den Lehrern nicht zu Hilfe, weil sie, wie einer sagte, selber Angst hatten, verprügelt zu werden. Jetzt ermittelt die Polizei.«

Es vergeht kaum ein Tag, an dem nicht solche oder ähnliche Horrormeldungen über Ausschreitungen an Schulen verbreitet werden.

Kein Zweifel: Die Schulen haben sich verändert. Die Lehrer haben sich verändert. Vor allem aber haben sich die Kinder verändert, jedenfalls die älteren. Und es ist keineswegs einfach zu begreifen, was sie verändert hat. Warum so viele von ihnen desinteressiert, unruhig, aggressiv, teilnahmslos oder gefühllos wirken. *Man hat sie alleingelassen*, behaupten zahlreiche Pädagogen und Soziologen. Sie seien Opfer einer Gesellschaft, in der materielles Vorwärtskommen wichtiger sei als die Vermittlung ideeller Werte.

Alleingelassen

Die Behauptung »Ich tue doch alles für mein Kind« bedeutet leider in vielen Fällen, dass das Kind mit Handys, Markenklamotten, Computern und der neuesten Spiele-Konsole versorgt wird. Und eben nicht mit liebevoller Autorität, mit Interesse, Zeit, Zuwendung und dem Einüben von moralischen Standards.

»Alleingelassen« meint aber auch wörtlich, dass in vielen Familien Vater *und* Mutter gezwungen sind, tagsüber zu arbeiten – Alleinerziehende sowieso –, um der Familie einen gewissen Lebensstandard zu sichern. Großfamilien, in denen andere Familienangehörige die Betreuung der Kinder übernehmen, gibt es nicht mehr. Und der Staat?

SCHULE IN SCHWIERIGEN ZEITEN

Der Staat lässt die Familien brutal im Stich. Er hat es bis heute nicht für nötig gehalten, eine ausreichende Zahl von guten Betreuungsstätten, Ganztags-Kindergärten und vor allem Ganztagsschulen zur Verfügung zu stellen. So sind viele Kinder schon in sehr jungen Jahren auf sich selbst gestellt. Sie gehen ohne Frühstück in die Schule, sie kommen mittags zurück in eine Wohnung, in der niemand auf sie wartet, um ihnen etwas zu essen zu machen und die Hausaufgaben zu überwachen. Und am Abend, wenn endlich Kommunikation, Gespräche, Gemeinsamkeiten möglich wären, bestimmt allzu oft das Fernsehprogramm das Zusammensein – meist eines, das uninteressant ist für die Kids. Damit sind sie wieder sich selbst überlassen.

> Wenn wir Kinder nicht mehr als Glück ansehen, sondern als »Armutsrisiko«, dann stimmt etwas nicht mit unserer Gesellschaft.

So leben denn auch immer mehr von ihnen in einer völligen Regellosigkeit, in einer Art Subkultur, oft in Cliquen, für die Ordnungsstrukturen, Normen und Pflichten Begriffe sind, die ihnen absurd erscheinen und die sie nicht auf sich beziehen. Oder sie leben in Scheinwelten und hängen stundenlang vor dem Computer, in Verbindung und in virtuellen Wettkämpfen mit Kids in aller Welt oder bei grausam-spannenden Ego-Shooter-Spielen. Das sind ihre eigentlichen emotionalen Befriedigungen. »Selbstvergessen« nennt der Psychologe Wolfgang Bergmann den Zustand solcher Kinder. Disziplin? Hausaufgaben? Kommunikation? Respekt und Anerkennung gegenüber den Eltern, den Lehrern oder überhaupt gegenüber Erwachsenen? Nicht mit ihnen. Ähnliches gilt oft auch für Jungs (seltener für Mädchen) aus ungenügend integrierten Migrantenfamilien, selbst wenn die soziologischen Hintergründe dabei etwas anders aussehen.

Deshalb haben es Lehrer heute oft so schwer. Und deshalb herrschen an manchen Brennpunkt-Schulen – aber längst nicht nur dort – fast anarchische Zustände, wenn es zu Konflikten mit Schülern kommt, die niemand rechtzeitig vor sich selbst und ihrem Ego-Trip rettet.

KAPITEL 6
LERNEN: FÜR DIE SCHULE ODER FÜRS LEBEN?

Das hast du gut gemacht!

Das alles darf Sie aber nicht entmutigen. Ihr Kind kommt in die Schule. Es kann, es darf lernen. Und nun kommt es auch auf Sie an, damit ihm das Lernen Spaß macht.

Lernen kann lustig sein (I)

Dany kommt nach Hause. Sie wird demnächst sieben Jahre und geht seit drei Monaten in die Grundschule. Beim Essen erzählt sie:
- Der Nico ist blöd. (Nico sitzt in der Klasse neben ihr.) Er wollte heute dauernd meine Stifte verstecken.
- Und was hast du gemacht?
- Ich hab sie mir wieder geholt. Ich hab zum Fenster geschaut und gerufen: Guck mal, da fliegt ja ein Zeppelin vorbei! Da ist er zum Fenster gerannt und ich hab mir die Stifte wieder genommen.
- Gut gemacht! Und was habt ihr gelernt?
- Beim Schreiben das »P«.
- Das P? Wann braucht man das denn?
- Ja, wenn du »Puppe« schreiben willst oder »Paul« (Paul heißt ihr Vater) oder »Pizza« oder, oder ...
- »Post«, »Papier«, »P-lume«

Dany muss lachen. – Das heißt doch nicht P-lume! Sondern B-lume!
Sie hat fertig gegessen, die beiden gehen ins Kinderzimmer, wo ein Flip-Chart steht. Mama beginnt zu zeichnen:

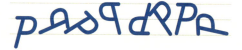

Dany lacht.
- Falsch, falsch, falsch!
- Wieso? Das da ist müde, das hat zu viel Bier getrunken, das ist hingefallen – armes P! – und das da macht Kopfstand. Wie ist es denn richtig?
- Sooo! sagt Dany stolz und zeichnet ein schönes P neben das andere. Dann kichert sie.
- Morgen male ich auch lauter müde und besoffene Ps an die Tafel!

Das Geheimnis heißt: Interesse zeigen. Wenn die Kids in diesem Alter merken, dass das, was sie lernen, auch die Aufmerksamkeit

SCHULE IN SCHWIERIGEN ZEITEN

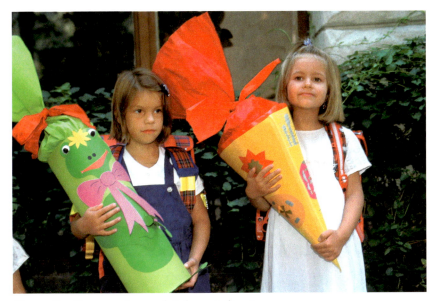

Ein großer Moment: Jetzt geht's los mit dem Lernen.

der Erwachsenen findet, und wenn sie spielerisch mit dem Lernstoff umgehen können, dann, so meinen Psychologen, ist die Lust am Lernen viel größer. Wichtig: Auch Grundschülern sollte man schon Techniken beibringen, mit denen sie den Lernstoff selbst organisieren können. Zum Beispiel Plakate zeichnen, auf denen alles Wichtige abgebildet und logisch sortiert ist. Oder von Anfang an Stichwort-Kärtchen anfertigen. Allein das Beschriften dieser Zettel hilft dem Gehirn, sich Neues leichter zu merken.

Ebenfalls sehr wichtig: richtiges Zeitmanagement. Kinder, die nicht in eine Ganztagsschule gehen, sollten sich von Anfang an daran gewöhnen, nach dem Mittagessen und einer halben Stunde Ausruhen sofort die Hausaufgaben zu erledigen. Und zwar möglichst alle, die sie an diesem Tag erhalten haben. Dann sind die Informationen noch frisch und sie schaffen die Aufgaben viel rascher.

Kinder sollten ihre Hausaufgaben bald nach dem Mittagessen machen. Dann haben sie für den Rest des Tages frei.

KAPITEL 6
LERNEN: FÜR DIE SCHULE ODER FÜRS LEBEN?

> ### *Lernen kann lustig sein (II)*
>
> Der dreizehnjährige Markus kommt nach Hause. Stinksauer. Er wirft die Mappe in eine Ecke und schimpft laut »Sch ... Schule!« Was los war, will der Papa wissen. Wie sich herausstellt, nichts Besonderes. Außer dass die Klasse morgen mit Sicherheit eine Ex schreiben wird. Ausgerechnet in Geschichte, wo Markus ohnehin auf einer Fünf steht. Und ausgerechnet morgen, wo er doch heute Abend mit seinen Kumpels in diesen neuen Zeichentrickfilm gehen wollte. Und überhaupt: Geschichte ist das Blödeste, was es gibt, wer will denn schon was von diesen alten Kack-Herrschern und ihren Kriegen wissen, es reicht doch, dass wir hier Krieg im Irak haben ... So geht das weiter.
>
> Papa und Mama ignorieren die blumige Sprache. Dann macht Papa einen Vorschlag: »Pass auf, Markus. Wir helfen jetzt zusammen, dann bist du schneller fertig und kannst nachher ins Kino gehen. Geschichte *lernen* ist blöd, da hast du Recht. Geschichte *verstehen* ist aber etwas anderes und kann ziemlich interessant sein. Um was geht es denn?«
>
> »Um den Dreißigjährigen Krieg, glaube ich, und wie der überhaupt zustande kam.«
>
> »Prima«, meint Papa, »da sieht man dann gleich, wie irrsinnig es ist, wenn um Religionen gekämpft wird. Du setzt dich jetzt an den Computer, Markus, Mama oder ich schreiben mit, was du über Google und Wikipedia an Informationen rausfindest. Oder du druckst es dir aus. Danach machst du dir ein paar kleine Kärtchen mit den wichtigsten Daten und Fakten, die kannst du morgen früh nochmal durchschauen. – Ich denke, das genügt dann. Und in einer Stunde sind wir fertig. Einverstanden?« Markus seufzt: »Einverstanden.« Dann dauert es aber doch etwas länger, denn die ganze Familie diskutiert heftig über den berühmten »Prager Fenstersturz« und über die machtbesessenen Kaiser und Könige, die zwischen 1618 und 1648 nach und nach ganz Europa in einen schrecklichen Krieg verwickelten.

Wie es Markus am nächsten Tag bei der Ex ging? Gut natürlich. Auch wenn der Lehrer an den Rand schrieb: *Woher hast du das? Halte dich das nächste Mal bitte an das, was in deinem Buch steht!*

Ach ja, die Lehrer.

Einer der besten Lerntricks ist tatsächlich das gemeinsame Lernen. Wobei es nicht nur ums gegenseitige Abfragen geht. Wenn man zu zweit oder dritt in einer Gruppe lernt, dann wird immer auch diskutiert. Diskutieren aber heißt, dass man den Lernstoff von mehreren

SCHULE IN SCHWIERIGEN ZEITEN

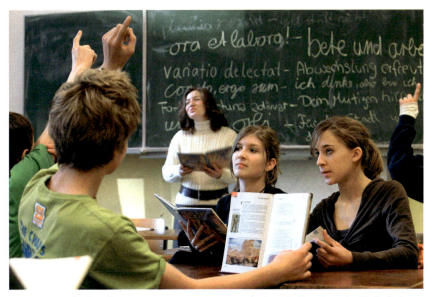

Lernen macht Spaß, wenn man gemeinsam arbeitet. Selbst Latein-Vokabeln scheinen auf diese Weise einfach ...

Seiten betrachtet und automatisch wiederholt – und ihn dadurch viel intensiver im Langzeitgedächtnis speichert. Dazu kommt noch, dass man andere nur dann von etwas überzeugen kann, wenn man es wirklich kapiert hat. So hat derjenige, der einem Freund oder Mitschüler etwas erklärt, doppelten Nutzen: Er wird anerkannt und er speichert Wissen. Wäre ich Lehrerin, ich würde meine Klasse so oft wie möglich auffordern, kleine Lerngruppen zu bilden, wobei jeweils ein Team aus Überfliegern und etwas weniger Begabten ideal wäre.

Wenn Ihr Kind keine geeigneten Freunde hat, dann können Sie, falls Sie die Zeit haben, selbstverständlich einspringen und bei den Hausaufgaben »mitlernen«. Wichtig ist, dass nicht Sie derjenige sind, der immer alles weiß, sondern dass Sie sich die Aufgaben von Ihrem Kind erklären lassen und gemeinsam nach Lösungen und Antworten suchen. Davon profitiert es am meisten. Sie werden sich ohnehin wundern, wie schnell Sie von Ihrem »Kleinen« überholt werden. Vor allem in Mathe und Physik. Aber das kann Ihnen eigentlich nur recht sein.

KAPITEL 6
LERNEN: FÜR DIE SCHULE ODER FÜRS LEBEN?

Lernen kann lustig sein (III)

Frau M. ist verwirrt. Seit heute kleben überall in der Wohnung kleine Zettel. Am Kühlschrank, an den Schränkchen in Küche und Bad, am Spiegel, sogar am Toiletten-Kasten. Noch schlimmer sieht es im Wohnzimmer und in der Diele aus. »Was soll denn das?«, fragt sie ihre 17-jährige Tochter, »warst du das mit diesen Papieren?« »Rühr die bloß nicht an!«, warnt ihre Teenager-Tochter. Sie tänzelt von einem Zettel zum anderen und murmelt dabei englische Wörter. »Significant – bedeutsam«, »important – wichtig«, »appropriate – ... Mist, ist das ein schweres Wort.« Von Zeit zu Zeit entfernt sie zufrieden (»kann ich«) eines der Kärtchen. »Wie lange sollen diese Dinger da noch bleiben?«, will die Mama wissen. »Was weiß ich? Tage, Wochen, Monate – jedenfalls so lange, bis ich sie kann«, sagt ihre Tochter ungerührt.

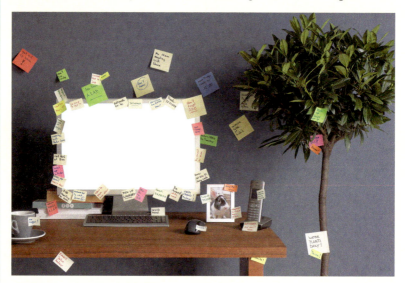

»significant = bedeutsam«. Die Zettel bleiben so lange angepinnt, bis man den Begriff auswendig kann.

Tatsächlich ist die Kärtchen-Methode, egal, ob man einen Zettelkasten benützt oder sie in der Wohnung verteilt, eine erwiesenermaßen effektive Lernstrategie für Vokabeln, Formeln oder sonstige Informationen, die man sich einprägen will. Wobei allein die Anfertigung solcher Zettel bereits einen hervorragenden Lerneffekt hat. (Es gibt

Pädagogen, die deshalb sogar Spickzettel für äußerst nützlich halten. Denn auch wer Schummelabsichten hat, lernt, ob er will oder nicht, beim Herstellen der Zettel schon eine Menge. Die Dinger dann tatsächlich zu benützen, ist eine andere Frage. Aber eigentlich nicht mehr so wichtig.)

Geliebt, gehasst, gefordert: die Lehrer unserer Kinder

Es gibt keinen Zweifel: Die Persönlichkeit, das Engagement und das Talent der Lehrer und Lehrerinnen entscheiden letzten Endes über den Lernerfolg eines Kindes und über sein Verhältnis zur Schule. Und es gibt auch keinen Zweifel daran, dass es eigentlich nur drei Eigenschaften sind, die einen Lehrer zu einem guten Lehrer machen:
- Er muss Kinder und Jugendliche lieben
- Er muss das Fach / die Fächer lieben, die er unterrichtet
- Er muss gerecht sein

Von einer Lehrerin stammen denn auch folgende Sätze:

Lehrer müssen einfach beides haben: ein gutes Herz und ein gut funktionierendes Hirn, Gefühl und Verstand, Warmherzigkeit und Strenge. Jedes zu seiner Zeit. Und die Liebe zu den jungen Menschen wird ihnen sagen, wann es Zeit ist für das eine, und wann es Zeit für das andere ist ...[2]

Keine Frage: Wer diesen Anforderungen entspricht, wird es ziemlich leicht haben in seiner Klasse. Er wird eine natürliche Autorität ausstrahlen, die man sich mit keinen Tricks der Welt – vor allem nicht mit autoritärem Gehabe – verschaffen kann.

Liebe zu Schülern und Liebe zum Fach ist klar. Aber was ist mit Gerechtigkeit? Gerecht sein heißt, gute Schüler nicht besser zu behandeln als schlechte, sofern sich die schlechten bemühen. Gerecht sein heißt aber auch, Leistungen zwar objektiv zu bewerten, aber alle Schüler gleichermaßen zu ermuntern, ihr Bestes zu geben, egal, was

[2] Marga Bayerwaltes: Große Pause. Nachdenken über die Schule, Kunstmann, München 2002

KAPITEL 6
LERNEN: FÜR DIE SCHULE ODER FÜRS LEBEN?

das jeweils Beste ist. Und eben auch die schlechteren nicht zu »Verlierern« zu stempeln, sondern ihre Würde zu achten.

Einem jungen Menschen immer wieder mitzuteilen, er sei ein Versager, wenn er eine schlechte Note schreibt, wird ihn nämlich letztlich zu einem Versager machen. Wenn er aber spürt, dass er für sein Bemühen auch eine gewisse Anerkennung erntet – »good try«, guter Versuch, sagen die Amerikaner –, wird ihm das eine Motivation für größere Anstrengungen sein. Gute Lehrer sind kritisch, ohne die Persönlichkeit eines Kindes zu zerstören.

Toll, werden Sie jetzt denken – und wo finde ich solche Lehrerinnen und Lehrer? In der Schule meiner Kinder bestimmt nicht.

Doch. Ich bin überzeugt, dass es zwischen all den routinierten, genervten, sadistischen, hilflosen oder gleichgültigen Lehrkräften immer auch solche gibt, in denen ein – etwas pathetisch ausgedrückt – inneres Feuer brennt und für die die Unterrichtsarbeit mit Kindern Erfüllung und Freude ist. Für solche Lehrer sind die Kids auch bereit zu arbeiten und sich wirklich anzustrengen.

Manchmal genügt schon *ein* solcher Lehrer, um einem Kind zu helfen und ihm die Lust am Lernen zu erhalten.

Andererseits ist es ganz offensichtlich, dass man in der Ausbildung der Lehrer und der Gestaltung des Unterrichts längst andere Wege gehen müsste. Wobei es nicht um Multimedia-Unterricht und technischen Schnickschnack geht, sondern um die Umsetzung dessen, was uns Hirnforscher und Erziehungswissenschaftler seit Jahren erklären: Eigenverantwortung und Kreativität der Schüler im Umgang mit dem Lernstoff und Teamarbeit sind ein viel stärkerer Anreiz für die Hirnzellen, Wissen zu speichern, als das immer noch bloße Zuhören und Mitschreiben beim sogenannten Frontalunterricht. Selbstständig und kreativ arbeiten können ist denn auch die Voraussetzung für spätere Erfolge in Ausbildung und Beruf, egal, ob auf der Uni oder in einem Betrieb.

> »Sage es mir, und ich vergesse es; zeige es mir, und ich erinnere mich; lass es mich tun, und ich behalte es.«
> *Konfuzius*

SCHULE IN SCHWIERIGEN ZEITEN

Mobbing – Angriff auf die Seele

»Es hat alles keinen Zweck«, sagt Lisa, »wenn du einmal der Idiot vom Dienst bist und alle gegen dich sind, hast du nie wieder eine Chance.« Lisa ist heute eine attraktive und durchaus selbstbewusste junge Frau von 18 Jahren. Aber sie weiß, wovon sie spricht. Sie ist in der Schule jahrelang Mobbing-Opfer gewesen. Es fing an, als sie ins Gymnasium kam. Sie war damals ein wildes, etwas pummeliges Mädchen mit großem Talent zum Widerspruch. Und sie hatte ziemlich klare Vorstellungen davon, was man tut und was nicht. »Es war meine Schuld«, sagt sie heute. »Irgendwelche Verrückten in meiner Klasse fingen eines Tages plötzlich an, die Fenster des Klassenzimmers auszuhängen, um sie auf den Hof zu werfen. Da bin ich dazwischengegangen und hab so lange herumgeschrien, bis ein Lehrer kam. Von da an war ich die Böse, die Petze, die Verräterin. Und das war nicht lustig.«

> Als Kind nicht dazuzugehören, von der Klasse, von der Clique ausgegrenzt zu werden, kann seelische Verletzungen für das ganze Leben hervorrufen.

Egal, was sie danach versuchte, um wieder dazuzugehören, sie stieß auf Häme, Ablehnung, Feindseligkeit. Auch die Freundinnen trauten sich nicht, zu ihr zu halten – der Druck der anderen war zu stark. Hat sie den Eltern etwas gesagt? Nein. Sie schämte sich, und die Eltern sollten nicht traurig sein. Vor allem aber hatte sie Angst, dass ihre Mutter zu den Lehrern oder zum Direktor gehen könnte. »Das hätte alles nur schlimmer gemacht«, glaubt sie auch heute noch. »Einmal bin ich zum Vertrauenslehrer gegangen, das wusste dann innerhalb von Minuten die ganze Klasse und hat mich entsprechend fertiggemacht.«

»Bullying« oder »Mobbing« ist in fast allen Schulen an der Tagesordnung (Ausnahmen scheinen interessanterweise die Montessori-Schulen zu sein). Die Aktionen folgen den immer gleichen Mustern, egal, ob es sich um handgreifliche Aggressionen handelt oder »nur« um verbale Schikanen und Psychoterror. Anführer sind meistens Kids mit mangelndem Selbstwertgefühl, die ihren Frust und ihre Versagensängste ausleben, indem sie andere quälen. »Je rücksichtsloser du

KAPITEL 6
LERNEN: FÜR DIE SCHULE ODER FÜRS LEBEN?

bist, desto angesehener bist du und desto mehr ›Freunde‹ hast du in der Klasse«, meint Lisa. Und dass wir uns nicht vorstellen könnten, auf welch subtile Gemeinheiten scheinbar nette Jungs und Mädchen kämen – auch wenn körperliche Gewalt eher selten ist. Opfer wird

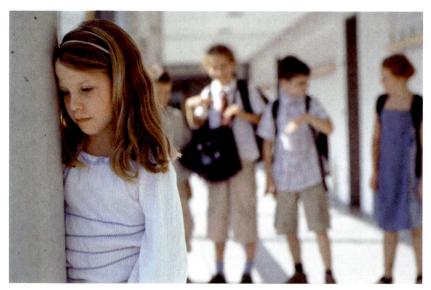

Kinder können unendlich grausam sein. Wer einmal ihr Mobbingopfer ist, wird es lange bleiben.

man durch Zufall. Irgendwann einigt sich die Klasse darauf, wer der oder die Unbeliebte sein soll (oft ist es jemand, der gute Noten schreibt). Meist braucht es dafür keinen so eindeutigen Anlass wie bei Lisa.

In einem Alter, in dem Zugehörigkeit und Anerkennung unter Gleichaltrigen so unendlich wichtig für die Entwicklung der Persönlichkeit und des Selbstbewusstseins sind, kann der Ausschluss aus der Gemeinschaft die Seele eines jungen Menschen nachhaltig verletzen, seine Schulerfolge in Frage stellen und das ganze spätere Leben prägen.

Lisa hat übrigens nach zwei Jahren die Schule gewechselt. Aber das Verrückte sei, so sagt sie, dass sie die Opferrolle auch dann nicht

SCHULE IN SCHWIERIGEN ZEITEN

Lisas Ratschläge

- Das Wichtigste für ein Mobbing-Opfer ist ein Freund oder eine Freundin außerhalb der Schule. Jemand, von dem du weißt, dass er, egal, was kommt, zu dir hält und mit dem du alles bereden kannst, was dich quält.
- Sport hilft sehr. Wenn du dich körperlich anstrengst, schwitzt du den Frust aus dir heraus und baust Aggressionen ab.
- Du musst wissen, dass du Mobbing nicht abstellen kannst, egal, wie freundlich und hilfsbereit du bist. Im Gegenteil, dann wirst du auch noch als »Schleimer« beschimpft. Also Augen zu und durch!
- Das Einzige, was du versuchen kannst, ist, den Anführer zu stellen, wenn er – oder sie – mal alleine ist. Dann kannst du direkt fragen, was eigentlich los ist und was er oder sie gegen dich hat.
- Schreib Tagebuch. Dort kannst du immer mit jemandem »reden«.
- Die Eltern können dir nicht helfen. Wenn sie in die Schule rennen, hast du es danach nur noch schwerer. Eventuell können sie versuchen, die Klasse zu bestechen: Ausflüge oder Kinobesuche organisieren, hin und wieder einen Korb voll Muffins oder Butterbrezen spendieren. Das wird womöglich ziemlich teuer und ob es etwas bringt, ist keineswegs sicher.
- Was mir dann letztlich sehr geholfen hat, waren die Stunden bei einer Psychotherapeutin. Wenn alle dich scheiße finden, glaubst du nämlich mit der Zeit selbst, dass du eben nichts wert bist. Es hat lange gedauert, bis ich das nicht mehr gedacht habe, aber heute geht es mir dafür wieder richtig gut.

mehr ganz habe ablegen können. Irgendwie habe sie sich immer wieder in ähnliche Situationen gebracht.

Es gibt Privatschulen, an denen gilt: Wer mobbt, fliegt raus. In normalen Schulen ist das nicht so einfach.

Immerhin werden an manchen inzwischen Anti-Mobbing-Programme durchgeführt, die einen gewissen Erfolg haben, wenn es gelingt, die Schüler einzubeziehen und ihnen durch Rollenspiele und Diskussionen die Situation der Opfer nachfühlbar zu machen. Dennoch werden auch durch solche Maßnahmen die geheimen Machtspiele, Aggressionen und Ausgrenzungen nicht immer zu verhindern sein.

KAPITEL 6
LERNEN: FÜR DIE SCHULE ODER FÜRS LEBEN?

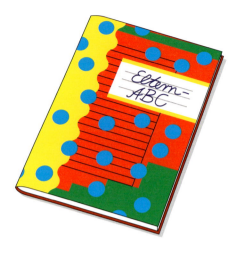

Kleines Eltern-ABC

Angst

Jede Kindheit ist begleitet von Ängsten. Angst vor allem Neuen, Angst vor dem Alleinsein, Angst, dass den Eltern etwas geschehen könnte. Angst vor der Schule, vor Aggressionen der Mitschüler, vor den Lehrern, den Schulaufgaben. Angst zu versagen. Angst, nicht dazuzugehören. Alle diese Ängste werden aber von den meisten Kindern so gut wie nie zu Hause ausgesprochen. Sie äußern sich eher in körperlichen Beschwerden wie Kopfschmerzen oder Bauchweh oder in Anflügen von Depression.

Das Gegengewicht zur Angst ist Selbstbewusstsein.

Eines der wichtigsten Erziehungsziele muss es daher sein, Kindern ein zuverlässiges positives Selbstwertgefühl zu vermitteln. (»Du schaffst das. Und wenn du es diesmal nicht schaffst, dann eben beim nächsten Mal.«) Und vergessen Sie nicht, Ihren Kindern hin und wieder zu sagen, dass Schule zwar wichtig, aber dass sie nicht alles ist.

Bildung

Brauchen wir Bildung? Können wir denn nicht einfach ins Internet schauen, wenn wir etwas wissen wollen? Und was heißt Bildung überhaupt?

KLEINES ELTERN-ABC

Man kann den Begriff selbstverständlich eingrenzen und darunter das verstehen, was die Schule an Lesen, Schreiben, Rechnen, Englisch und ein paar »Nebenfächern« bis zum Abschluss als Lernziele definiert. Aber eigentlich ist Bildung viel mehr. Sie ist das Tor zur Welt. Bildung bedeutet, all die unglaublichen Ideen, die die Menschheit zu allen Zeiten und auf allen Kontinenten hervorgebracht hat, zumindest in ihren Umrissen wahrnehmen und begreifen zu können. Von Shakespeares Versen, Beethovens Musik und den genialen Werken der Maler und Architekten bis zu den naturwissenschaftlichen Phänomenen, dem Aufbau der Milchstraße und der Atome, und schließlich den geheimnisvollen Mechanismen der Quantenphysik: welch ein Reichtum an Schönheit und Erkenntnis! (Siehe auch Kapitel 10, ab Seite 260.)

> **Bildung hilft uns, die Welt besser zu verstehen.**

Nein, alles muss man bei Gott nicht wissen – kann man auch gar nicht –, aber man sollte die Erfahrung gemacht haben, dass die Erweiterung von Wissen, über die täglichen Notwendigkeiten von Schule und Beruf hinaus, ein »anderes Ich« in uns befriedigt, Geist und Seele anrührt.

Leider wird einem die Lust an der Bildung ausgerechnet in der Schule oft gründlich und für lange Zeit ausgetrieben. Geschichte büffeln, Balladen auswendig lernen, politische Strukturen anderer Länder beschreiben – das *Muss* dahinter verdirbt oft jeden Spaß. Selbstverständlich wäre es die Aufgabe der Schule, den Blick eines Kindes auf die Welt zu lenken. Aber ob das geschieht, möchte ich bezweifeln. Und so ist es an Ihnen, den Eltern, diese Türen zu öffnen und die Neugier zu wecken auf die großen Schätze, die es zu entdecken gilt. Also: Packen Sie Ihren Kleinen am nächsten freien Nachmittag und dann ab ins Museum oder in eine Barockkirche, in die Buchhandlung, in der es großartige Bildbände über das Sonnensystem gibt, oder in Läden, die CDs für Kinder über den jungen Mozart oder das Leben von Schubert, oder, für die etwas Älteren, Hörbücher wie ›Sophies Welt‹ bereithalten. Je früher Sie – behutsam, nicht als Zwang! – damit beginnen, desto besser.

> **»Die ganze Bildungsdiskussion fokussiert sehr stark auf die Schule. Das primäre Problem aber ist das Elternhaus.«**
> *Günther Jauch*

KAPITEL 6
LERNEN: FÜR DIE SCHULE ODER FÜRS LEBEN?

C Cannabis

Machen Sie sich nichts vor: Auch an der vielleicht so gelobten Schule Ihrer Kinder wird gekifft. Wie leider überall. Und wenn es jetzt, nach dem allgemeinen Rauchverbot an Schulen, nicht mehr der Pausenhof ist, an dem sich die Interessierten zusammentun – irgendeine Ecke findet sich schon. Das sei doch nicht so schlimm, meinen Sie? Weil Sie sich seinerzeit selbst hin und wieder einen Joint reingezogen und keinen bleibenden Schaden davongetragen haben? Und weil Marihuana angeblich nicht so leicht süchtig macht wie Nikotin oder Alkohol? Irrtum! Marihuana und Haschisch – beides Abkömmlinge der Hanfpflanze Cannabis – sind alles andere als harmlos.

»Cannabis ist keine Einstiegsdroge, es ist *die* Droge der Jugendlichen«, sagt der Psychiater und Suchtexperte Frederik Kronthaler. Regelmäßiger Cannabis-Konsum führe gerade bei sehr jungen Menschen zu rascher Abhängigkeit. Ursache ist eine schnell einsetzende Veränderung bestimmter Strukturen der Hirnzellen (der *Endocannabinoid-Rezeptoren*). Gleichzeitig wird die Gehirnleistung beeinträchtigt, vor allem die Konzentrationsfähigkeit. Kids, die häufig Haschisch konsumieren, laufen deshalb Gefahr, in ihren schulischen Leistungen dramatisch zurückzufallen. Sie verändern sich auch psychisch, verlieren das Interesse an ihrer Umgebung, und irgendwann versinken sie in einem Meer von Gleichgültigkeit und Desinteresse.

> **Wer regelmäßig Haschisch raucht, gefährdet seine Fähigkeit zu denken.**

Es ist sicherlich schwierig, Kindern und Jugendlichen die Gefährlichkeit dieser Drogen glaubhaft zu machen, wenn sie gleichzeitig von so vielen anderen, vor allem in der eigenen Clique als »normal« oder »harmlos« bezeichnet werden. Strategien zur Prävention und zum Ausstieg vermitteln gute und erfahrene Einrichtungen wie zum Beispiel der »Therapieladen«, der sich auf Cannabis – und andere »Partydrogen« – spezialisiert hat (www.therapieladen.de).

D Dyskalkulie (Rechenschwäche)

Die Gefahr ist groß, dass ein Kind mit dieser gar nicht so seltenen Veranlagung schon in den ersten Klassen der Grundschule als minderbegabt abgestempelt und womöglich zu Unrecht auf eine Förder-(Sonder-)schule versetzt wird. Die Rechenschwäche ist eine begrenzte Störung in der Wahrnehmung und in der Zuordnung von Zahlen, die oft schon einfache Rechenschritte unmöglich macht. Bei solchen Kindern gibt es irgendwo einen genetischen Fehler oder eine unvollständige Entwicklung bestimmter Hirnstrukturen, sodass ihnen die Vorstellungskraft für abstrakte Mengen und Ziffern fehlt. Wenn man Glück hat und ein solches Defizit schon vor dem Schuleintritt erkennt, dann kann man von Anfang an zusätzlichen therapeutischen Unterricht beantragen, der diese Schwäche mit der Zeit ausgleicht und das Kind davor bewahrt, sich selbst als Versager zu erleben. Nur zu sagen »Ach, was soll's, ich war auch schlecht in Mathe« ist sicher der falsche Weg.

Bei manchen Kindern besteht neben der Rechenschwäche auch eine Lese- und Rechtschreibschwäche (→ Legasthenie).

Ehrgeiz

Das Stichwort heißt »Eislaufmütter«. Die stehen ja im Ruf, ihre Kinder gnadenlos zu Höchstleistungen zu treiben und ihnen ohne Rücksicht auf seelische und soziale Bedürfnisse die Kindheit zu rauben. Für die Schule gilt Ähnliches. So wichtig es einerseits auch ist, dass Eltern Leistung verlangen und fördern, so dürfen sie doch nie vergessen, dass Kinder Freiräume brauchen. Wer seine Tochter, seinen Sohn aus falsch verstandenem Ehrgeiz einem ungeheuren Lerndruck aussetzt, der riskiert, dass dieses Kind Stress-Symptome entwickelt (zum Beispiel chronische Kopfschmerzen) und dass letztlich seine Persönlichkeit Schaden nimmt.

Fremdsprachen

Die Einführung von Englisch schon in der dritten Grundschulklasse (an manchen Schulen auch Französisch) wird von Bildungsforschern positiv bewertet. Dass Kinder eine Fremdsprache auch noch früher lernen können, zeigen zweisprachige Kindergärten oder spezielle Sprachkurse für kleinere Kinder (zum Beispiel *Helen-Doron-Early-*

> ### *Latein hilft auch bei anderen Sprachen*
>
> Ich bin eine heftige Befürworterin von Lateinunterricht an weiterführenden Schulen. Dabei geht es mir gar nicht um zukünftige Medizin- oder Pharmaziestudenten, die diese Sprache unbedingt fürs Studium brauchen. Viel wichtiger ist, dass Latein so wunderbar klar gegliedert ist und einem die Augen öffnet für die Strukturen und die Vokabeln vieler anderer europäischer Sprachen, die deutsche eingeschlossen. Also: Keine Angst vor diesem Fach – es lohnt sich!

English-Kurse). Ihre Gehirne eignen sich in der Regel mit der gleichen Leichtigkeit und Selbstverständlichkeit eine zweite Sprache neben der Muttersprache an. Diese natürliche Fähigkeit hält aber nicht lange vor. Spätestens ab dem 10. Lebensjahr ist der Lernvorgang dann ein anderer: Das Gehirn ist inzwischen ziemlich ausgereift, und jetzt müssen Vokabeln und Grammatik bewusst trainiert werden, wobei ein »perfekter« Gebrauch der neuen Sprache manchmal gar nicht mehr möglich ist. Es hilft selbstverständlich, wenn Vater oder Mutter die Fremdsprache sprechen und wenn in der Familie – vielleicht beim Abendessen – immer mal wieder nur in dieser Sprache geredet wird. Empfohlen wird auch das Anbringen von Zetteln mit Vokabeln an allen möglichen Gegenständen des Hauses. So kann ein Kind zum Beispiel beim Zähneputzen gleich eine Reihe von Wörtern lernen: *tooth, toothbrush, mirror* usw.

Gewalt

Gewalt ist überall. Vor der Haustür, auf dem Schulweg, im Pausenhof. Und oft schon im Kindergarten. Gewalt bestimmt die meisten Fernsehsendungen (auch die Kinderprogramme) und die meisten Computerspiele. Gewalt tönt aus MP3-Playern, in Form von Rock- und Rap-Texten. Sogar Märchen und die Bibel schildern jede Menge Gewaltszenen. Das heißt, alle Kinder werden mit Gewalt konfrontiert. Da das Gehirn ständig lernt, »lernen« sie Gewalt – wenn da nicht genügend ausgleichende Impulse sind, die sie zu anderen Konfliktlösungen befähigen. Gerade in der Klassen-Hierarchie stehen oft die-

KLEINES ELTERN-ABC

jenigen ganz oben, die Furcht und Schrecken verbreiten. Es ist daher eine außerordentlich schwierige Aufgabe für die Eltern, ihren Kindern von Anfang an beizubringen, dass Meinungsverschiedenheiten eben *nicht* mit den Fäusten ausgetragen werden müssen – und gleichzeitig die Kinder davor zu schützen, Opfer zu werden, weil sie nie gelernt haben, wirkungsvoll zurückzuschlagen. Eine mögliche Lösung dieses Konflikts heißt: Selbstverteidigung lernen. Es gibt fast überall Kurse für Jugendliche in Jiu Jitsu oder Karate. (Erkundigen Sie sich beim lokalen Sportverein oder bei der nächsten Volkshochschule!)

Ganz wichtig: Kinder neigen dazu, aus Scham oder aus Angst vor den Folgen, körperliche Misshandlungen zu Hause zu verschweigen. Reden Sie mit Ihrem Sohn oder mit Ihrer Tochter, werben Sie um Vertrauen und geben Sie Ihrem Kind die Sicherheit, dass Sie beide zusammengehören und dass Sie es nicht hinnehmen werden, wenn es von irgendwelchen Schlägertypen angegriffen wird. Gelegentliches Gerangel und das übliche Kräftemessen, gerade unter Jungs, sind okay. Aber gegen ständige gezielte körperliche Aggressionen MÜSSEN Sie einschreiten und bei der Schulleitung für Abhilfe sorgen. Wenn es sein muss, sogar mit Hilfe der Polizei! Sie sind Vater und Mutter, Sie sind die Beschützer Ihres Kindes. (Siehe auch »Mobbing«, Seite 147.)

Hausaufgaben

Eine wahre Geschichte: Simon ist 10 und besucht die fünfte Klasse des Gymnasiums. Er gilt als sehr begabt und hat die Grundschule mit Leichtigkeit absolviert. Jetzt ist bei ihm eine merkwürdige Blockade entstanden. Täglich sitzt er vor seinen Hausaufgaben, eine Stunde, zwei Stunden, aber nichts geschieht, die Heftseiten bleiben leer. Man redet ihm gut zu, verspricht Belohnungen. – »Was ist los, Simon?« – »Weiß nicht.« Die Eltern sind klug genug, Simon dem Schulpsychologen vorzustellen. Der hört sich die Sache in Ruhe an und meint dann: »Weißt du was, Simon, ich spreche mit deinen Lehrern. Ab heute brauchst du keine Hausaufgaben mehr zu machen.«

Zwei Tage später: Blockade weg, Simon macht ganz normal seine Aufgaben.

KAPITEL 6
LERNEN: FÜR DIE SCHULE ODER FÜRS LEBEN?

Ich glaube, die Geschichte beleuchtet sehr gut, dass Kinder bei den Hausaufgaben manchmal wie vor einem riesigen Berg stehen, den sie erklimmen sollen. Das macht ihnen Angst, und Angst ist eine mächtige Fessel. Kein Zweifel: Lernen ist oft anstrengend, mühevoll. Und nicht immer schaffen es die Kinder, vor allem die jüngeren, alle Hemmschwellen zu überwinden. Man muss sie also aufheitern und ihnen helfen, sich entspannt an die Arbeit zu machen.

Interessen

Ihr Kleiner hat seine Liebe zu Fischen entdeckt? Oder zu seltsamen Steinen? Oder Sie sehen, wie er stundenlang Ameisen im Garten bei ihrem Treiben zuschaut? Oder Sie werden Zeuge, wie Ihre Tochter mit größter Begeisterung seit Tagen versucht, sich ganz allein auf dem Klavier Töne zusammenzusuchen? Großartig! Diese Kinder zeigen, dass Entdecker in ihnen schlummern und dass sie sich auf das, was sie fasziniert, konzentrieren können. Fördern Sie – behutsam – solche Vorlieben, man weiß nie, ob sich daraus nicht eine lebenslange Passion entwickelt!

Ein Nachbarjunge, der schon als Vierjähriger alles beobachtete, was da am Boden herumkrabbelte, der mit 10 Jahren seine Eltern halb verrückt machte, weil sein ganzes Zimmer voller Terrarien und Käferburgen stand (wobei die Käfer überall waren, nur nicht in den Burgen), ist heute mit gerade mal 16 auf dem besten Weg, dieses Interesse zu seinem Beruf zu machen. Er engagiert sich bereits aktiv im Umweltschutz und wird später wohl versuchen, beim World Wildlife Fund oder bei Greenpeace für die Rettung bedrohter Tierarten zu arbeiten.

Sie sollten diese Interessen ernst nehmen, aber die Kinder selbst bestimmen lassen, wie intensiv sie sich jeweils mit ihrem Hobby befassen wollen. Ob aus ihnen dann Meeresforscher, Computer-Fachleute oder große Pianisten werden, das muss man in aller Ruhe abwarten.

Klamotten

Die Schule als Laufsteg? Ja, leider. Man kann sich kaum vorstellen, welch idiotischer Zwang in Bezug auf Kleidung und bestimmte Marken oft in den Klassen herrscht, vor allem bei den Mädchen. Was »in« ist, bestimmen meist ein paar junge Damen mit mehr oder weniger betuchten Eltern – der Rest kann schauen, ob er mitzieht oder als Außenseiter(in) sein Schulleben fristet. Es bedarf schon eines beachtlichen Selbstbewusstseins, wenn eine 12- oder 13-Jährige sagt: Was die anderen anhaben, ist mir egal, ich zieh an, was mir gefällt.

Ich denke, Schuluniformen wären in jedem Fall besser.

Kopfschmerzen

Schmerztherapeuten machen uns seit Jahren darauf aufmerksam, dass die Zahl der Kinder, die regelmäßig unter Kopfschmerzen leiden, deutlich zunimmt. Sie führen dies auf Schulstress, aber auch auf Probleme außerhalb der Schule, zum Beispiel mangelnde Geborgenheit in kaputten Familien und ähnlich belastende Situationen zurück. Die Gefahr ist groß, dass man die Sache nicht ernst genug nimmt oder dass die Kinder einfach mit Schmerztabletten versorgt werden, damit sie »funktionieren«, ohne sich um die Ursachen und die Art der Kopfschmerzen Gedanken zu machen. Kinder und Jugendliche, deren Kopfschmerzen, sei es Migräne oder Spannungskopfschmerz, nicht rechtzeitig und richtig behandelt werden, neigen dazu, diese Schmerzen mit ins Erwachsenenleben zu nehmen und womöglich zeitlebens darunter zu leiden.

Gehen Sie mit Ihrem Kopfschmerz-Kind also unbedingt zu einem ausgebildeten Schmerztherapeuten (Adressen über die Deutsche Schmerzliga e.V., Telefon 0700 / 375 375 375). Es gibt sehr gute Methoden wie Autogenes Training oder die Biofeedback-Technik, mit deren Hilfe Kinder lernen können, sich auch ohne Medikamente von diesen Schmerzen zu befreien.

KAPITEL 6
LERNEN: FÜR DIE SCHULE ODER FÜRS LEBEN?

Lesen

Dass wir überhaupt lesen lernen, erscheint den Entwicklungsbiologen immer noch wie ein Wunder. Denn der Vorgang, durch den eine visuelle Information in Sprache und dann womöglich auch noch in Laute umgesetzt werden kann, gehört zu den vertracktesten Aufgaben, die unser Kopf zu bewältigen hat.

Lesen ist eine kreative Tätigkeit, denn wir erschaffen durch das Gelesene neue Vorstellungen und Geschichten in unserem Kopf.

»Unser Gehirn ist für das Lesen nicht gebaut«, seufzt denn auch der renommierte Hirnforscher Manfred Spitzer in seinem Buch ›Lernen‹.[3] Und er ergänzt: »Dass das Lesen bei den meisten Menschen so reibungslos klappt, ist das Resultat tausender Stunden Übung und zeigt einmal mehr, wie flexibel das menschliche Gehirn ist.«

> **Mama, lies mir das mal vor!**
>
> »Lies mir das mal vor« sagt sich so leicht. Wollen Sie wissen, wie Lesen wirklich funktioniert? Also:
> Die Augen folgen der Zeile, sehen den Text, zerlegen ihn in einzelne Bestandteile und leiten diese als elektrische Signale mithilfe des Sehnervs zum Sehzentrum im Hinterkopf. Dort werden die Signale wieder zusammengesetzt zu Buchstaben und Wörtern und dann elektrisch, sozusagen per E-Mail, weitergeleitet an eine Stelle an der linken Seite des Gehirns, die auf das Erkennen von Wörtern spezialisiert ist und den Sinn des Gelesenen analysiert. Das heißt, die Zeichen und Wörter werden erst hier (im sogenannten *Wernicke-Zentrum*) als »Sprache« wahrgenommen: Jetzt haben wir den Text »verstanden«. Wenn wir ihn aussprechen, »vorlesen« wollen, erfolgt innerhalb von wenigen Tausendstel einer Sekunde die Umschaltung der Informationen über ein dickes Faser-Kabel zum *motorischen Broca-Zentrum*, das zuständig ist für die Aktivierung der Nervenleitungen zu den Sprachwerkzeugen – zur Atemmuskulatur, zum Kehlkopf, zur Zunge und den Lippen. So gelingt es, den gelesenen Text laut auszusprechen. Das Ganze ist, wie gesagt, eine erstaunliche Leistung unseres Gehirns.
> Verstanden? Nein? Macht nichts. Hauptsache, die komplizierte Sache funktioniert.

[3] Manfred Spitzer: Lernen, Spektrum Akademischer Verlag, Heidelberg, Berlin 2002

KLEINES ELTERN-ABC

Ein Kind wird also dann am besten Lesen lernen – und den Sinn des Gelesenen verstehen und mit seinem bisherigen Wissen verknüpfen können –, wenn es viel liest. Die wichtigste Anregung ist dabei das Elternhaus.

»Wenn ich möchte, dass mein Sohn sicher und flüssig lesen und schreiben kann, dann muss ich Lesen und Schreiben zu einem wichtigen Bestandteil seines täglichen Lebens machen ... Eine Alternative dazu gibt es nicht.« So der Psychologe Wolfgang Bergmann.[4]

> **Machen Sie das Vorlesen zum Familienritual!**

Glücklicherweise entdecken manchmal auch Kinder aus Familien, in denen kein einziges Buch zu finden ist, die Lust am Lesen und stürzen sich mit Leidenschaft in die herrlichen, fremden Welten, die Literatur so unvergleichlich vermittelt.

Legasthenie (Lese- und Rechtschreibschwäche)

Betroffene Kinder – es sind immerhin fast 5 Prozent aller Schüler – haben Probleme mit der Umsetzung der gesprochenen in die geschriebene Sprache (und umgekehrt). Die Störung hat nichts mit der Intelligenz der Kinder zu tun.

> **In Deutschland können über vier Millionen Menschen nicht lesen und schreiben. Sie wurden nie richtig gefördert.**

Allerdings ist die Frage, woher sie kommt, immer noch nicht beantwortet, obwohl Forscher seit über hundert Jahren versuchen, sich einen Reim darauf zu machen, warum ein 10-Jähriger »An anfan War Main hunt gans willd« (statt »Am Anfang war mein Hund ganz wild«) schreibt.

Alle Kinder machen zunächst Fehler beim Lesen und wenn sie zu schreiben beginnen: Buchstaben werden ausgelassen oder verdreht, Wörter vergessen oder einfach hinzugefügt. Mal schreiben sie richtig, dann wieder falsch. Auch das Verständnis für das, was sie lesen, ist zunächst noch nicht immer da. Während aber bei fast allen Schülern diese Anfängerfehler früher oder später behoben sind, bleiben sie bei den Legasthenikern bestehen. Warum?

Da es sich offensichtlich um Fehler der Informationsverarbeitung

---

[4] Wolfgang Bergmann: Gute Autorität, Beltz Verlag, Weinheim, Basel 2005

KAPITEL 6
LERNEN: FÜR DIE SCHULE ODER FÜRS LEBEN?

> **Was können Sie tun bei Verdacht auf Legasthenie?**
>
> 1. Die Diagnose so früh wie möglich stellen und eine Therapie beginnen. Legasthenie lässt sich sehr effektiv durch Übungsprogramme behandeln, wenn sie rechtzeitig erkannt wird.
> 2. Zunächst die Augen des Kindes gründlich vom Augenarzt und nach Möglichkeit auch noch von einem guten Optiker untersuchen lassen. Funktioniert zum Beispiel die Scharfstellung auf Geschriebenes nicht perfekt (wofür es mehrere Ursachen geben kann), wird also der Text ständig nur verschwommen gesehen, strengt das Kind seine Augen übermäßig an und ermüdet rasch. Solche Einstellungsfehler kann man fast immer mit Spezialbrillen ausgleichen.
> 3. Ein HNO-Arzt sollte das Hörvermögen prüfen. Wenn trotz normalem Hören Sprachelemente offensichtlich nicht richtig verstanden werden, kann ein speziell geschulter Neurologe per EEG (*Elektroenzephalogramm* – tut nicht weh und ist völlig ungefährlich) die Spezialuntersuchungen vornehmen, die zeigen, ob die Verarbeitung, also das Verstehen der akustischen Signale, normal oder zu langsam abläuft.
> 4. Kinder, denen Legasthenie (manchmal auch als »Dyslexie« bezeichnet) attestiert wurde, dürfen nach den geltenden Schulgesetzen für bestimmte Aufgaben mehr Zeit in Anspruch nehmen. Klären Sie das möglichst bald mit den Lehrern ab.
> 5. Computer-Lernprogramme können unterstützend und korrigierend eingreifen. Manchmal hilft es bereits, wenn die Buchstaben und Wörter in einer Vergrößerung präsentiert werden. (Es gibt Dutzende von guten Übungsprogrammen. Auskünfte über den Bundesverband Legasthenie und Dyskalkulie e.V.: www.bvl-legasthenie.de)

im Gehirn handelt, hält die Wissenschaft heute drei Ursachen für möglich:

- **Eine genetisch bedingte Reifestörung** des Gehirns. Dafür spräche die Tatsache, dass die Lese-Rechtschreib-Schwäche in manchen Familien gehäuft vorkommt und dass bei eineiigen Zwillingen selten einer, sondern wenn, dann meist beide diese Veranlagung zeigen. Die entsprechenden fehlerhaften Gene kennt man allerdings noch nicht.
- **Eine Entwicklungsstörung beim Sehen und Erkennen** und in den Zentren des Gehirns, die für die visuelle Aufnahme von Sprache

zuständig sind. Dazu gehört auch die Beobachtung, dass viele legasthenische Kinder Probleme damit haben, ihren Blick konzentriert die Zeilen des Textes entlangwandern zu lassen.
- **Die fehlerhafte Verarbeitung von gehörten Lauten** im Gehirn. Man hat festgestellt, dass betroffene Kinder manche akustischen Signale – zum Beispiel den Unterschied zwischen ähnlichen Silben wie »da« und »ta« oder »plu« und »blu« – nicht klar verstehen. (Fachleute nennen diese kleinsten Bausteine der Sprache *Phoneme*). Ursache dafür scheint wiederum eine mangelhafte »Verkabelung« der Hirnzentren untereinander zu sein. Mit einem speziellen Hörgerät, das Sprache nicht lauter, sondern langsamer macht, die Wörter also zeitlich etwas auseinanderzieht, damit sie um einige Bruchteile von Sekunden länger hörbar sind, können betroffene Kinder diese Laute tatsächlich besser unterscheiden und wiedergeben.

Mathematik

Begabung oder Übung? Wie erklärt man, dass ein Kind für die schöne abstrakte Wissenschaft der Mathematik geeignet scheint, ein anderes nicht? Die Mehrzahl der Lernforscher ist heute der Ansicht, dass es zwar besonders Begabte gibt, dass aber bei richtiger Förderung fast alle Kinder in der Lage sind, die wesentlichen Elemente des Fachs zu begreifen und darüber hinaus sogar Spaß haben, wenn sie mit Zahlen und Formeln umgehen können. Bei richtiger Förderung, wie gesagt, und die muss früh beginnen und mit besseren Unterrichtsstrategien vermittelt werden. Oder glauben Sie, dass die Kinder in Singapur, Sieger im internationalen Mathe-Wettbewerb, klüger oder begabter sind als unsere Kids?

> **Mathematik ist nicht einzig eine Sache der Begabung, sondern eine Frage der Übung und eines guten Lehrers.**

Nachhilfeunterricht

Wenn Ihr Kind Probleme mit Englisch, Deutsch oder in einem Lernfach wie Erdkunde oder Geschichte hat, schaffen Sie es meistens alleine, seine grauen Zellen ein wenig auf Trab zu bringen und ihm durch Abfragen oder gemeinsames Vokabel-Lernen zu helfen.

KAPITEL 6
LERNEN: FÜR DIE SCHULE ODER FÜRS LEBEN?

Bei Mathe, Physik und Chemie sind Ihre Kenntnisse aus der Schulzeit wahrscheinlich ziemlich verblasst – oder die Lernziele und Methoden haben sich in der Zwischenzeit geändert. Dann muss jemand anderer dafür sorgen, dass keine zu großen Wissenslücken entstehen. Sonst besteht die Gefahr, dass Ihrem Kind in Zukunft jegliches Verständnis für diese Fächer fehlt. Für Nachhilfeunterricht gibt es prinzipiell drei Möglichkeiten:

Nachhilfeunterricht zu zweit oder dritt ist billiger und macht mehr Spaß.

- Sie engagieren einen freundlichen, pädagogisch begabten und in diesen Fächern sicheren Schüler einer höheren Klasse, der Ihren Sohn oder Ihre Tochter wieder auf das Klassenniveau bringt.
- Sie fragen die betreffenden Lehrer nach guten Alternativen – vielleicht Kollegen, die gerade aus Altersgründen aus dem Schuldienst ausgeschieden sind.
- Sie wenden sich an ein professionelles Institut. Wobei Letzteres oft relativ viel Geld für relativ wenig echte Unterstützung verlangt. Und hüten Sie sich vor Institutionen, die Schüler für eine Sekte – zum Beispiel *Scientology* – ködern wollen! (Die Sektenbeauftragten der Länder kennen die Namen der Institute.)

Nachhilfeunterricht ist keine Schande – und wenn, dann höchstens für die Lehrer, die den Stoff nicht verständlich genug vermittelt haben.

Wichtig ist, dass Sie diesen Zusatz- oder Vertiefungsunterricht frühzeitig in Anspruch nehmen, nämlich sobald klar wird, dass Ihr Kind grundlegende Verständnisprobleme im betreffenden Fach hat. Anfängliche Lücken sind leicht zu füllen – später wird es dann viel schwieriger.

Organisation

Nein, Kinder sollten nicht nach einem engen Terminplan leben müssen. Im Gegenteil. Sie brauchen ein Maximum an freier Zeit, um sich auszutoben, Pläne zu schmieden, sich mit den Freunden zu treffen, oder auch nur, um sich mal zu langweilen und einfach vor sich hin zu träumen. Die Freizeit ist aber nur wirklich frei und unbelastet von all dem »Ich muss noch«, »Ich sollte eigentlich« und den ständigen Ermahnungen der Erwachsenen, wenn Hausaufgaben und sonstige

KLEINES ELTERN-ABC

Pflichten gut organisiert und rechtzeitig in Angriff genommen werden. Entwerfen Sie – zusammen mit Ihrem Sprößling! – einen großen Plan, der an die Wand gehängt wird und auf dem nur die Tage und die Aufgaben, die gemacht werden müssen, farbig eingetragen werden. Es klappt dann sicher auch nicht immer, aber es klappt zweifellos besser.

PISA-Studie

Ich denke, die PISA-Studie war sehr wichtig. Sie hat uns gezeigt, dass wir – gerade im Vergleich zu anderen und oft ärmeren Ländern – viel zu wenig an Ideen und finanziellen Mitteln in unser Schulsystem und in die Lehrerausbildung investieren. Und sie hat uns vor Augen geführt, dass Systeme wie die skandinavischen mit ihren Grundsätzen »Kein Kind darf zurückbleiben« und »Kein Kind darf beschämt werden« erfolgreicher und effektiver sind. Das bei uns immer noch gültige Prinzip »Entweder du schaffst es oder du bleibst eben sitzen« ist ungerecht, vor allem gegenüber Kindern aus sozial unterprivilegierten Familien. Es schürt außerdem Aggressionen bei den »Versagern« – bis hin zu tödlichen Rachefantasien. Aber auch gute Schüler würden von einer Schulpolitik profitieren, die grundsätzlich *jedes* Kind integriert und fördert.

Da müssen wir wohl alle noch viel lernen.

Qual

Der tägliche Schulbesuch kann für Kinder wie für Lehrer gleichermaßen zur Qual werden. Nämlich dann, wenn ein Klassenzimmer voll undisziplinierter Jugendlicher jeden Unterricht zu einer Nervenprobe werden lässt. Von den Zuständen in den Pausen ganz zu schweigen. Fluchen, schlagen, treten, spucken. Kinder aus vielen Nationen, die eines eint: Respektlosigkeit vor allem und jedem.

Eine integrierte Haupt- und Realschule in Hamburg hat Lehrer und Kinder aus diesen lernfeindlichen Umständen gerettet. Es begann mit einer großen Konferenz, zu der die Rektorin alle zusammenrief, die mit der Schule zu tun hatten: Lehrer, Eltern, Schüler, den Hausmeister und die Sekretärinnen. Es wurden kleine Gruppen gebildet, Blätter ausgeteilt und dann aufgeschrieben, was sich jeder vorstellte, um ein besseres Miteinander zu erreichen. Als man die Listen verglich, wurde klar, dass alle sich im Grunde dasselbe wünschten: mehr Achtung vor und einen respektvollen Umgang miteinander. Kein Hauen, keine Beleidigungen, dafür Pünktlichkeit, Ehrlichkeit und mehr Sauberkeit in der Schule.

Die sieben wichtigsten Regeln wurden als große Plakate an vielen Stellen in der Schule aufgehängt: »Ich bin im Schulgebäude leise«, »Ich verhalte mich Kindern und Lehrern gegenüber respektvoll« und so fort. Über allen Plakaten stand PRIMA KLIMA. Alle Schüler und Mitarbeiter der Schule hatten dann in einer eindrucksvollen Zeremonie diese Regeln unterschrieben. Oder fast alle. Einige Kinder wollten nicht. Aber das war nicht wichtig. Seither gibt es Jugendliche, die als geschulte »Peer Educators« in roten Westen über die Einhaltung dieser Regeln wachen, aber auch helfend eingreifen, wenn sie gebraucht werden. Für Verstöße hat man sich – gemeinsam! – Konsequenzen überlegt. Von einer Ermahnung bis zum Brief an die Eltern.

Und es funktioniert! Von Qual keine Rede mehr. »Die Lehrer sind so viel netter geworden«, sagen die Schüler. Die Schüler auch, meinen die Lehrer. Für das Projekt »Prima Klima« bekam die Schule zu Recht einen tollen Preis verliehen.

 Rückenschmerzen

Eine Untersuchung an 2000 Grundschülern hat gezeigt, dass bei acht von zehn Kindern Stuhl oder Schulbank nicht der Körpergröße angepasst sind. Das ist Gift für die Wirbelsäule und führt unter Umständen zu lebenslangen Schäden. Dazu kommen noch die meist viel zu schweren Schultaschen. Zwar gibt es einen Normwert, nach dem das Gewicht eines Ranzens nicht mehr als 10 Prozent des Körpergewichts betragen soll, aber im Alltag wird darauf keine Rücksicht genommen, wie eine Studie der Orthopädischen Uni-Klinik in Tübingen ergab. So ist es kein Wunder, dass 80 Prozent (!) der befragten Schüler an Rückenschmerzen litten.

Sprechen Sie diese Probleme unbedingt bei den Elternabenden an! Viele schwere Bücher könnten die Kinder nämlich oft in der Schule lassen.

Sitzmöbel für Kinder
Hier die Details für einen perfekten Stuhl: Er sollte in der Höhe stufenlos verstellbar sein, eine leicht nach vorne und hinten wippende Sitzfläche mit einer kleinen Mulde aufweisen, die die Sitzhaltung stabilisiert. Die Füße des Kindes müssen beim Sitzen flach auf dem Boden stehen können. Der Tisch sollte eine Platte haben, die man um etwa 20 Grad schräg stellen kann. Dadurch ist der Blickwinkel besser und der Rücken, vor allem die Halswirbelsäule, wird entlastet.

Am Computer sollte die Oberkante des Bildschirms etwas unterhalb der Augenhöhe liegen.

Taschengeld
Ich denke, für die Höhe des Taschengeldes gibt es keine festen Normen. Zu viel ist sicher falsch. Die Statistiken zeigen, dass Kinder zwischen 6 und 13 Jahren im Durchschnitt monatlich folgende Summen erhalten:

    6 bis 9 Jahre   13 €
    10 bis 13 Jahre   28 €

Die Jugendämter halten diese Summen bereits für zu hoch und empfehlen für 13-Jährige 18 €.

Selbstverständlich können und sollen Sie die Großmama oder den Patenonkel nicht daran hindern, ihrem Enkel oder Neffen gelegentlich einen Zwanzig-Euro-Schein zuzustecken, der sicher freudig entgegengenommen wird. Sie können aber festlegen, dass solche »Extra-Einnahmen« nicht für Süßigkeiten oder Gewalt-Computerspiele ausgegeben werden. Manche Kinder lassen sich sogar dazu bewegen, ein kleines Büchlein zu führen, in das sie ihre Ausgaben eintragen – eine gute Schule für später.

KAPITEL 6
LERNEN: FÜR DIE SCHULE ODER FÜRS LEBEN?

 Unfälle

Schulen sind eigentlich ziemlich sichere Orte. Dennoch ist die Zahl der Kinder, die sich dort, vor allem im Sportunterricht, verletzen, erschreckend hoch. Ungefähr 1,4 Millionen Schüler erleiden jedes Jahr tiefe Schürfwunden, Knochenbrüche, Kreislaufschwächen oder Schlimmeres. Obwohl an allen Schulen zu Unfallhelfern ausgebildete Lehrer anwesend sein müssen, lässt die Zusammenarbeit mit Arztpraxen oder Krankenhäusern oft zu wünschen übrig. Wer kommt, wenn etwas passiert ist? Müssen immer erst die Eltern geholt werden, um ihr Kind in ärztliche Behandlung zu bringen?

Klären Sie diese Fragen vorab mit der Schulleitung! Und verbieten Sie Ihrem Kind, an glühend heißen Tagen an anstrengenden Sportarten, zum Beispiel an Laufwettbewerben teilzunehmen. Wenn schon verantwortungslose Sportlehrer die Übungen nicht abbrechen, sollten sich die Kinder in einem solchen Fall einfach in den Schatten setzen. Und streiken. Immerhin erleiden jedes Jahr Schüler und Schülerinnen unter diesen Extrembedingungen Kreislaufzusammenbrüche, und es hat dabei sogar schon Todesfälle und lebenslange Behinderungen gegeben. – Ein Skandal? Das sehe ich auch so.

 Vertrauen

Vertrauen ist gut, Kontrolle ist besser. Soll heißen, dass Sie nicht blindlings alles glauben müssen, was Ihnen Ihre lieben Sprösslinge so erzählen. Alle Kinder schwindeln irgendwann einmal. Lügen ist eben oft einfacher, als die Konsequenzen zu tragen, wenn man Mist gebaut hat. Machen Sie aber keine Katastrophe daraus, wenn Sie Ihren Sohn oder Ihre Tochter bei einer Unwahrheit erwischen. Es reicht, wenn die Kinder erkennen, dass die Mama oder der Papa auch nicht blöd ist. Und dass die Sache mit Aufrichtigkeit leichter aus der Welt zu schaffen ist.

KLEINES ELTERN-ABC

Warum?

Warum gibt es in den Schulen nicht schon längst einen Gesundheitsunterricht? Während ein- bis zweimal im Jahr die Polizei samt Blaulicht-Auto im Schulhof steht und den begeisterten Kids (begeistert, schon weil Schulstunden ausfallen) Verkehrsunterricht erteilt, werden Kenntnisse über den vernünftigen Umgang mit dem eigenen Körper offenbar für nicht so wichtig gehalten. Die strohtrockenen »Fakten«, die im Biologieunterricht zur Sprache kommen, gehen den Kindern zum einen Ohr rein und zum anderen wieder raus. Wenn aber eine kompetente Kinder- und Jugendärztin spannende Sachen über Muskeln, Herz und Sexualorgane, über Verhütung und gesundes Essen und die Wichtigkeit von Bewegung mit den Schülern diskutieren würde, wäre der Erfolg bestimmt ein viel größerer. Vielleicht versuchen Sie, in der Schule Ihrer Kinder ein regelmäßiges »Gesundheitsforum« mit einem Kinderarzt anzuregen.

Zahlen

Zahlen sollten von Anfang zu Freunden Ihrer Kinder werden. Es beginnt mit Abzählreimen und Zählen beim Versteckspiel (… 19, 20 – ich komme!). Mit drei oder vier Jahren können Zahlen bereits ein selbstverständlicher Bestandteil des täglichen Lebens sein, wie Bäume, Tiere, Steine. Eine große Tafel, an der jeden Tag eine andere Ziffer (zunächst von 1 bis 10) »Geburtstag« hat und mit gezeichneten Blumen geschmückt wird oder von einer anderen Zahl »Besuch« bekommt, würde, zum Beispiel, helfen, den Begriff der Zahl nicht nur gedanklich, sondern auch als geschriebene Figur zu identifizieren.

Als Nächstes kann man mit einfachen Rechenschritten beginnen: Wir zeichnen Katze Minna mit ihren fünf Kätzchen an die Tafel. Sie bekommen Besuch von Katze Molli mit ihren drei Kindern.

Wie viele Kätzchen können jetzt miteinander spielen? 1 – 2 – 3 – 4 – 5 – 6 – 7 – 8. Fünf Kätzchen und drei Kätzchen sind also – ?

Ganz einfach, oder?

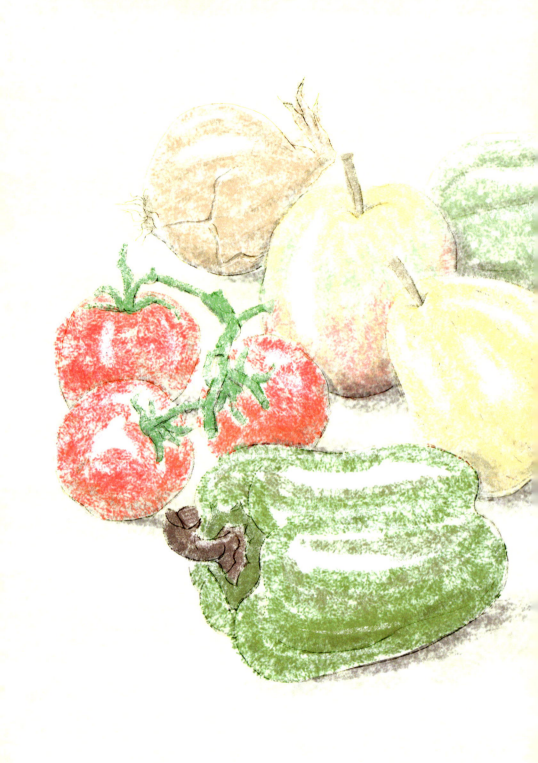

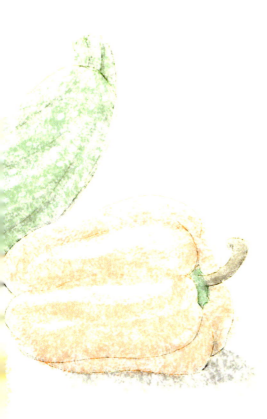

Übergewicht? Mein Kind bleibt schlank!

▶ Dickes Kind – armes Kind
▶ Mangelhaft ernährt in Zeiten des Überflusses
▶ Die Verführer: Junkfood macht süchtig
▶ Das Gar-nicht-erst-dick-werden-Programm

KAPITEL 7
ÜBERGEWICHT? MEIN KIND BLEIBT SCHLANK!

Essen ist etwas Wunderbares, Befriedigendes, Verführerisches. Aber wem sage ich das?! Wir alle erleben schließlich seit unserer Babyzeit, als wir leise seufzend und schmatzend an der Brust unserer Mutter lagen – oder in ihren Armen am Fläschchen mit süßer, warmer Milch saugten –, immer wieder dieses Wohlbehagen, das mit Sättigung, aber auch mit den tausendfachen Düften und Geschmacksvarianten von gutem Essen einhergeht.

Die Art und Weise, wie wir uns ernähren, ist denn auch ein Ausdruck unseres Lebensstils, unserer Lust an Geselligkeit und unserer kulturellen Identität. Das heißt, Mahlzeiten sind – oder sollten es sein – ein wichtiger Teil unseres Alltags, dem wir sinnliche Lebensfreude und körperliches Wohlbefinden verdanken. Letzteres vor allem dann, wenn wir diese Mahlzeiten aus den richtigen nährstoff- und vitaminreichen Zutaten zusammenstellen. Schließlich wissen wir inzwischen, welch überragende Bedeutung gesunde Nahrung für erwachsene, vor allem für ältere Menschen hat, dass sie vor Krankheiten schützt, das Immunsystem stärkt und Alterungsprozesse verlangsamt. Noch viel, viel wichtiger aber ist sie für den heranwachsenden Organismus.

»Wie ernähre ich mein Kind?« ist eine seit unendlich vielen Generationen immer wieder gestellte Frage. Nur dass sie früher oft – und heute immer noch für zwei Drittel der Weltbevölkerung – bedeutete: Wie kann ich mein Kind am Leben erhalten, wenn ich nicht genügend Lebens-Mittel habe? Keinen Reis, keine Hirse, keine Milch, keine Früchte, keinen Fisch? Wenn ich in Dürrezonen wohne oder in Kriegsgebieten? Wenn ich einfach zu arm bin, um den Hunger meiner Kinder zu stillen?

Es gibt keinen Zweifel daran, dass wir – Sie und ich – in einer Überflussgesellschaft leben. Auch wenn wir traurig zur Kenntnis nehmen müssen, dass selbst in diesem Land 2,5 Millionen Kinder als arm gelten und auf Sozialhilfe angewiesen sind.

Die Ernährung unserer Kinder ist in den letzten Jahren zu einem immer größeren Problem geworden, das aber nur bedingt mit Armut oder Reichtum zu tun hat. Es handelt sich um ein komplexes Gesche-

DICKES KIND – ARMES KIND

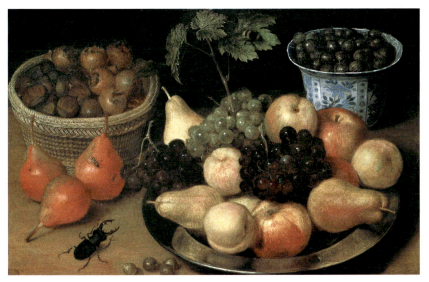

Georg Flegel (1563 – 1638), Stillleben mit Früchten, Nüssen und Hirschkäfer

hen, in erster Linie aber um die Macht und den zunehmenden Einfluss der Nahrungsmittelindustrie, die ungebremst und fast unkontrolliert die Essgewohnheiten von uns allen verändert hat.

Dickes Kind – armes Kind

Keine Angst, in diesem Kapitel werden keine Verbote ausgesprochen, keine Drohungen, nicht einmal Warnungen vor Esswaren, die Ernährungswissenschaftler für ungesund erklären, die aber vielleicht gerade Ihre Lieblingsgerichte sind oder die Ihrer Kinder. Ich möchte aber versuchen, Ihnen drei Dinge *bewusst zu machen*.

Gehört Ihr Kleiner auch zu den SuperSnackies? Häufig mal was Kleines, Fettes, Süßes oder Chips aus der Tüte. Dann braucht man tatsächlich keine richtigen Mahlzeiten mehr.

- Wodurch Fehlernährung und Übergewicht bei Kindern entstehen.

KAPITEL 7
ÜBERGEWICHT? MEIN KIND BLEIBT SCHLANK!

- Welche Bedeutung Ernährung für das Wohlergehen der Kinder bis ins Erwachsenenalter hinein hat.
- Wie Kinder dem Teufelskreis Fehlernährung – körperliche Schäden – seelische Störungen entkommen können.

Kleine Gewissensfrage

Kochen Sie täglich wenigstens eine Mahlzeit? So eine mit Gemüse putzen und Salat waschen und Schnitzel klopfen oder mit Pasta und wirklich selbst gemachter Sauce? Ja? – Prima. Damit gehören Sie zu der Sorte Hausfrau oder Hausmann, die inzwischen eher Seltenheitswert besitzt, aber schon einmal eine der wichtigen Voraussetzungen für eine gesunde Ernährung ihrer Kinder erfüllt. Die Statistiken informieren uns nämlich darüber, dass es in vielen Haushalten höchstens noch Suppe aus der Tüte oder Pizza aus der Mikrowelle gibt, wenn denn überhaupt noch gemeinsame Mahlzeiten stattfinden. Das heißt, wenn die Familienmitglieder nicht inzwischen zu der riesigen Zahl der Snack-Esser gehören, die sich nach Lust und Hunger irgendwann irgendwas Essbares aus dem Kühlschrank holen und sich damit ins eigene Zimmer – und meist vor den Fernseher – trollen.

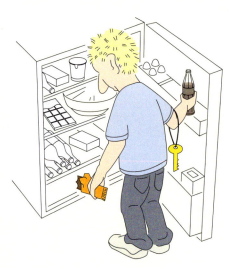

Übergewicht beginnt im Kopf

Früher galt die unzureichende Ernährung, der Mangel an Lebensmitteln, als größtes Problem für das Gedeihen der Kinder. Um pummelige »Wonneproppen« wurden die Mütter beneidet – hatte ein solches Dickerchen doch sichtbare Reserven und dadurch eher eine Chance, Infektionskrankheiten (damals noch ohne Antibiotika) und Notzeiten zu überstehen. Heute dagegen sieht man in der Überernährung, im Zuviel an üppiger, kalorienreicher Nahrung eine echte Gefahr für die Gesundheit. Fettsucht ist nicht mehr eine Krankheit von erblich belasteten oder hormonell gestörten Erwachsenen, sondern betrifft inzwischen Klein- und Schulkinder, Jugendliche, Studenten und Azubis in zunehmender Zahl und zunehmender Schwere – Letzteres im wörtlichen Sinn. Aber auch unter allen anderen Kindern, die (noch) nicht wirklich dick sind, besteht immer häufiger eine Tendenz zum Übergewicht.

Pummelige Wonneproppen – lieber nicht

Kein Wunder, dass die Kinderärzte in heller Aufregung sind und Heerscharen von Wissenschaftlern in aller Welt sich mit diesem Phänomen beschäftigen, um sowohl Ursachen als auch Folgen der Überernährung zu erkennen und zu bekämpfen.

Erkenntnis Nummer eins: Was gut schmeckt, ist eine Frage der frühen Gewohnheit

Die Bereiche unseres Gehirns, die für Geruchs- und Geschmackssinn zuständig sind und später einmal Tausende von Düften und Geschmacksvarianten unterscheiden können, müssen nach der Geburt erst programmiert werden. Babys sind da meist noch recht unkompliziert: Alles, was satt macht, ist gut. Das gilt vor allem für die Muttermilch. Wobei sie schon die Nase rümpfen, wenn die Milch einmal anders schmeckt, etwa weil Mama zu viel Knoblauch gegessen hat.

Die Zeit, in der zugefüttert wird, mit Fertignahrung, mit Brei und Gemüse, selbst zubereitet oder aus dem Glas, ist auch nicht sehr problematisch, vorausgesetzt, man hält die Zuckerdose geschlossen. Was in gekaufter Babynahrung enthalten sein darf und was nicht, regeln relativ strenge Vorschriften. Man muss mit dem Kinderarzt allerdings abstimmen, welche Mengen man füttern sollte.

KAPITEL 7
ÜBERGEWICHT? MEIN KIND BLEIBT SCHLANK!

Fertige Babytees, die jahrelang gezuckert waren und dadurch die Milchzähne ruinierten, sind inzwischen nur noch selten gesüßt (und dann unbedingt zu meiden).

Die entscheidende Phase aber kommt später, wenn die Kinder so weit sind, dass sie richtige Mahlzeiten essen, dass sie am Tisch der Großen sitzen und auch mal deren Gerichte probieren.

Wenn dann auf jeden Brei löffelweise Zucker oder Honig gekippt wird (»es schmeckt ihnen eben besser!«) oder wenn süße, fette Nutellaschnitten statt Vollkornbrötchen auf den Frühstückstisch kommen; wenn den Kleinen frisch gekochtes – oder auch rohes – Gemüse oder Salat erspart wird (»das mögen sie ja doch nicht!«) und sie dafür jede Menge Fritten mampfen dürfen; wenn man akzeptiert, dass ein Kind keine Lust auf welches Obst auch immer zu haben scheint, aber gerne Fruchtzwerge und Schokoriegel isst (»die liebt er eben!«), dann schadet das seiner körperlichen Entwicklung im Moment vielleicht noch nicht. Aber es passiert etwas Entscheidendes, kaum wieder Gutzumachendes: Die Gehirnzellen, die für das Geschmackszentrum, also für »schmeckt mir gut« oder »schmeckt mir nicht« zuständig sind, werden programmiert, und zwar so, dass auch in Zukunft »süß« und »fett« als »gut« empfunden wird und die gesunden, vitaminreichen Dinge unter die Kategorie »bähh« fallen.

Industrienahrung enthält nicht nur zu viel Fett und Zucker, sondern auch Hunger verursachende Geschmacksverstärker.

Der Gehirn- und Verhaltensforscher Manfred Spitzer hat nachgewiesen, dass das Gehirn solche Botschaften regelrecht »lernt« und dann nicht mehr vergessen kann. Das bedeutet, dass die Pizza- und Pommes-Generation die Vorliebe für Industrienahrung, für hochkalorische, fette, meist mit heimlichen Zuckerzusätzen und appetitanregenden Geschmacksverstärkern angereicherte Produkte auch später beibehalten wird[1] (siehe auch Kapitel 2, Seite 44).

Um es noch einmal ganz klar zu sagen: Ob ein Kind normal- oder

---

[1] Manfred Spitzer: Lernen, Spektrum Akademischer Verlag Heidelberg, Berlin, 2002

übergewichtig sein wird, ob es als Jugendlicher – und dann fast immer auch als Erwachsener – zu viele Pfunde mit sich herumschleppen und sehnsüchtig auf die Schlanken schauen wird, entscheidet sich also meist schon in den ersten fünf Jahren, weil in dieser Zeit nicht nur die Lust an der Bewegung entwickelt wird, sondern auch die wesentlichen Ess- und Geschmacksgewohnheiten geprägt werden.

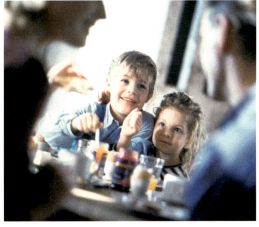

Wie ernähre ich mein Kind?, ist eines der wichtigsten Probleme der Eltern. Der Tag sollte mit einem gesunden Frühstück beginnen.

Der Teller muss *nicht* leer gegessen werden!

Essen wegzuwerfen ist für viele Menschen – auch für mich – ein schwer erträglicher Gedanke. Zu tief sitzen die Erinnerungen an die Nachkriegszeit, in der ganz Europa hungerte. Meine Mutter versuchte, uns Kinder durch den Anbau von Kartoffeln und Karotten in ihrem kleinen Garten wenigstens annähernd satt zu bekommen. Fleisch gab es so gut wie gar nicht. Die Familiensaga berichtet deshalb noch heute von einem schönen Stück Schinken, das wir als Fleischration des ganzen Monats für den Ostersonntag aufbewahren wollten – und das unsere kluge kleine Katze prompt am Karfreitag aus dem Schrank holte und ganz alleine auffraß ...

Aber man braucht gar nicht so weit zurückzudenken. In einer Welt, in der so viel Hunger herrscht und Millionen von Kindern an Unterernährung sterben, ist es verständlich, dass die Verschwendung von Nahrungsmitteln von vielen als eine Sünde gesehen wird.

KAPITEL 7
ÜBERGEWICHT? MEIN KIND BLEIBT SCHLANK!

> *»Damit du groß und stark wirst!«*
>
> Eine meiner Freundinnen bemerkte ziemlich irritiert, dass ihre hübsche kleine Tochter Jana im Alter von zwei Jahren zunehmend pummeliger wurde. Die Eltern und der größere Bruder waren schlank, zu den Mahlzeiten gab es normale, gesunde Kost, dazu für die Kinder Milch, Wasser oder Kräutertee. Daran konnte es also nicht liegen. Die Kleine hatte genug Bewegung, war gesund, aß mit Appetit, aber nicht besonders viel. Auch der Kinderarzt konnte sich die Sache nicht erklären. Bis die Familie daraufkam, dass am Vormittag, wenn die Mutter arbeitete und Jana von einem netten Au-pair-Mädchen betreut wurde, merkwürdige Dinge geschahen. Die Studentin war offensichtlich froh, kostenlose Mahlzeiten zu bekommen, holte aber nicht nur für sich selbst ständig irgendwelche Dinge aus dem Eisschrank, sondern forderte die kleine Jana auf, mit ihr zu essen (»damit du groß und stark wirst«). Und so stopften die beiden fröhlich Käse, Schinken, die restliche Pasta vom Vortag, Butterbrote, Kekse und ich weiß nicht was alles in sich hinein. Es gab einen großen Wirbel, aber die Studentin durfte bleiben, schon weil die Kleine sehr an ihr hing. Als die Fressorgien abgestellt waren, wurde aus Jana prompt wieder ein schlankes Mädchen, was sie bis heute ist.

Grundsätzlich nur kleinere Portionen auf die Kinderteller häufen und lieber bei Bedarf eine zweite Portion nehmen.

Deshalb ist es auch durchaus erklärlich, dass viele Eltern ihre Kinder entschieden dazu anhalten »aufzuessen«, also den Teller leer zu essen. Womöglich mit dem Zusatz: Sonst gibt es keine Nachspeise!

Ernährungsexperten halten davon allerdings nichts. Kleine Kinder, sagen sie, haben ein sehr gutes Gefühl für Sättigung und Hunger. Ihr Körper signalisiert ihnen deutlich, wenn sie genug gegessen haben. Wenn man sie überredet, ständig über die Sättigungsgrenze hinaus zu essen, verlieren sie irgendwann das Empfinden für diese Grenze und beginnen von sich aus, größere Mengen als nötig zu verzehren.

Erfrischungsgetränk mit Pflanzenextrakten, mit Süßungsmitteln

Zutaten: Wasser, Kohlensäure, Farbstoff E150d, Säuerungsmittel Phosphorsäure und Citronensäure, Süßstoffe [Natriumcyclamat, Acesulfam-K, Aspartam (enthält eine Phenylalaninquelle)], Antioxidationsmittel Ascorbinsäure, Aroma.

DICKES KIND – ARMES KIND

> ### *Mega-Portionen sind mega-bedenklich*
>
> Anfang der sechziger Jahre enthielt eine Tüte Pommes frites bei McDonald's in der Regel etwa 200 Kalorien. Im Jahr 2004 waren es schon 468! Die Geschäftsidee dahinter ist, den Leuten zu suggerieren, sie bekämen mit größeren Packungen mehr fürs Geld – also ein Appell an die Schnäppchen-Mentalität. Auch die übrigen Fastfood-Klassiker – Big Macs, Eis, Milchshakes, Softdrinks etc. – gibt es inzwischen als Mega-Portionen, von denen jede einzelne bereits einen großen Teil des täglichen Energiebedarfs der Kinder und Jugendlichen decken würde.
>
> Die übrigen Fastfood-Ketten mussten da mithalten, und so entwickelte sich von Amerika aus diese »Super Size«-Ideologie, die von den Wissenschaftlern als eine der Ursachen für die Gewichtsprobleme gerade der Jugendlichen angesehen wird.
>
> Warum, das erklärt ein einfaches Rechenexempel: Nimmt man pro Tag nur 120 Kalorien (entspricht etwa einer kleineren Flasche Limo) mehr zu sich, als der Körper normalerweise verbraucht, so bewirkt das in zehn Jahren eine Gewichtszunahme von 50 Kilo[2]!

Erkenntnis Nummer zwei: Alles eine Frage der Menge

Iris ist pummelig. Die 12-Jährige leidet unter ihrem Übergewicht. Aber es ist nicht zu übersehen, dass sie eben gerne isst und sich nicht – noch nicht – vorstellen kann, ihre Ernährungsgewohnheiten von sich aus umzustellen. Die Unterstützung in der Familie ist alles andere als optimal – Mama kocht gerne und gut und spart nicht an Fett und Sahne. Beim Essen füllt sie selbst den Teller ihrer Tochter. »Hey, stopp!«, sage ich, als die vierte Butterkartoffel neben dem panierten Schnitzel auf dem Teller landet, »ist das nicht zu viel für sie?« »Ach, das schafft sie schon«, meint die Mama fröhlich, »die ist solche Portionen gewöhnt.«

> »Die Augen sind oft größer als der Magen.«
> Trotzdem Kinder nie zum Aufessen zwingen!

---

[2] Cara B. Ebbeling et al: Childhood obesity, The Lancet, Vol. 360, August 2002

KAPITEL 7
ÜBERGEWICHT? MEIN KIND BLEIBT SCHLANK!

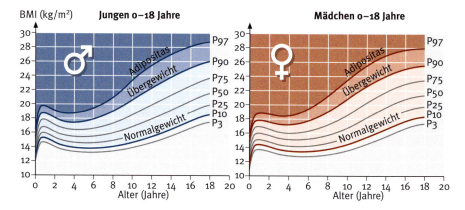

Ist Ihr Kind normalgewichtig? Hier können Sie Alter und Body-Mass-Index (BMI) eintragen und das Resultat ablesen. (BMI = Körpergewicht in Kilogramm, geteilt durch das Quadrat der Körpergröße in Metern)

Große Portionen sind oft der Schlüssel zur Überernährung. Zu allem Überfluss – im wörtlichen Sinn – machen sie auch nur im Moment satt. Das Hungergefühl kommt nämlich früher wieder, als wenn man sich an normale oder kleine Portionen gewöhnt hat. Deshalb ist es so wichtig, dass Eltern von Anfang an Verständnis zeigen, wenn Kinder nicht aufessen.

Ein dickes Kind zu sein ist schlimm genug – die Folgen sind noch schlimmer

»Der jüngste Patient mit Altersdiabetes lebt in Deutschland und ist fünf Jahre alt«, meldete der ›Spiegel‹ kürzlich.

Die Gründe, warum Kinder- und Jugendärzte wie auch die Weltgesundheitsorgani-

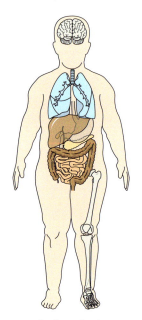

Dauerhafte Schäden durch Übergewicht: Diabetes, hoher Blutdruck, Arterienverkalkung, Überlastung der Gelenke, dazu seelische Probleme bis zur Depression.

> ### Wenn der Stoffwechsel verrückt spielt
> ### – Metabolisches Syndrom
>
> Stellen Sie sich vor: Ihr Kind sitzt in einem Zug, der einem Punkt entgegenrast, an dem die Gleise verbogen sind und links und rechts Abgründe drohen. Und nun kommt jemand, der Ihnen zeigt, wie Sie den Zug gerade noch rechtzeitig anhalten und die Katastrophe verhindern können.
> Viele dicke Kinder – Experten sagen: bis zu 50 Prozent derjenigen mit starkem Übergewicht – befinden sich in dieser bedrohlichen Situation[3]. Sie leiden, genauso wie die entsprechend übergewichtigen Erwachsenen, am »Metabolischen Syndrom«, einem Zustand, in dem man nichts spürt und noch gar nicht wirklich krank ist, bei dem man aber nur dann eine Chance hat, auf Dauer heil davonzukommen, wenn man rechtzeitig die Notbremse zieht.
> Der Begriff Metabolisches Syndrom – (vom griechischen »Metabolismus« = Stoffwechsel) – bezeichnet eine Kombination von Fehlsteuerungen im Körper. Durch das vermehrte Fettgewebe am und im Körper verändert sich der Zucker- und Fettstoffwechsel, der Blutdruck steigt. Zusammen führt dies ziemlich rasch zu Diabetes, dann zu bleibenden Schäden an den Blutgefäßen. Die weiteren Folgen sind vielfältig und reichen vom frühen Herzinfarkt und Schlaganfall bis zu Nierenversagen und womöglich später zur Erblindung.
> Die gute Nachricht ist, dass die Veränderungen zu diesem Zeitpunkt noch reversibel sind, das heißt, dass der Stoffwechsel sich wieder normalisieren kann, sobald die überflüssigen Pfunde durch Ernährungsumstellung und mehr Bewegung abgebaut sind.
> Noch aber sitzen viel zu viele Kids im Zug, der in Richtung Krankheit fährt. Höchste Zeit, ihn anzuhalten. (Mehr dazu siehe Seite 199.)

sation über die Quote der übergewichtigen Kinder so alarmiert sind, liegen auf der Hand: Es geht nicht mehr um Einzelschicksale von kleinen Dickerchen, die sich schwer tun, wenn sie auf einen Baum klettern wollen. Es geht nicht um einige depressive Vierzehnjährige, die wegen ihres Umfangs gemobbt und gehänselt werden. Es geht um die Gesundheit der kommenden Generation, die bereits heute stark gefährdet erscheint. Zehn Prozent unserer Sechsjährigen sind beim Start in die Schule zu dick. In ganz Europa gelten inzwischen

---

[3] Ram Weiss et al: Obesity and the Metabolic Syndrome, New England Journal of Medicine, 3. Juni 2004

24 Prozent der Schulkinder als übergewichtig. Es muss also dringend etwas geschehen.

Die wichtigsten Risiken von Übergewicht im Kindesalter sind:
- Überlastete Gelenke mit frühen Abnützungserscheinungen
- Krankhaft hohe Blutfette, hoher Blutdruck und Diabetes – als Vorstufen zu Arterienverkalkung, frühem Herzinfarkt und Schlaganfall
- Psychische Probleme, ausgelöst durch das ständige Schuldgefühl »Ich bin zu dick«. Ein Unglück für die Persönlichkeitsentwicklung mit Auswirkungen auf spätere Partnerschaft und Beruf

Fett und Traurigkeit

»Das wächst sich wieder aus« – heißt es leider immer noch, wenn Eltern ihre halbwüchsige Tochter oder ihren Sohn trösten wollen, weil die Waage mal wieder ein Kilo mehr anzeigt oder die Lieblingsjeans kneift. Von »Babyspeck« ist die Rede, von »der Körper braucht das eben« und was der gut gemeinten, beschwichtigenden Sprüche mehr sind. Eltern bekommen oft nicht mit, in welcher Krise ihr Kind womöglich steckt. Wie es unter dem Dicksein und den Anspielungen der Freunde leidet. Da ist die Pubertät, in der die Gefühle ohnehin Achterbahn fahren, da ist die Frage »Wer bin ich eigentlich?« Und da ist vor allem die Sehnsucht, zu gefallen und anerkannt zu werden in der Clique, bei den Gleichaltrigen. In dem labilen Gleichgewicht zwischen Selbstbewusstsein und

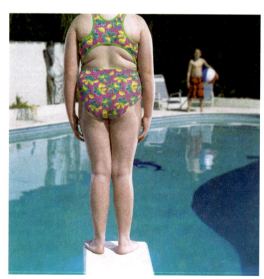

Übergewicht ist nicht nur eine Last für den Körper, sondern auch für die Seele.

> ### *Wenn der Vater weggeht ...*
>
> Dass es nicht nur bei Teenagern einen Zusammenhang zwischen Traurigkeit und Übergewicht gibt, zeigt eines von vielen Beispielen, die ich selbst erlebt habe: Eine resolute ältere Dame kam mit ihrer pummeligen achtjährigen Enkelin in die Praxis und verlangte von uns, die Hormone der Kleinen zu untersuchen, weil sie so dick geworden sei. Aus dem verschüchterten Mädchen war zunächst nichts herauszubringen. Beim zweiten Mal aber, als ich der Großmutter mitteilte, dass alle Untersuchungen normale Werte ergeben hätten, war eine kurze Unterhaltung mit der Enkelin möglich. Seit wann sie denn so großen Hunger habe? Seit der Papa weggegangen ist ... Wann das war? Vor zwei Jahren.
> Als ich dann vorsichtig versuchte, der Oma die möglichen Zusammenhänge zwischen Kummer und gestörtem Essverhalten verständlich zu machen, packte sie die Kleine an der Hand und verließ die Praxis. Von psychischen Ursachen hielt sie nichts ...

Selbstzweifel spielen vermeintliche oder tatsächliche äußere Unzulänglichkeiten eine entscheidende Rolle. Meist sind ja übergewichtige Kinder schon früher Opfer von Spott und Häme in der Klasse geworden. Sie reagieren dann oft mit Aggressionen, die auch nicht gerade zur Beliebtheit beitragen. Aber erst wenn mit zwölf, dreizehn auch Sexualität – versteckt oder offen – mit ins Spiel um Anerkennung und Geliebtwerden kommt, wenn zudem die absurden Schönheitsvorbilder aus Film und TV, von Werbung und Mode bei den Gleichaltrigen endgültig akzeptiert sind, dann kann einen ein körperliches Handicap endgültig zum Außenseiter stempeln. Oder, wie der ›Spiegel‹ schreibt: »Nicht nur der Körper leidet. Das Fett drückt auf die Seele.« In dieser Situation sind die Jugendlichen einerseits durch dramatische Essstörungen wie Bulimie und Magersucht gefährdet (siehe Seite 197), oder aber sie finden Trost ausgerechnet wieder im Essen, im wahllosen Hineinstopfen von allem, was schmeckt – mit der entsprechenden weiteren Gewichtszunahme. So entsteht ein Teufelskreis, der dann in Selbsthass und einer echten Depression enden kann.

Traurigkeit führt zu Frustessen.

KAPITEL 7
ÜBERGEWICHT? MEIN KIND BLEIBT SCHLANK!

Die Verführer

Was ist eigentlich geschehen? Was haben wir in den letzten Jahren falsch gemacht, dass heute Gewichtsprobleme das Leben der Kinder so verändern und zu einer Frage von Gesundheit oder Krankheit, von Glück oder Unglück werden können?

Die Wissenschaft hat zwei Antworten darauf:

- Wir haben uns von einer bewegten in eine gleichsam unbewegte Gesellschaft verwandelt. Unser Leben findet mehr oder weniger im Sitzen statt – im Auto, vor dem Fernseher, am Computer. »Sedentary Lifestyle« nennt man das, wie schon erwähnt, im anglo-amerikanischen Raum. »Sitzender Lebensstil« aber bedeutet: weniger Energieverbrauch, träger Stoffwechsel, kaum Training für Muskeln und Herz-Kreislauf-Organe und Verwandlung des Energieüberschusses in Fettpolster. Unter genau diesen Problemen leiden inzwischen auch schon Kinder und Jugendliche. (Siehe Kapitel 8 ab Seite 204.)
- Nahrungsmittel werden heute zu immer größeren Teilen industriell verarbeitet, mit allen nur möglichen Tricks vermarktet und den Verbrauchern als »praktisch«, »Zeit sparend«, »wohlschmeckend«, »familienfreundlich« und vor allem »billig« angedient. Und sie sind überall, zu jeder Zeit verfügbar.

Fertigkost ist oft ungesund, nährstoffarm, aber äußerst energiereich. Sie ersetzt inzwischen in vielen Haushalten – bei den Singles ohnehin, aber leider auch bei immer mehr Familien mit Kindern – die gesunde Ernährung aus frischen Zutaten. Es handelt sich dabei um nichts Geringeres als eine Revolution, die schon viele Länder und Schichten erreicht hat; die ärmeren Teile der jeweiligen Bevölkerung noch stärker als die reichen. Sie dient allein der Profitmaximierung der Industriekonzerne bzw. ihrer Aktionäre und kümmert sich nicht um

DIE VERFÜHRER

»Kollateralschäden«, das heißt, den Niedergang der Gesundheit von Erwachsenen und Kindern. Die WHO befürchtet bereits, die weltweit zunehmende Fettsucht werde zum ersten Mal seit vielen Jahren die Zahl der Herz-Kreislauf-Todesfälle wieder ansteigen und die Lebenserwartung sinken lassen. Bisher gibt es erst zaghafte Bestrebungen, diese Tendenz zu bekämpfen. (Ein Blick auf die Tabakindustrie: Es hat 50 Jahre gedauert, bis das Wissen um die Schädlichkeit des Nikotins endlich in Vorschriften und Schutzmaßnahmen umgesetzt wurde.)

Ihr Kind aber lebt jetzt und Sie sollten alles tun, um es vor den schlimmen Auswirkungen bestimmter Industrienahrung zu bewahren.

Schmeckt prima, macht süchtig

Eine wichtige Bemerkung vorweg: Selbstverständlich ist nicht jedes industriell gefertigte Nahrungsmittel schädlich. Babynahrung in Gläschen und Formula-Mischungen werden im Allgemeinen sehr sorgfältig und unter Einhaltung aller gesundheitlichen Vorschriften produziert. Oder: Spinat und andere reine Gemüsesorten, die tiefgefroren angeboten werden, sind fast immer vitaminschonend hergestellt, stammen oft aus eher schadstoffarmen Anbaugebieten und gelten dadurch als beinahe ebenso gesund wie frische Ware. Und es gibt natürlich verantwortungsvolle Hersteller, die ihre Produkte, vor allem Bioware, so zubereiten, dass sie noch Nährstoffe enthalten. (Spezialhefte von ›ÖkoTest‹ und anderen seriösen Warentests beraten Sie bei der Auswahl.)

Der Zorn der Ärzte und der Verbraucherschützer richtet sich aber gegen jene Produkte, die aus höchst fragwürdigen Dingen zusammengestellt sind. Industrienahrung, die häufig nicht nur als zeitsparend, sondern auch als gesund angepriesen wird, enthält aber, entgegen Behauptungen der Marketingabteilungen, nur zu oft minderwertige, chemisch veränderte Ausgangsprodukte, die dann wieder durch viele künstliche Aromen und Geschmacksverstärker aufgemotzt und durch

KAPITEL 7
ÜBERGEWICHT? MEIN KIND BLEIBT SCHLANK!

zusätzliche Mengen von Fett und/oder Zucker (Letzterer oft versteckt) ergänzt werden. Außerdem wird der Mix haltbar gemacht – selbstverständlich auch mit Chemie. So erhält man Produkte mit viel zu vielen Kalorien, viel zu viel Chemie und zu wenig Vitaminen und hochwertigen Nährstoffen. Das Fatale ist, dass die Werbung dieser Mischung ein hinreißend positives Image verpassen kann, mit strahlenden Eltern und begeisterten Kids. Und dass der Geschmack natürlich genau abgestimmt ist auf das, was Kinder und Jugendliche am liebsten essen: süß und fett oder salzig und fett. Man kann diese Vorlieben durchaus mit einer Sucht vergleichen – schließlich wurde das Geschmacksempfinden der Zielgruppe seit den ersten Lebensjahren, als sie »Milchschnitten« und »Fruchtzwerge« lieben lernten, in eine bestimmte Richtung programmiert. »Die Konditionierung auf synthetische Aromen beginnt heute so früh, dass diese Geschmacksstoffe von den meisten Kindern als normal empfunden werden«, sagt die Sinnesforscherin Amelie Bähr.[4] In einem direkten Vergleich, den sie durchführte – hier Naturjoghurt mit frischem Erdbeerpüree, dort der gesüßte mit künstlichen Fruchtstückchen plus den entsprechenden chemischen Aromen –, beurteilte die große Mehrheit der Kinder den künstlich hergestellten Erdbeerjoghurt als »natürlich« und »besser«!

Jedes Jahr kommen ungefähr 10 000 neue Produkte aus den High-Tech-Labors der Fertignahrungs-Hersteller auf den Markt.

Positiv für die Hersteller ist auch die Reaktion des Körpers auf derartige Süß-Waren: Die zuckerreiche Nahrung lässt den Blutzuckerspiegel rasch ansteigen. Sobald er wieder abfällt, überkommt den Esser aufs Neue der Heißhunger, den er dann mit dem nächsten Schokoriegel bekämpft. Kommt noch der relativ günstige Preis dazu – kein Wunder bei den Billigzutaten –, so wird der Siegeszug von Fastfood, von Fritten und Chips, von Schoko-Snacks, Nuggets, Pizzen und all den anderen Lieblingsspeisen unserer Kinder verständlich.

Die größten Bedenken der Experten richten sich aber gegen die »Softdrinks«, die Limonaden, Energiedrinks und Colas. Es stellte

[4] Vom Bremerhavener Technologie-Transfer-Zentrum (TTZ) für Sensorik-Forschung (Aus: ›ÖkoTest kompakt‹)

DIE VERFÜHRER

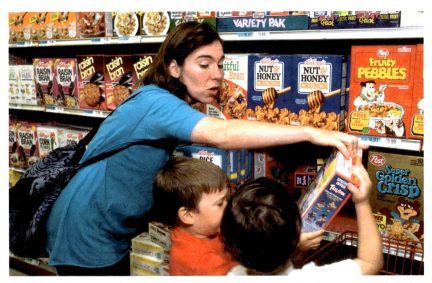

Kindern, die von Anfang an mit Industrienahrung aufwachsen, schmeckt Obst und Gemüse meist nicht mehr.

sich nämlich heraus, dass der Unterschied in den Ernährungsgewohnheiten zwischen normal- und übergewichtigen Kindern sich nicht nur beim Essen zeigt, sondern vor allem beim Trinken. Eine Flasche einer gängigen Limonade (500 Milliliter) liefert 207 Kalorien – mehr als ein Zehntel des täglichen Energiebedarfs eines Fünfjährigen. Die Umstellung auf Mineralwasser oder ungesüßten Früchtetee würde also täglich bereits eine Menge Kalorien einsparen. (Und hüten Sie sich auch vor sogenannten Light-Produkten. Sie enthalten Zuckerersatz, der besonders hungrig macht.)

Mache ich Ihnen mit all diesen Informationen das Herz schwer? Das tut mir leid, denn eigentlich möchte ich Ihnen nur Folgendes eindringlich klarmachen:

Wenn Kinder nur hin und wieder Fastfood und andere Fertignahrung essen und Limo oder Cola trinken, dann ist das überhaupt kein Problem. Es sollte aber unter keinen Umständen eine normale tägliche Ernährung ersetzen. Dafür brauchen sie Besseres. Und zwar von Anfang an.

KAPITEL 7
ÜBERGEWICHT? MEIN KIND BLEIBT SCHLANK!

Junkfood in der Schule

Wenn jetzt die Zahl der Ganztagsschulen in Deutschland zunimmt, stellt sich für viele Eltern und auch für die Schulbehörden die Frage: Was bekommen die Kids in der Mittagspause zu essen? Preiswert soll es sein, schmecken soll es und nach Möglichkeit soll es auch noch gesund sein. Sie alle sollten sich ein Beispiel nehmen an einem Experiment, das in England stattfand (siehe Kasten).

In Deutschland sind wir noch längst nicht so weit. In einem Land wie Bayern dauerte es beispielsweise bis zum Herbst 2006, bevor endlich das Rauchen an den Schulen ganz verboten wurde. Man stelle sich vor: Bis dahin signalisierten verqualmte Lehrerzimmer den Kids, dass zum Erwachsensein eben auch Nikotin gehört!

Ähnliche Angriffe auf ihre Gesundheit erfahren unsere Kinder und Jugendlichen immer noch, wenn sie Hunger haben. Die meisten Kioske, an denen sie sich in den Pausen verpflegen können, bieten nur die üblichen Weißmehl-Wurstbrote sowie Chips, Limonaden und Süßigkeiten, die es auch im Supermarkt gibt. Hausmeister wissen eben genau, welche Waren sie am besten verkaufen können. Nun sei allen Hausmeistern von Herzen gegönnt, dass sie sich zu ihrem schmalen Gehalt etwas dazuverdienen. Nur bitte nicht auf Kosten der Kinder. Die entsprechenden Kampagnen an Modellschulen haben nämlich gezeigt, dass nach einer überzeugenden Aufklärungsarbeit bei Schülern, Eltern und Kioskbetreibern eine Umstellung auf gesunde, appetitlich belegte Vollkornbrote und Mineralwasser durchaus gelingen kann. – Vorausgesetzt, es gibt keine süßen Alternativen.

Und noch einmal: Die Macht des Fernsehens

»Fernsehen macht dick« heißt eine Überschrift in Kapitel fünf, in dem es um die Wirkung von Fernsehen auf das Wohlergehen von Kindern geht (siehe Seite 116). Dort ist davon die Rede, dass stundenlanges Sitzen vor dem Bildschirm, womöglich auch noch mit Knabbersachen

> DIE VERFÜHRER

> ### Bravo, Jamie!
>
> Jamie Oliver, der auch hierzulande bekannte und beliebte britische Fernsehkoch, wird vor allem von Jüngeren wegen seiner unglaublich frechen Schnauze verehrt. Eines Tages stellte er öffentlich fest, dass das, was man englischen Kindern in den Schulen servierte, einfach »rubbish«, also Mist, Müll, Dreck sei. Und er bot sich an, über seinen Sender eine Kampagne zu starten, die den Eltern und den Behörden die Augen öffnen und gleichzeitig beweisen sollte, dass man für nur wenig mehr Geld den Kindern Mahlzeiten servieren kann, die ihrem Körper und ihrem Geist nachhaltig nützen. Die Sache wurde ein Riesenerfolg. Die Regierung spendierte schließlich sogar ärmeren Regionen über fünfhundert Millionen Dollar Zuschuss. Die bisherigen Lieferanten minderwertiger Schulspeisen wurden auf Trab gebracht oder verloren ihre Aufträge, an manchen Schulen übernahmen die Eltern vorübergehend die Versorgung, und überall kochte man zur Begeisterung der Kids nach Jamies Rezepten. Immerhin stellte die ehrwürdige Oxford Universität in einer Studie fest, dass die Schreib- und Lesefähigkeiten der Kinder deutlich zunahmen, sobald ihr Speiseplan durch Omega-3-Fettsäuren ergänzt wurde, wie sie in Jamie Olivers Fischgerichten vorkamen. Von September 2006 an wurde das neue Ernährungskonzept dann sogar Gesetz: Schulen müssen jetzt bestimmten Vorgaben von Ernährungsexperten entsprechen.
> Ob Eis und Schokolade an britischen Schulen heute verboten sind? Natürlich nicht. »Kinder müssen auch mal Junkfood essen. Nur eben nicht jeden Tag«, sagt Jamie.

und kalorienreichen Getränken, als eine der Ursachen für die Gewichtsprobleme von Jugendlichen gilt. Die fatalen Folgen des Fernsehens gehen aber noch weiter.

Die Lebensmittelindustrie hat selbstverständlich mitgekriegt, dass die Fähigkeit von Kindern, Programminhalte zu durchschauen, Erfundenes von der Wirklichkeit zu unterscheiden, sehr begrenzt ist und frühestens mit dem 8. Lebensjahr einsetzt. Also bombardiert man Kinder mit raffinierten Werbespots für genau die Produkte, die nach Ansicht der Ernährungsexperten schädlich für sie sind: Hochkalorische Schokoladen-, Milch- und Nussschnitten, Softdrinks – mit einem Wort: Junkfood. Der Erfolg gibt den Herstellern Recht. Kinder wollen tatsächlich das kaufen und essen, was ihnen

KAPITEL 7
ÜBERGEWICHT? MEIN KIND BLEIBT SCHLANK!

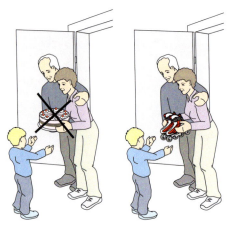

Manchmal muss man nicht nur Kinder erziehen, sondern auch Oma und Opa: Keine Süßigkeiten bitte – Inline-Skates oder andere Sportsachen sind dagegen sehr willkommen!

im Fernsehen so verlockend angeboten wird. Sogar dann, wenn sie gar nicht mehr wissen, dass sie das Produkt in der TV-Werbung gesehen haben – die Botschaft ist im Unterbewusstsein angekommen und nimmt von dort aus Einfluss auf ihre Essgewohnheiten. Empörte Jugendschützer in den USA und in Europa versuchen inzwischen, den Umfang der Werbung, die speziell Kinder als Zielgruppe hat, drastisch zu reduzieren. Vor allem in Skandinavien ist man dabei, die Ausstrahlung solcher Spots zu verbieten.

Sprecher der Industrie allerdings zucken die Achseln und schieben alle Schuld auf die Eltern. Die könnten doch jederzeit nein sagen, wenn die Kids etwas wollen …[5]

Sie finden das zynisch? Ich auch.

Spaß am Essen, Spaß am Leben

Was können Eltern – und vielleicht auch Großeltern und Freunde – tun, um den Kindern zum einen Freude am Essen zu vermitteln, zum anderen aber gesundheitliche Probleme jetzt und in Zukunft zu ersparen?

Dazu müssen wir uns zunächst klarmachen, dass immerhin zwei Drittel der Kinder und Jugendlichen in durchaus gutem Gesundheitszustand sind, dass sie Sport treiben, sich vernünftig ernähren oder

---

[5] Michael Fumento: Weighs and Means, The New Republic, 14. Januar 2005

aber Gene mitbekommen haben, die verhindern, dass energiereiche Nahrung sich zu schnell in Fettpölsterchen verwandelt (die Wissenschaft ist da einigen Hormonen auf der Spur, die man eines Tages als Fettbremse einsetzen könnte – leider erst eines Tages). Es geht um die anderen, um die, deren Leben schon jetzt von körperlichen und seelischen Gesundheitsproblemen überschattet ist und bei denen wir befürchten müssen, dass auch ihre Lebensqualität als Erwachsene darunter leiden wird. Die Tatsache, dass es dabei um überdurchnittlich viele Kinder aus sozial schwachen Familien geht, macht die Sache nicht einfacher.

> Das Problem der dicken Kinder ist eines der ganzen Gesellschaft und muss deshalb auch als solches wahrgenommen und gelöst werden.

Das Gar-nicht-erst-dick-werden-Programm

Alle Anstrengungen sind gut und richtig, wenn es darum geht, aus übergewichtigen wieder normalgewichtige Kinder zu machen. (Siehe »Tipps« ab Seite 199.) Viel einfacher und wirkungsvoller aber sind Maßnahmen, die von vorneherein verhindern, dass ein Kind überhaupt in diese Lage kommt. Primärprävention, Vorsorge von Anfang an, nennt das die Wissenschaft. Und sie weist nach, dass dies im Grunde die einzige Strategie ist, die fast hundertprozentig zum Erfolg führt. Die Hilfen, die Eltern dabei vom Staat zu erwarten haben, sind immer noch viel zu gering. Daher kommt es auf die Familie selbst an – vor allem zunächst auf die Mütter.

Denn alles beginnt lange vor der Geburt ihres Babys.

Die Weichen richtig stellen

Frauen sollten schon vor, spätestens in der Schwangerschaft einige Punkte beachten, die später großen Einfluss auf das Gewicht und das Wohlergehen ihres Babys haben werden:
- **Nicht rauchen!** Dass sie ihrem Baby schaden, wenn sie in der Schwangerschaft rauchen, wissen inzwischen wohl alle wer-

KAPITEL 7
ÜBERGEWICHT? MEIN KIND BLEIBT SCHLANK!

denden Mütter. Sie wissen wahrscheinlich auch, dass die Babys von Raucherinnen (auch die von »nur« Passiv-Raucherinnen!) später ein stark erhöhtes Risiko haben, an Asthma, Allergien und Infektionen zu erkranken. Darüber hinaus aber kann es Entwicklungsstörungen und ein verlangsamtes Wachstum geben, weil die Plazenta – der Mutterkuchen, der den Embryo ernährt – wegen des Rauchens schlechter durchblutet wird. Deshalb sind diese Babys bei der Geburt oft kleiner und leichter – so, als wären sie in einer Hungerzeit herangewachsen. Sobald sie dann auf der Welt sind, versuchen sie »aufzuholen«, das heißt, sie nehmen überdurchschnittlich zu und diese Neigung zu mehr Appetit und übermäßiger Futterverwertung bleibt dann oft bestehen. So wird verständlich, dass das Risiko für starkes Übergewicht, also Fettsucht, doppelt so hoch ist, wenn die Mutter geraucht hat.

- **Schwangerschaftsdiabetes behandeln!** Ein gestörter Zuckerstoffwechsel in der Schwangerschaft, der nicht erkannt oder ungenügend behandelt wird, kann dazu führen, dass Babys bereits mit Übergewicht zur Welt kommen und auch im späteren Verlauf Gewichtsprobleme haben.
- **So lange wie möglich stillen!** Kinder, die vier bis sechs Monate ausschließlich Muttermilch bekamen, waren – abgesehen von den anderen Vorteilen wie Schutz vor Infektionen etc. – deutlich besser vor späterer übermäßiger Gewichtszunahme geschützt. Die Wissenschaft rätselt noch über die Gründe dafür. Man vermutet, dass in der Muttermilch bestimmte Sättigungshormone vorkommen, die die Flaschennahrung nicht vorweisen kann. Andere Experten meinen, dass Babys an der Brust selbst bestimmen, welche Menge zur Sättigung nötig ist, während sie beim Füttern doch irgendwie genötigt werden, das Fläschchen leer zu trinken. Wieder andere behaupten, dass die Formula-Nahrung kalorienreicher ist und der Stoffwechsel dadurch anders programmiert wird als mit Muttermilch.

In jedem Fall ist es außerordentlich wichtig, dass ein Kind in den ersten Lebensmonaten nicht überfüttert wird, weil es sonst zu viele

Fettzellen bildet, die es sein Leben lang nicht mehr los wird. Der beste Schutz vor Überfüttern: Stillen.

- **Informationen sammeln!**

»Wenn ich das alles nur rechtzeitig gewusst hätte!«, klagt Marisa M., deren 8-jähriger Junge zu einer längeren Kur geschickt werden musste, weil seine Kinderärztin starkes Übergewicht und eine beginnende Zuckerkrankheit festgestellt hatte. »Jetzt hat man mir gesagt, was ich alles falsch gemacht habe in den letzten Jahren, jetzt, wo es fast zu spät ist!«

Sie hat Recht: Eigentlich müsste es für alle Eltern schon während der Schwangerschaft Beratungen geben, die ihnen vor Augen führen, was für ihre Kinder in den nächsten Jahren zum Problem werden könnte. Damit wären sie besser gewappnet gegen eine Umwelt, die den Kleinen an Bauch und Kragen will: Gegen liebevolle Omis und Opas, die Riesentüten mit Gummibärchen mitbringen (3 Bärchen entsprechen 2 Stück Würfelzucker), gegen Kühlschränke voller Kalorienbomben, Fastfood-Restaurants,

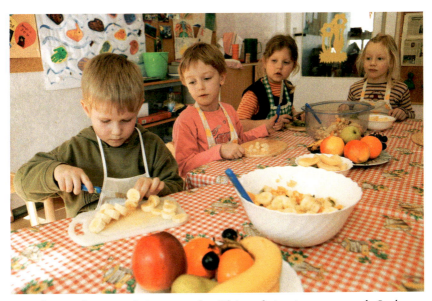

In vielen Kindergärten bringt man den Kleinen bei, wie man gesunde Sachen zubereitet. Damit schult man ihren Geschmack.

> **KAPITEL 7**
> **ÜBERGEWICHT? MEIN KIND BLEIBT SCHLANK!**

Sprüche wie »Lass-ihn-Gemüse-mag-er-eben-nicht«, gegen die Fernsehwerbung und die Computerspiele, die ihn hindern, auf den Sportplatz zu gehen.

Vorsorge muss Spaß machen

Im Grunde ist alles ziemlich einfach. Wenn einige wichtige Bedingungen erfüllt sind, brauchen Eltern nicht zu fürchten, dass ihr Kind womöglich falsch ernährt wird. Kleine Kinder sind Allesfresser, wie man weiß, inklusive Erde, Sand und – brrrrrr – mal ein Stückchen Regenwurm, den sie im Eifer des Spielens in den Mund stecken. Und die Welt geht auch nicht unter, wenn so ein Knirps ein paar Tage lang, vielleicht bei einem Freund, Sachen isst, die er zu Hause wohlweislich nicht bekommt.

Wichtig sind andere Dinge:
- **Mahlzeiten am Familientisch.** Auch wenn beide Eltern berufstätig sind und der oder die Kleine das Mittagessen vielleicht in der Kita oder im Kindergarten bekommt, sollte wenigstens eine Mahlzeit in aller Ruhe im Kreis der Familie stattfinden. (Bei Alleinerziehenden eben mit dem betreffenden Elternteil.) Eine Mahlzeit, wohlgemerkt aus frischen Zutaten, die auch einfach sein können (wie Pellkartoffeln mit Quark oder ähnliches), Hauptsache vitaminreich und liebevoll serviert. Ohne Ablenkungen (der Fernseher bleibt aus!) und – nach Möglichkeit – ohne Streit. Sinn der Sache ist es, aus der reinen Nahrungsaufnahme ein intensives Miteinander zu machen, das den Kindern Lust am Essen, an der Kommunikation, sowie Sicherheit und Geborgenheit vermittelt. Worüber man reden sollte? Das ist egal. Wichtig ist nur, dass das Kind mitreden

Wenn Kinder mit den Eltern zusammen essen, mögen sie viel eher Gemüse und Obst.

> **Esskultur ist mehr als eine Äußerlichkeit. Es ist Ausdruck von Lebensfreude und von Zusammengehörigkeit. Solche Rituale prägen Kinder, und sie werden sie wiederum an ihre eigenen Kinder weitergeben.**

kann und darf, also die Gespräche nicht völlig über seinen Kopf hinweg geführt werden.

- **Küchenhelfer willkommen**
  Bewährt hat sich ein kleines Tischchen in der Küche, an dem Drei- bis Fünfjährige sitzen und auf dem sie »arbeiten« können: Bohnen »zupfen«, Karotten sauber bürsten, Pfannkuchenteig rühren, Salat schleudern usw. Kinder lieben es, an der Zubereitung von Mahlzeiten beteiligt zu sein und womöglich auch schon beim Einkaufen mitbestimmen zu dürfen. Gleichzeitig ist es eine fabelhafte Gelegenheit, über das Essen zu reden, auch über das, was gute Nahrung für den Körper bedeutet. Der Teddybär oder der Lieblingshund dürfen mithelfen und werden geschimpft, wenn sie zu viel naschen ...

  > »Kinderlebensmittel« sind Unfug. Sie dienen nur dazu, neue Abnehmer für Industrienahrung anzuwerben.

  Ältere Kinder wollen vielleicht gelegentlich selbst die Familie bekochen. Nicht nur am Muttertag. Lassen Sie sie gewähren und mischen Sie sich nur ein, wenn Flammen aus dem Ofen schlagen. »Gut gemacht, schmeckt prima. Ganz toll!« ist das mindeste Lob, das man von Ihnen erwartet. Und selbstverständlich räumen Sie – ja, Sie! – hinterher die Küche auf.

- **Kühlschrank-Strategien**
  Eine der wichtigsten Maßnahmen, um Ihre Kinder davon abzuhalten, ständig irgendwelche Kalorienbomben in sich hineinzuschieben, ist der konsequente Verzicht auf den Einkauf solcher Dinge. Milchschnitten, Schokoriegel, gefüllte Kekse, Eiscreme, Nusscreme, gezuckerte Joghurts, Fritten, Chips und die ganzen Limos und Colas (um die Liste der größten Sünden noch einmal anzuführen) werden aus dem Kühlschrank verbannt.

  > In einem Glas Milch ist fünfmal so viel Kalzium enthalten wie in einer »Milchschnitte«.

  Wenn man Kinder hat, die zu Übergewicht neigen, sollte man auch Wurst und Käse nur in kleinsten Portionen kaufen und aufbewahren. Dafür sollten die Kids in der Küche immer gewaschene Möhren und ein paar Vollkornkekse finden, die sie bei großem Hunger essen können. Und selbstverständlich eine Schale voll

KAPITEL 7
ÜBERGEWICHT? MEIN KIND BLEIBT SCHLANK!

Obst auf dem Tisch. Gottlob sind Kinder faul und können sich nur äußerst selten dazu entschließen, in den nächsten Laden zu rennen und sich die Dinge zu kaufen, die Sie ihnen vorenthalten. Dass sie jammern und über Ihre Einkaufstaktik meckern, sollten Sie mit großer Gelassenheit ertragen.

- **Nicht ohne Frühstück in die Schule**

Die Zahl der Kinder, die ohne Frühstück in die Schule kommen, ist erschreckend hoch. Dabei brauchen Kinder morgens eine tüchtige Portion von Energielieferanten, damit ihr Gehirn und ihre Muskeln arbeiten können. Auch wenn manche sagen, sie »bringen so früh nichts herunter«, sollten sie wenigstens eine große Tasse heißen Kakao und einen kleinen Vollkorntoast mit Honig zu sich nehmen. Sonst ist nämlich die Wahrscheinlichkeit groß, dass sie in der ersten Pause das gesunde Tomaten-Gurken-Käse-Vollkornbrot, das Sie ihnen mitgegeben haben, verschmähen und sich heißhungrig auf etwas stark Zuckerhaltiges stürzen, um den niedrigen Glucosespiegel im Blut wieder auszugleichen.

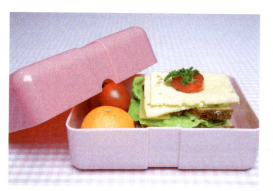

Gesunde Schulbrote steigern die Leistungsfähigkeit der Kinder.

- **Bewegen statt Fernsehen**

Sport und Bewegung und der Verzicht auf stundenlanges Fernsehen und Computerspielen sind die mit Abstand wichtigsten Maßnahmen, um Kindern die körperliche und seelische Last von Übergewicht zu ersparen. Mehr darüber in Kapitel 5 (ab Seite 116) und in Kapitel 8 (ab Seite 208).

- **Der Papa mag das auch nicht!**

Gutes Zureden und Geschichten über gesundes Essen nerven die Kinder nur und sind völlig sinnlos, wenn Sie nicht mit gutem Beispiel vorangehen. In einem Haushalt, wo gemeinsam gegessen wird und ganz selbstverständlich Gemüse, Obst und Salat regel-

SPASS AM ESSEN, SPASS AM LEBEN

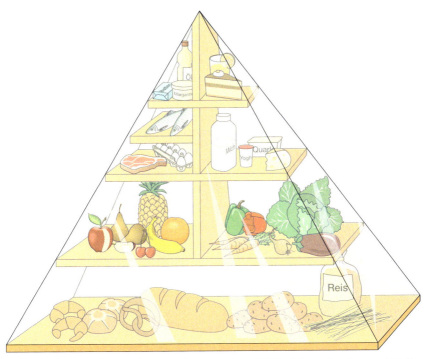

So sollte die Ernährung Ihres Kindes aussehen: VIEL Obst, Gemüse und Vollkornprodukte, täglich Milch und Joghurt, täglich etwas tierisches Eiweiß wie Fisch, Fleisch, Wurst oder Ei, WENIG Süßigkeiten und fette Snacks.

mäßig auf den Tisch kommen, kann sich der eine oder andere ruhig mal darüber beschweren, dass es »schon wieder Zucchini« gibt – »du weißt doch, dass ich die nicht mag«. Wichtig ist, dass Papa und Mama selbst gesunde Dinge essen und dass kein Zwang herrscht. »Hab ich ganz vergessen, dass dir die momentan nicht schmecken. Tut mir leid. Lass sie stehen. Morgen gibt es was anderes ...«

- **Desserts müssen nicht dick machen**
Selbstverständlich lieben Kinder Nachtisch, das »Tüpfelchen auf dem i« eines gelungenen Mahls. Dabei erweist es sich, ob Mama oder Papa Fantasie haben und Dinge servieren, die höchst verlockend aussehen, ohne die üblichen Süßigkeitskalorien zu haben. Also: kein Sahnepudding, keine Schokoladencreme, kein Kuchen.

Dafür »Überraschungen«: Einen schön aufgeschnittenen Pfirsich mit einem Löffel Joghurt in der Mitte, auf dem ein Gesicht aus Beeren lacht. Oder, im Winter, eine Orange, geschält und quer aufgeschnitten, sodass die Zwischenhäute der Frucht beim Essen nicht stören. Darauf wieder ein Löffel Joghurt und ein kleines Herz aus Marmelade.

> *Dumme Sprüche, die Kindern das Essen vermiesen*
>
> »Ein Löffelchen für Mama, ein Löffelchen für Papa, ein Löffelchen für Omi...«
> »Iss auf – das ist ja soo gesund!«
> »Zwei Stunden habe ich mich euretwegen in der Küche abgemüht und jetzt schmeckt's euch nicht ...!«
> »Nachtisch gibt es nur, wenn du das aufisst!«
> »Andere Kinder wären froh ...«
> »Du bleibst sitzen, bis alle fertig sind!«

Maxis Leben wird sich ändern

Maxi ist 11 Jahre alt, geht auf die Hauptschule und ist ein unglückliches Kind. Das würde er zwar nicht zugeben, aber man sieht es ihm an. Nicht nur wegen der 60 Kilo, die er auf die Waage bringt und die ihm bei seiner Größe von 150 cm einen Body-Mass-Index von 27 bescheren – nach den Statistiken der Ärzte ist er damit nicht mehr »übergewichtig« sondern bereits »fettleibig« –, (Skalen siehe Seite 178), sondern weil er merkt, dass er anders ist als seine Freunde in der Schule. Und weil sich seine Mutter für ihn schämt. »Iss doch nicht so viel«, das hat er in seinem Leben bestimmt schon tausendmal gehört. Genauso wie: »Warum machst du nicht mehr Sport?« Aber er muss einfach essen, und wie soll er Sport machen, wenn ihm nach 50 Meter Laufen schon die Puste ausgeht und die anderen Jungen ihn nicht mitspielen lassen beim Fußball, weil, wie sie spotten, »*ein* runder Ball genügt«.

Dicke Kinder sind oft süchtig nach Essen.

> ### *Aber Vorsicht! Schlank werden als Gefahr*
>
> Es ist zuweilen wie eine Epidemie. Völlig normal aussehende und auch normalgewichtige Mädchen (gelegentlich, aber viel seltener, auch Jungen) finden sich plötzlich zu dick. Auslöser sind manchmal Zeitschriften, in denen die neue Mode an spindeldürren Models so verlockend aussieht, oder Fernsehserien mit superschlanken Heldinnen. Auslöser kann aber auch eine einzige blöde Bemerkung eines heimlich angeschwärmten Jungen sein (»du mit deinem dicken Hintern ...«) oder ein spöttischer Kommentar des Lieblingsonkels (»Die Sarah isst halt gern, wie man sieht ...«). Dann beschließt Sarah abzunehmen. Und kann damit einen verhängnisvollen Prozess in Gang setzen. Zunächst ist sie stolz, wenn durch irgendeine Diät oder womöglich durch eine Fastenkur (für Jugendliche ohnehin verboten!) die ersten Kilos purzeln. Sie fühlt sich leicht und stark zugleich. Dann aber passiert etwas Merkwürdiges: Sie kann und will nicht mehr aufhören, Kalorien zu zählen und jeden Bissen Brot, selbst ein Stück Apfel nur mit schweren Schuldgefühlen zu schlucken und deshalb gleich wieder zu erbrechen. Ihre eigene Körperwahrnehmung ist völlig durcheinander: Sie sieht nicht die Rippen, die inzwischen hervorstehen, nicht den Verlust jeglicher weiblicher Rundung, sie findet sich immer noch zu dick und sie will weiter abnehmen. Sie ist das Opfer eines Wahns, sie ist süchtig, magersüchtig. Die Sucht ist stärker als jede Vernunft, sogar stärker als ihr Selbsterhaltungstrieb. Zehn bis fünfzehn Prozent dieser jungen Mädchen hungern sich zu Tode, wenn man sie nicht zwangsernährt. Bei anderen geht diese Störung in eine andere über, in Bulimie, die Fress- und Brechsucht.
>
> Leider besteht eben auch bei übergewichtigen Kindern die Gefahr, dass sie im Lauf der Therapie und ihrer ständigen Beschäftigung mit Körper und Gewicht derartige Tendenzen entwickeln.
>
> Ärzte und Eltern müssen deshalb sehr aufmerksam sein, um erste Anzeichen von solchen seelischen Krankheiten zu erkennen und durch eine entsprechende Psychotherapie zu verhindern, dass eine Essstörung in eine andere übergeht. (Siehe auch Kapitel 9, Seite 242.)

Übergewichtige Kinder leiden fast immer an einem fehlenden oder stark verzögerten Sättigungsgefühl. Und sie leiden darunter, dass Essen für sie zur Sucht geworden ist. Meist bedarf es, wie bei der Nikotinsucht, keines besonderen Auslösers, um den dringenden Wunsch nach etwas Essbarem zu aktivieren. Alles, was fett macht, ist ja meist fertig, billig und in Reichweite. Sei es im Kühlschrank, sei es im Fastfood-Lokal, im Supermarkt oder in der Eisdiele um die Ecke.

KAPITEL 7
ÜBERGEWICHT? MEIN KIND BLEIBT SCHLANK!

Zusätzlich gibt es aber auch immer wieder frustrierende Situationen, auf die Jugendliche ganz automatisch mit starken Hungergefühlen reagieren: blöde Bemerkungen von Klassenkameraden, ein Kinderarzt, der den Eltern in ihrer Gegenwart sagt, sie hätten leider schon wieder zugenommen, das Alleinsein vor dem Fernseher oder die Unmöglichkeit, mit den anderen zum Baden zu gehen – wo man sich ja ausziehen müsste. Der Suchtcharakter des Essverhaltens macht es denn auch so schwierig – in vielen Fällen fast aussichtslos –, an die Vernunft oder den guten Willen der Kinder zu appellieren, damit sie ihre Essgewohnheiten ändern. Effektive Hilfe muss an ganz anderen Stellen ansetzen.

Nicht warten, bis die Gesellschaft etwas unternimmt

Durch Übergewicht gefährdete Kinder und ihre Eltern werden von den Behörden im Stich gelassen, obwohl sich sämtliche Experten einig sind, dass das Problem ein sozialpolitisches ist und dass der Staat endlich etwas unternehmen müsste. Vorschläge, die sich in wissenschaftlichen Studien als wirksam erwiesen haben, gäbe es genügend. Zum Beispiel die Einführung von mindestens vier Stunden Sport pro Woche in allen Schulen, dazu Gesundheitsunterricht – eventuell durch Kinder- und Jugendärzte – als Teil des Lehrplans. Das Verbot von Fernsehwerbung, die eindeutig an Kinder gerichtet ist. Auflagen für die Nahrungsmittelindustrie, um zu verhindern, dass ungesunde, kalorienreiche Produkte als gesund vermarktet werden. Und das wären nur einige Möglichkeiten.

Da eine Umsetzung solcher Projekte derzeit aber nicht in Sicht ist, müssen die Familien selbst, müssen Vater, Mutter, Großeltern und Freunde den Kindern helfen. Ohne die Mitwirkung des Elternhauses und der *environmental factors* – der Lebenswelt der Kinder – sind nämlich alle Bemühungen um die Gesundheit des übergewichtigen Kindes vergeblich.

SPASS AM ESSEN, SPASS AM LEBEN

Die ersten Schritte

Es gibt inzwischen viele Programme, mit denen übergewichtige Kinder eine dauerhafte Verhaltensänderung und dadurch ein normales Körpergewicht erzielen können. Ihnen allen sind einige wesentliche Punkte gemeinsam.

- **Die Einsicht, dass etwas geschehen muss**

    Am Anfang steht die Frage nach dem »Warum«. Warum hat Maxi diese Probleme? Er isst zu viel. Gut, aber warum isst er zu viel? Wenn Maxis Eltern ihm wirklich helfen wollen, müssen sie zunächst einmal eine Bestandsaufnahme machen: Was isst – und trinkt – er normalerweise im Lauf eines Tages? Wie viele Stunden verbringt er sitzend und warum bewegt er sich nicht mehr? Woher kommen die ungesunden Sachen, die ihm schaden?

    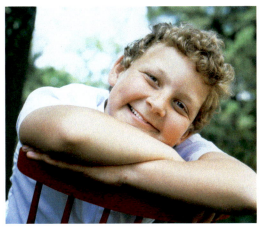

    Maxi und seine Eltern sollten diese Analyse, die sie gemeinsam mit ihm und dem Kinderarzt oder einer Familienberaterin machen, auf keinen Fall als Vorwurf oder als Schuldzuweisung empfinden. Und sie sollten begreifen, dass bloße Ermahnungen und Verbote absolut wirkungslos sind.

- **Gemeinsam schaffen wir das!**

    Der nächste Schritt ist eine Art Generalplan. Es wäre eine Illusion zu erwarten, dass Maxi in ein paar Monaten sein normales Gewicht erreichen kann. (Auch eine mehrwöchige »Kur« ist völlig sinnlos, wenn danach nicht eine konsequente Fortsetzung der gelernten Verhaltensänderung erfolgt.) Es geht nur mit einer Strategie der kleinen Schritte. Die ersten wichtigen Änderungen könnten so aussehen:

KAPITEL 7
ÜBERGEWICHT? MEIN KIND BLEIBT SCHLANK!

– Bist du damit einverstanden, Maxi, dass du ab sofort keine süßen Limos (Fanta, Sprite etc.) und Colas mehr trinkst?
– Bist du einverstanden, dass du täglich eine Stunde im Sportverein verbringst?
– Bist du einverstanden, dass du mit uns am Wochenende kleine Radtouren machst? Wenn du willst, kann einer deiner Freunde selbstverständlich mitfahren.
– Die Zeit, die du vor dem Fernseher oder Computer verbringst, legen wir gemeinsam fest, einverstanden?

Das wäre es schon, für den Anfang. Als Nächstes wird der Kühlschrank umgeräumt, dann werden die Mahlzeiten langsam in Richtung kalorienärmer verändert, die Portionen unmerklich verkleinert. (Wichtig: Keiner in der Familie bekommt ein anderes Essen, zum Beispiel Pommes oder andere dick machende Beilagen.) Das wird Maxi noch lange nicht davon abhalten, zwischendurch Junkfood oder Süßigkeiten zu essen. Aber er wird merken, dass er sich langsam besser fühlt. Und er wird zumindest nicht weiter zunehmen. (Da er aber weiter wächst, wird mit jedem zusätzlichen Zentimeter sein Body-Mass-Index sinken.)

Ernährungstagebuch schreiben!

Wenn er nicht fürchten muss, geschimpft zu werden, falls er einmal – oder auch öfters – über die Stränge haut, wird er vielleicht auch einverstanden sein, täglich wahrheitsgemäß in ein Heft einzutragen, was er am jeweiligen Tag gemacht, gegessen und getrunken hat.

Wenn nach einigen Monaten die ersten Verhaltensziele erreicht, das heißt, zur Gewohnheit geworden sind, hat sich möglicherweise bereits das Bewusstsein der ganzen Familie hin zu einem gesünderen Lebensstil verändert. Dadurch kann man Schritt für Schritt weitere Ziele ins Auge fassen, zum Beispiel:
– Den eigenen Fernseher endgültig aus Maxis Zimmer entfernen. Er darf dafür jeden zweiten oder dritten Tag ein Einstundenprogramm für die ganze Familie aussuchen (wobei die Geschwister selbstverständlich das gleiche Privileg erhalten).
– Die Familie isst höchstens noch einmal pro Woche Fastfood.

SPASS AM ESSEN, SPASS AM LEBEN

– Auf dem nächsten Elternabend wird mit den anderen Vätern und Müttern ein gesünderes Angebot am Schulkiosk und am Getränkeautomaten angemahnt und organisiert – und so weiter, je nach individueller Situation der Familie.

- **Lob und Belohnung sind wichtig**
  Aber es muss die richtige Belohnung sein. Bloß kein »Das hast du gut gemacht, Maxi, dafür gibt's jetzt ein großes Eis!« Wie denn Essen, vor allem Süßigkeiten, nie als Prämien für Wohlverhalten dienen darf. Auch zu teure Geschenke sind tabu. Richtig wären: Tickets für ein Sportereignis, ein schicker neuer Helm fürs Radfahren, eine Bootsfahrt auf dem See, als Höchstes vielleicht Inline-Skates. Solche Belohnungen gibt es aber wirklich nur dann, wenn das, was vereinbart war, auch eingehalten wurde.

Ob Maxi es schafft? Ich denke schon. Schließlich hat er das Glück, durch eine kluge und liebevolle Familie unterstützt zu werden.

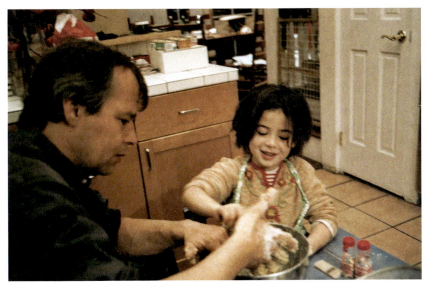

Mit Papa Kuchen backen ist für kleine Mädchen das höchste der Gefühle

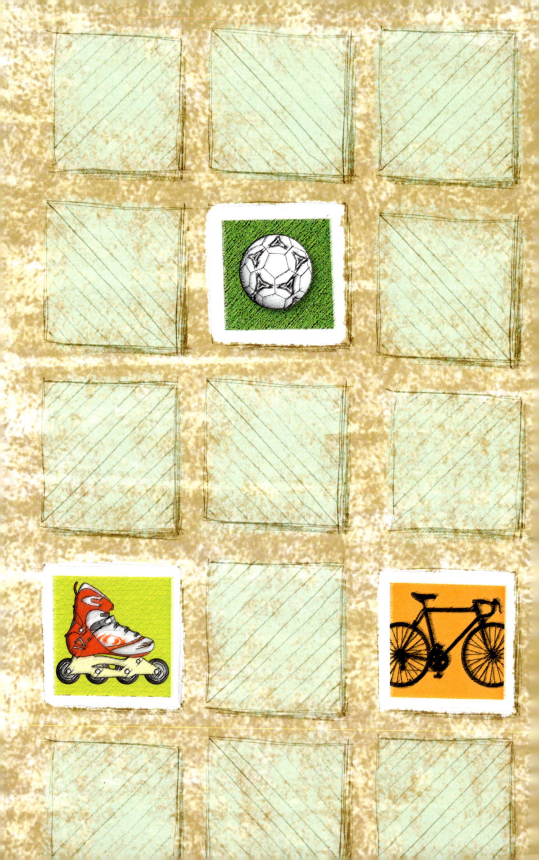

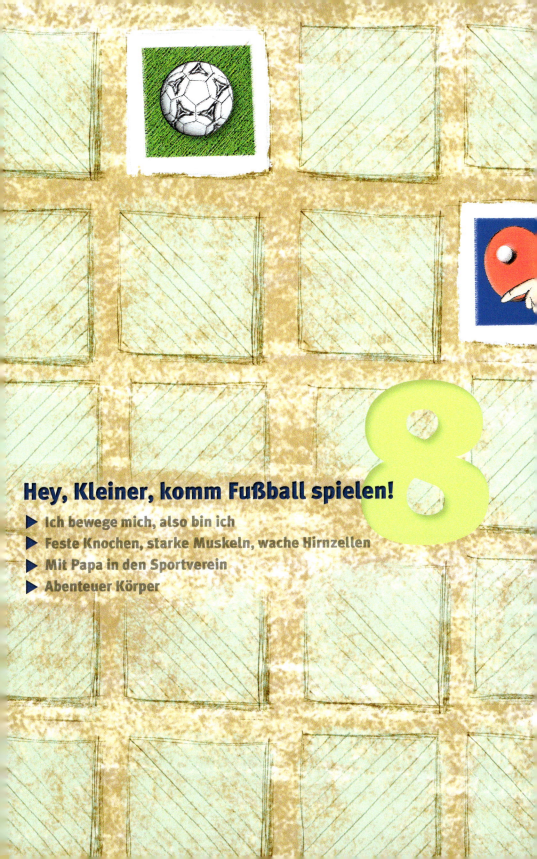

Hey, Kleiner, komm Fußball spielen!

▶ Ich bewege mich, also bin ich
▶ Feste Knochen, starke Muskeln, wache Hirnzellen
▶ Mit Papa in den Sportverein
▶ Abenteuer Körper

KAPITEL 8
HEY, KLEINER, KOMM FUSSBALL SPIELEN!

»Bewegung ist die Ursache allen Lebens.«
Leonardo da Vinci

Ich bewege mich, also bin ich

Ein großer Probenraum in einem Berliner Hinterhaus. Ungefähr 30 Jugendliche zwischen 12 und 18 Jahren stehen lässig herum oder hocken auf dem Parkett, einige sichtlich gelangweilt. Mitten unter ihnen ein älterer Herr, in T-Shirt und Schlabberhose, blitzende Augen im ziemlich faltigen Gesicht und eine spürbare Spannung in seinem schmalen, muskulösen Körper. Es ist Royston Maldoom, der englische Choreograph, der sich – zusammen mit dem Dirigenten Simon Rattle und den Berliner Philharmonikern – auf den verwegenen Versuch eingelassen hat, mit jungen Menschen aus Berlins Problemschulen ein so schwieriges Werk wie ›Sacre du Printemps‹ von Igor Strawinsky tänzerisch einzustudieren. Wohlgemerkt mit Kids unterschiedlicher Nationalität, die noch nie klassische Musik gehört oder ein Ballett gesehen haben, und die, wenn überhaupt, bisher nur in Diskos getanzt haben.

So beginnt der hinreißende Dokumentarfilm ›Rhythm is it!‹. Die Kamera begleitet in den folgenden Wochen Jugendliche und Ballettmeister bei der Arbeit, und wir werden Zeuge, wie aus ungelenken, unwilligen und skeptischen Teenagern disziplinierte Tänzer werden. Wie sich ihre Körper straffen, ihre Bewegungen von Tag zu Tag präziser und geschmeidiger werden, und wie sich, ganz langsam, aber unübersehbar, ihre Persönlichkeit verändert. Wie sie Zutrauen bekommen, zu sich selbst und zu ihren Fähigkeiten, wie sie lernen, auf andere einzugehen, wie sie plötzlich Ehrgeiz entwickeln und von sich aus schwierige Figuren wieder und wieder proben, um dann, bei der öffentlichen Aufführung, zusammen mit den berühmten Musikern einen Triumph zu feiern. Vielleicht zum ersten Mal in ihrem Leben

ICH BEWEGE MICH, ALSO BIN ICH

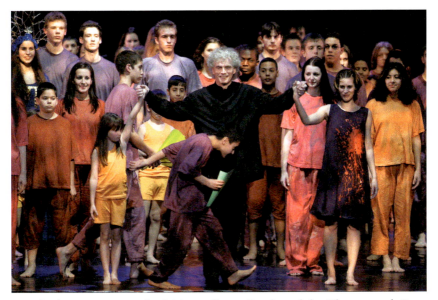

In ›Rhythm is it!‹ zeigen der Dirigent Simon Rattle und der Choreograph Royston Maldoom, dass Kinder durch Musik und Tanz ein neues Selbstwertgefühl bekommen können.

erhalten sie Anerkennung und möglicherweise sogar das Gefühl, eine Zukunft zu haben.

»Eine emotionale Reise in die Selbstfindung« hat ein Kritiker den Film genannt. Selbstfindung durch harte Arbeit, durch Musik, durch das Gemeinschaftserlebnis, durch den Erfolg, vor allem aber durch die intensive und positive Beziehung, die die Jugendlichen zu ihrem Körper entwickeln konnten.

Abenteuer Körper

Es gibt, und das bestätigt auch die Wissenschaft, in der Entwicklung von Kindern einen engen Zusammenhang zwischen Körpergefühl und Körperbeherrschung einerseits und der Entstehung von Bewusstsein und Persönlichkeit andererseits. Diese gegenseitige Beeinflussung beginnt praktisch mit der Geburt. Und gerade in den ersten Lebens-

KAPITEL 8
HEY, KLEINER, KOMM FUSSBALL SPIELEN!

> ### Wie alles beginnt
>
> Keine Frau wird jemals den Moment vergessen, in dem sie die allerersten Bewegungen ihres werdenden Kindes spürte: ein zartes, leises Anklopfen in ihrem Bauch. Zu diesem Zeitpunkt – um die 16. bis 20. Schwangerschaftswoche – hat das Baby in seiner geschützten Höhle allerdings schon viele Tage Training hinter sich. In der achten Woche seiner Existenz (da ist der Embryo noch nicht einmal 4 cm groß) beginnen bei dem winzigen Wesen bereits die ersten allgemeinen Bewegungen, begünstigt durch die Tatsache, dass es in seiner Fruchtblase schwimmt und dadurch nicht gegen die Schwerkraft arbeiten muss. Zwei, drei Wochen später kann es bereits den Kopf drehen und die Hand zum Gesicht bringen. In den folgenden Monaten geht es nicht nur um die Entwicklung der Organe und der Sinne sowie um das Längenwachstum, sondern auch schon um Kraft und Bewegungsabläufe. Zum Zeitpunkt der Geburt sind die kindlichen Muskeln zwar noch schwach, aber sie erlauben bereits reflexartiges Greifen mit Händen und Füßen, vor allem aber lustvolles Strampeln. Von da an gibt es kein Halten mehr: Der kleine Körper wächst rasant und mit ihm wachsen Muskelkraft, Geschicklichkeit und schon bald das Bedürfnis, sich von der Stelle zu bewegen.

jahren scheint sich bereits zu entscheiden, wie sich ein Mensch später wahrnehmen und wie gut seine Lernfähigkeit ausgeprägt sein wird. Sein Körper lernt und er mit ihm. Deshalb ist das Greifen, Krabbeln, Stehen, Laufen direkt verknüpft mit Emotionen, aber auch mit der Art und Weise, wie ein Kind die Welt sieht.

Junge Tiere, kleine Katzen zum Beispiel, besitzen schon nach wenigen Wochen eine fast perfekte Körperbeherrschung. Faszinierend, wie sie miteinander herumturnen, spielerisch kämpfen, Beute fangen und Sprünge üben, oft stundenlang, bis sie sich dann ermattet aneinanderkuscheln und einschlafen. Ihr Instinkt, also ihre Gene, sagen ihnen, dass sie dieses Training

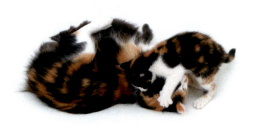

Katzenkinder haben schon nach wenigen Wochen eine perfekte Körperbeherrschung. Bei Menschenkindern dauert es deutlich länger.

brauchen, um selbstständig zu werden. Menschenkinder haben es da viel schwerer. Allein das Hochheben und Halten ihres schweren Köpfchens erfordert so viel Muskelkraft, wie sie sie erst nach einigen Wochen entwickelt haben. Als Nächstes versuchen sie dann, sich mit der Schwerkraft auseinanderzusetzen und den Körper beim Aufrichten auszubalancieren. Das heißt, sie trainieren ständig, wenn auch unbewusst, die Koordination von Gleichgewichtsorgan und Muskulatur. Trainieren aber heißt, im Gehirn wichtige Balance- und Bewegungsprogramme auszubilden und zu verankern, die sie brauchen, um frei sitzen und etwas später stehen und laufen zu können. (Siehe auch Kapitel 2, Seite 45.)

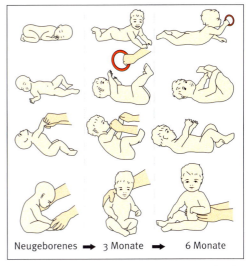

Neugeborenes ➡ 3 Monate ➡ 6 Monate

So entwickeln sich die Kraft und der Gleichgewichtssinn Ihres Kindes.

Kinderärzte raten den Eltern deshalb, ihr Baby von Anfang an immer wieder eine Zeit lang frei am Boden herumturnen zu lassen (selbstverständlich unter Aufsicht). Man kann dann beobachten, wie es Haltungen ausprobiert und schon bald (im dritten oder vierten Monat) beginnt, mit seinem kleinen Körper zu experimentieren, ihn

Für Babys gibt es nichts Besseres, als mit Mama oder Papa auf dem Boden herumzukugeln.

> ### Eine Warnung
>
> Eltern sollten die körperliche Entwicklung ihrer Kinder aber nicht durch falsch verstandene Frühförderung beschleunigen. Geräte wie die »Baby-Wippe«, aber auch »Baby-Hopser« und Gehlernhilfen (»Gehfrei« und andere) sind ausgesprochen schädlich, weil sie die natürlichen Bewegungsabläufe behindern und zu Fehlstellungen und Fehlfunktionen führen können. Die Kinder finden selbst am besten heraus, wann es Zeit ist, aufzustehen und die ersten Schritte zu wagen.

KAPITEL 8
HEY, KLEINER, KOMM FUSSBALL SPIELEN!

Kinderorthopäden warnen dringend vor »Baby-Wippen«, »Baby-Hopsern« und Lauflerngeräten wie »Gehfrei«. Sie verhindern die natürliche Entwicklung und führen zu einer falschen Körperhaltung!

zu drehen oder zu rollen, etwa um an einen Ball zu kommen. Solche Körper-Abenteuer sind wichtig, und man sollte es den Kleinen nicht zu leicht machen, indem man ihnen den begehrten Ball einfach in die Hände gibt. Man brächte sie sonst um wertvolle Übungseinheiten und um das Erfolgserlebnis: Was ich will, das kann ich selbst erreichen!

Beim freien Spiel kann man auch am besten erkennen, ob das Baby irgendwelche motorischen Defizite zeigt (was zum Beispiel bei vorzeitig geborenen Kindern gar nicht selten ist). Wichtig, weil solche Schwächen mit einer krankengymnastischen Frühförderung in den meisten Fällen relativ rasch ausgeglichen werden können.

Irgendwann um den ersten Geburtstag sind Kraft, Gelenkigkeit und Gleichgewichtssinn des Babys so weit gefestigt, dass es frei stehen und die ersten zögernden Schritte wagen kann. Welchen Spaß und welche Genugtuung ihm das verschafft, wie stolz es selbst auf diese Leistung ist (und mit ihm die ganze Familie!), belegen Millionen, ach was, Milliarden von Kinderfotos: »Michi kann stehen!« »Annas erste Schritte!«

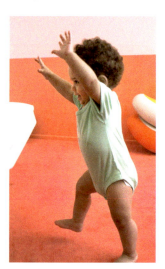

»Hallo, Mama, ich kann stehen!«

Zunehmendes Alter – abnehmende Fitness

Irgendwann zwischen dem zweiten und dem sechsten Lebensjahr geschieht etwas Merkwürdiges: Die natürliche körperliche Entwicklung der Kinder scheint auf einmal nicht mehr zu funktionieren.

»Es ist eine einzige Katastrophe«, jammern Lehrer und Kinderärzte im Chor. »Unsere Sechs- bis Zehnjährigen scheitern bei den

> ICH BEWEGE MICH, ALSO BIN ICH

einfachsten Bewegungsarten. Sie können nicht mehr klettern; sie laufen wie lahme Enten; wenn sie einen Ball werfen sollen, stellen sie sich an wie Hampelmänner; sie schaffen es nicht, ein paar Meter auf einem Balken zu balancieren, und beim Bücken erreichen sie den Boden nicht einmal mehr mit den Fingerspitzen – was ist eigentlich los mit ihnen?«

Ja, was wohl? Wenn aus jedem dritten quirligen, fröhlichen Kleinkind nur wenige Jahre später ein schwerfälliger, ungelenker, oft auch trauriger Faulpelz wird, dann muss in diesen Jahren etwas Entscheidendes schieflaufen. Wir sollten die Augen endlich aufmachen und die Ursachen für diese Fehlentwicklung klar aussprechen:

Wir lassen zu, dass unseren Kindern Bewegung systematisch abgewöhnt wird. Und wir lassen außerdem zu, dass sie sich gleichzeitig entsetzlich falsch ernähren.

Spielen, Toben – wo denn?

»Den Kindern fehlt die Straße«, sagen Experten. Denn das Abenteuer Straße: Herumrennen, Skateboard fahren, Kräfte messen in der eigenen Clique und gegen die vom Nachbarblock, und, größtes Vergnügen, im Hinterhof mit einem alten Fußball kicken – das gibt es höchstens noch auf dem Land. In den Städten sind die Straßen zugeparkt und ohnehin zu gefährlich, für die Parks gelten strenge Auflagen, die fast alles verbieten, was Spaß machen würde (oder sie sind von Drogendealern besetzt), die Hinterhöfe sind begrünt und für lärmende Kinder verboten. Bleibt nur die Mama, die einen mit dem Auto (mit dem Auto!) zu einem Spielplatz fährt oder zum Schwimmen. Wenn sie Zeit hat. Bleibt der Kindergarten, den gerade viele Kinder, die es am nötigsten hätten, nicht besuchen können (kein Platz vorhanden oder kein Geld dafür da). Aber auch dort kommt gezieltes körperliches Training oft zu kurz. In den nächsten Jahren sind immerhin mehrere Modellversuche mit wissenschaftlich fundierten Bewegungs-

> **Wir sind keine guten Vorbilder. Wir benützen selbstverständlich Lift und Rolltreppen, und unser Fahrrad dämmert während der Woche vor sich hin.**

KAPITEL 8
HEY, KLEINER, KOMM FUSSBALL SPIELEN!

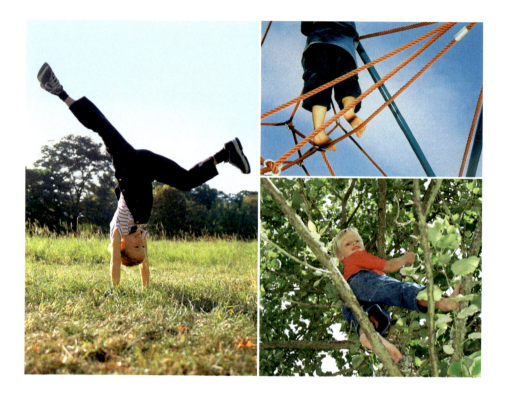

programmen geplant. (Was heißt, dass die armen Erzieherinnen dann neben Deutsch, Manieren, sozialen Tugenden und richtiger Ernährung auch noch für die Förderung von Muskelaufbau und Geschicklichkeit der Kinder verantwortlich sein werden.)

Auch bei etwas älteren Kindern ist es, zugegeben, heutzutage tatsächlich gar nicht so einfach, dafür zu sorgen, dass sie einen gesunden, trainierten Körper bekommen. Die Schulen versagen leider auf ganzer Linie. Die lächerlichen zwei Wochenstunden Sport, die vorgesehen wären, fallen auch noch häufig aus. Lehrermangel. Niemand regt sich groß darüber auf – es handelt sich ja nicht um Mathe oder Englisch, sondern »nur« um Turnen.

Außerhalb der Schule sieht es auch nicht besser aus. Da ist der Schulbus, da ist das Auto zum Einkaufen, zum Klavierunterricht und für den Ausflug ins Grüne. Zu Fuß laufen? Wozu, es geht ja auch anders: »Mama, fährst du mich zum Martin?« »Und holst mich wieder

ICH BEWEGE MICH, ALSO BIN ICH

> ### 200 wichtige Minuten
>
> Der Sportprofessor Dr. Klaus Bös beschäftigt sich an der Universität Karlsruhe seit Jahren mit den Auswirkungen von Bewegungsarmut bei Kindern. Er und seine Kollegen haben dazu einige erschreckende Daten vorgelegt. Als man mithilfe eines »Bewegungstagebuchs« das Verhalten von 1000 Sechs- bis Zehnjährigen dokumentierte, stellte sich heraus, dass die Kids täglich 9 Stunden im Liegen, 9 Stunden im Sitzen, 5 Stunden im Stehen und gerade mal 1 Stunde in Bewegung verbrachten! Und von dieser einen Stunde waren sie keine 30 Minuten mit etwas intensiveren körperlichen Aktivitäten – Radfahren oder Inline-Skaten – beschäftigt. Übergewicht, Haltungsschäden, häufige Rücken- und Kopfschmerzen sowie fehlende Geschicklichkeit, die wiederum zu höheren Unfallzahlen führt, wurden als Folgen der mangelnden Fitness erkannt.
>
> Professor Bös konnte dann eine Reihe von Schulen für einen ersten Modellversuch gewinnen, bei dem vier mal 50 Minuten, also 200 Minuten Sportunterricht pro Woche systematisch in den Stundenplan eingebaut wurden. Dabei sollten es vor allem Sportarten sein, die den Kindern Spaß machten. Die Ergebnisse waren überzeugend. Schon nach 8 Wochen hatte sich der körperliche Zustand bei allen verbessert. Darüber hinaus gab es aber noch ganz andere positive Resultate: Die Kinder gingen auf einmal viel lieber zur Schule und ihre Aufmerksamkeit im Unterricht verbesserte sich. Sogar in den Pausen änderten sie ihr Verhalten – die Aggressivität war eindeutig geringer. Auch die Eltern gaben bei der Befragung an, dass bereits durch diese wenigen Stunden zusätzlichen Sportunterrichts das Selbstbewusstsein der Schüler sowie ihre Lernbereitschaft zugenommen hatten. Erstaunlich, oder?[1]

ab?« Rad oder Tretroller würden sie wahrscheinlich ganz gerne nehmen. Aber da sind wiederum die Erwachsenen dagegen, zumindest in den Städten – leider zu gefährlich. Und so kommen viele Schulkinder durch den Tag, ohne auch nur drei Schritte zu gehen. Dafür bleibt ihnen eine Menge Zeit, um sich stundenlang vor den Computer oder den Fernseher zu setzen.

---

[1] Klaus Bös: Gesunde Kinder durch gezielte Bewegungsförderung, Universität Karlsruhe (TH), 2003

KAPITEL 8
HEY, KLEINER, KOMM FUSSBALL SPIELEN!

Knochen, Muskeln, Energie

Kindliche Knochen sind zunächst noch ziemlich weich. Sie bestehen hauptsächlich aus Knorpel und Bindegewebe. Erst nach und nach wachsen die richtigen Knochenzellen hinein, die dann unter Mitwirkung von Vitamin D Mineralsalze, hauptsächlich Kalzium, einlagern und so dem »fertigen« Knochen die nötige Härte und Festigkeit geben.

Mit ca. 14 Jahren ist die Knochenbildung mehr oder weniger abgeschlossen. Es bleibt dann nur noch eine schmale Knorpelzone in der Nähe der Gelenke erhalten, an der das Längenwachstum noch ein paar Jahre weitergeht, bevor auch diese »Fugen« verknöchern und die endgültige Körpergröße erreicht ist.

Längenwachstum ist aber nicht allein entscheidend. Genauso wichtig ist die Festigkeit der Knochen. Die wiederum entsteht erst durch eine regelmäßige Belastung des Körpers. Das heißt, je aktiver die Kinder sind, je mehr sie laufen, Trampolin springen, Radfahren, Fußball oder Handball spielen, desto mehr nimmt ihre Knochendichte zu. Vorausgesetzt, dass auch die Ernährung »knochenfreundlich« ist, also genügend Kalzium zur Verfügung stellt. Milch, Joghurt, Käse, aber auch Vollkornbrot, viele Gemüse und Obstsorten sind gute Kalziumlieferanten. Dagegen gelten Süßigkeiten, vor allem aber Cola-Getränke mit ihrem hohen Anteil an Phosphaten als »Knochenräuber«, das heißt, sie verhindern den Einbau von Kalzium in das Skelett. (Siehe auch Kapitel 7, Seite 195.)

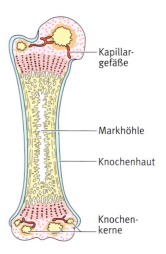

Optimale Festigkeit erhalten die Knochen durch viel Bewegung und richtige Ernährung.

Unsere Gene bestimmen die Länge der Knochen, für ihre Festigkeit müssen wir selber sorgen.

Wenn Jugendliche bis zu ihrem 20. Lebensjahr ihre optimale Knochenfestigkeit nicht erreichen, sind sie später gefährdet, sich auch schon bei harmlosen Stürzen den Arm oder das Bein zu brechen. Dagegen schützen feste Knochen, die man sich in der Jugend erwirbt, auch später besser vor der gefürchteten Alterskrankheit Osteoporose.

Astronauten verlieren ca. 20 Prozent der Knochenmasse, weil ihr Skelett durch die Schwerelosigkeit im Weltraum nicht ausreichend belastet wird.

Starke Muskeln – starker Eindruck

Muskeln sind ein tolles Thema, auch für die Kinder selbst. Sie prahlen mit ihrem harten Bizeps, sie messen ihre Kraft mit anderen. Was kann ich tun, fragen sie, um starke Muskeln zu bekommen? Und denken dabei an ihre Lieblingsfußballer, die diese mächtigen Beine haben und diesen begnadeten Bumms, wenn sie den Ball ins Tor dreschen.

Früher haben manche Eltern gesagt: Iss viel Spinat, dann wirst du auch so stark. Das war ein gemeiner Trick und stimmt natürlich nicht. Es gibt nämlich nur eine Methode, die zu einer kraftvollen Muskulatur führt, und die heißt: Training! Nur durch regelmäßiges Training vermehrt sich die Zahl der Muskelfasern.

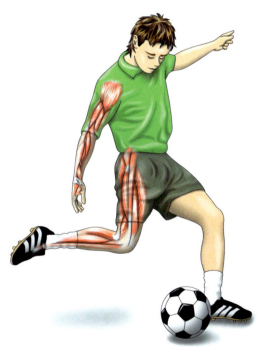

Wir haben 600 Muskeln im Körper, die wir alle bewegen sollten. Je mehr wir trainieren, desto stärker werden Kraft, Ausdauer und Geschicklichkeit.

KAPITEL 8
HEY, KLEINER, KOMM FUSSBALL SPIELEN!

> ### *Energiebündel*
>
> Muskeln sind eigenartige Gebilde. Sie folgen dem genialen Prinzip »Gemeinsam sind wir stark«.
>
> Die kleinste Einheit eines Muskels – das *Filament* – ist eine Minifaser, die man nur unter dem Mikroskop sieht. Abertausende solcher Fäserchen sind zu *Myofibrillen* gebündelt, diese wiederum zu *Muskelfasern,* die man bereits mit bloßem Auge sehen kann. Tausende von Muskelfasern bilden dann *Muskelfaserbündel* und erst diese ergeben zusammen den eigentlichen Muskel, dessen Enden als *Sehnen* an den Knochen angewachsen sind, die sie bewegen sollen. 600 solcher Muskeln können wir bewusst anspannen und wieder entspannen. Bewusst heißt: Ich will diese Bewegung ausführen. Wenn ich zum Beispiel, wie gerade jetzt, das Wort M-u-s-k-e-l am Computer schreiben möchte, erzeuge ich im Gehirn elektrische Impulse, die als Nervenreize zu den Muskelgruppen des Arms, der Hand und der Finger schießen und dort gezielt den vielen tausend Muskelfasern befehlen, sich jeweils zusammenzuziehen und so die Tasten zu drücken – und wieder loszulassen.
>
> Noch schöner kann man das am Oberarm sehen, wo der starke Bizeps sich verkürzt und verdickt, wenn wir den Unterarm anheben. Eine Unmenge von Energieelementen addiert sich dann zu einem gewaltigen Kraftpaket. Wenn ich Muskeln allerdings nicht bewege, werden sie dünn und schwach. Dagegen entstehen durch regelmäßiges Training in kurzer Zeit Millionen von neuen Fasern und verstärken so die Leistungsfähigkeit.

Kinder brauchen starke Muskeln

- **Als Schutz vor Haltungsschäden.** Wer täglich mehrere Stunden im Sitzen zubringen muss – meist auch noch in falsch konstruierten Schulmöbeln –, dessen Wirbelsäule nimmt weniger Schaden, wenn eine gute Rückenmuskulatur einen gewissen Ausgleich schafft. Dadurch vermeidet man auch Kopf- und Schulterschmerzen.
- **Als Unfallschutz.** Wer gut balancieren, klettern, rennen und Ball spielen kann, der wird auch Abstände automatisch besser abschätzen und sich bei Gefahr rechtzeitig in Sicherheit bringen können, zum Beispiel im Straßenverkehr. Er wird sich beim Sport geschickter anstellen und kritischen Situationen insgesamt leichter ausweichen können.

- **Zur Selbstverteidigung.** Natürlich bringen wir Kindern bei, dass man Konflikte nicht mit den Fäusten austrägt. Wer aber von vorneherein weiß, dass er ohnehin der Unterlegene wäre, dass er nicht wirkungsvoll zurückhauen *könnte,* selbst wenn er wollte, dessen Selbstvertrauen bleibt gering und er wird – vor allem in der Schule – leichter zum Opfer von Mobbing und Pöbeleien. (Experten meinen, er wird – unter widrigsten Umständen – auch zu Waffen greifen, um seine körperliche Schwäche zu kompensieren.) Leider gilt das alles inzwischen auch für Mädchen.
- **Für ein starkes Selbstbewusstsein.** Das Gefühl von Freiheit und Selbstvergessenheit, das durch körperliche Aktivität entsteht, der Spaß am Spiel, auch am Wettkampf und das wohlige Gefühl von Anstrengung und darauf folgender Entspannung sind wertvolle Erfahrungen für die Kinder und formen ihre Persönlichkeit. Dazu kommen noch die sozial integrierenden Elemente beim Sport, die Förderung von Fairness und Teamfähigkeit.

Mit Papa in den Sportverein

Je öfter Kinder trainieren, also bestimmte, möglichst vielfältige Arten von Bewegung ausführen, desto besser klappt die Koordination der Muskelgruppen untereinander und desto kräftiger werden die einzelnen Muskelelemente. Regelmäßiger Sport hat aber noch einen anderen Effekt: Bewegung wird zur Gewohnheit, zu einem unbewussten mentalen Programm, zur Selbstverständlichkeit, zu einem Teil ihres Lebens, den sie lieben und den sie vermissen, wenn sie einmal keine Gelegenheit haben, sich auszutoben. Genau dahin muss man sie bringen. Nur, wie macht man das?

Vor allem, wenn man als Papa selbst ein Couch Potato ist und nichts am Hut hat mit Laufen und Radfahren? Und als schönste Freizeitbeschäftigung das Angeln liebt und diesen kontemplativen

KAPITEL 8
HEY, KLEINER, KOMM FUSSBALL SPIELEN!

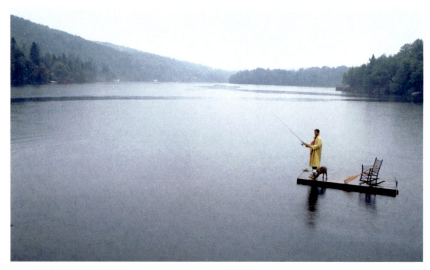

Die Ruhe sei Papa gegönnt, aber er sollte auch Vorbild sein bei Sport und Bewegung.

Zustand, der sich einstellt, wenn man im Boot sitzt und sich nicht bewegen darf, um die Fische nicht zu erschrecken ...

Wie macht man das als Mama, die sich nach dem Büro auch noch um den Haushalt kümmern darf und die ohnehin den Freundinnen in zwei von drei Fällen absagt, weil sie am Abend einfach keine Lust und Kraft mehr hat, mit ins Fitness-Studio zu gehen?

Einfaches Rezept, aber schwierig in der Ausführung: Mama und Papa *müssen sich ändern*. Sie müssen Sport und Bewegung in ihr tägliches Leben integrieren. So werden sie zu glaubwürdigen Vorbildern und schaffen gute Voraussetzungen für die optimale körperliche Entwicklung ihrer Kinder.

Vorbild sein

Man sollte schon früh beginnen. Kinder lieben jede Art von körperlicher Aktivität. Schon Dreijährige laufen tapfer durch den Wald, wenn die ganze Familie dabei ist und lustige Geschichten von den Sie-

MIT PAPA IN DEN SPORTVEREIN

ben Zwergen, von Rehen oder Häschen erzählt. Wenn man Fangen spielt, Hütten baut und die Kleinen auf Baumstämmen balancieren lässt und mitzählt, wie viele Schritte sie dort schaffen. Als Vier- und Fünfjährige interessieren sie sich schon für die Namen der Bäume und lernen, die Stimmen der Vögel zu unterscheiden. Höhepunkte sind dann gemeinsame Radtouren oder kleine Wanderungen mit Picknick im Freien, Schwimmen im Badesee oder, im Winter, wilde Abfahrten mit dem Schlitten. Und am schönsten ist es, wenn der kleine Michi oder Lukas eines Tages zum ersten Mal den Papa besiegt, sei es beim Tischtennis oder beim 50-Meter-Lauf.

Es gibt eine einfache Art, Sport in den Alltag zu integrieren, nämlich die **Mitgliedschaft in einem Sportverein**. Egal, was Sie selbst dort treiben, Gymnastik, Tennis oder Volleyball – es wird Ihnen in jedem Fall guttun. Die Kinder sind dort unter Aufsicht und können in der Junior-Abteilung Ballspiele oder die ersten Versuche an den diversen Sportgeräten machen. Gerade die Begegnung mit etwas älteren Jungen und Mädchen, die schon mühelos Rad schlagen und Kopf- und Handstand üben oder beim Basketball tatsächlich den Korb treffen, stachelt den Ehrgeiz der Kleineren an und weckt die Lust, es ihnen nachzutun.

Im Verein kann man auch leichter herausfinden, für welche Sportart Ihr Kind besonderes Interesse zeigt oder speziell begabt scheint. Sport macht logischerweise nur dann auf Dauer Spaß, wenn man ihn einigermaßen gut beherrscht. Da Kinder Bewegungsabläufe aber schneller lernen als Erwachsene (ihr prozedurales Gedächtnis, das diese Bewegungsmuster als Programm im Gehirn speichert, ist noch frisch, genau wie ihr Sprachgedächtnis), dauert es meist nicht lange, bis sie die ersten Erfolge haben. Und damit die Motivation, weiterzumachen, besser zu werden.

Wie auch in der Schule hängt natürlich sehr viel von der Person des Lehrers, bzw. des Trainers ab: Ob er – oder sie – Kinder mag und sie lobt und ermutigt oder ob da ein alter Griesgram oder eine übellaunige Schrulle herrschen, denen sowohl Kin-

> **Sorgen Sie dafür, dass Ihr Kind einen tollen Sportlehrer hat und keinen strengen, muffeligen Griesgram!**

KAPITEL 8
HEY, KLEINER, KOMM FUSSBALL SPIELEN!

der als auch der Sport längst auf den Geist gehen. Seien Sie da sehr kritisch und liefern Sie Ihre Kleinen nicht jemandem aus, der ihnen die Lust am Sport ein für allemal austreibt!

Was Kindern ab sechs, sieben Jahren oft außerordentlichen Spaß macht, sind zum Beispiel asiatische oder südamerikanische Kampfsportarten wie *Jiu-Jitsu* und *Capoeiro*, selbstverständlich in einer sanften, kindgerechten Form. Sie verbinden Körperbeherrschung mit Teamgeist und Ritualen, die von den Kids als Ritterspiele empfunden und ernsthaft eingehalten werden. Dazu bringen sie ihnen – wertvoller Nebeneffekt! – die Grundformen der Selbstverteidigung bei. Manche Volkshochschulen bieten solche Kurse auch für Kinder an, aber sonst sind die entsprechenden Studios inzwischen in vielen Städten zu finden und nicht sehr teuer – falls Ihr Sportverein so etwas Exotisches nicht im Programm hat.

Später, mit 13, 14 Jahren, haben die meisten Jugendlichen längst ihren Lieblingssport entdeckt – oft der, den sie durch die Eltern gelernt haben und den sie inzwischen gut beherrschen. Wer mit drei

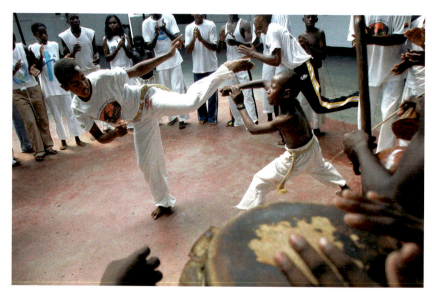

Capoeiro ist ein Kampfspiel, das Kindern großen Spaß macht. Es verbindet Körperbeherrschung mit Teamgeist und Techniken der Selbstverteidigung.

oder vier Jahren zum ersten Mal im »Zwergen-Kurs« auf Skiern stand, wird wahrscheinlich auch mit 15 begeistert – jetzt per Snowboard – die Berge hinterdüsen. Aber egal, ob sie beim ursprünglich gelernten Sport bleiben oder ob sie sich, zusammen mit ihren Freunden, anderen Aktivitäten zuwenden, wichtig ist nur: Ihr Sohn oder Ihre Tochter haben echte Lust an der Bewegung bekommen und dadurch die Chance, auch ihr weiteres Leben nicht nur auf der Couch zu verbringen.

Bewegung macht glücklich

Wir wissen, dass die Pubertät oft eine Zeit großer Einsamkeit ist. Die Gefühle wechseln zwischen Hochs und Tiefs. Hier die Sehnsucht, endlich ein eigenständiger Mensch zu sein, dort all die Unsicherheiten, die Selbstzweifel. Hier die Bindung und die Liebe zur Familie, dort das Bedürfnis nach Abnabelung und Freiheit. Man ist Teil einer Clique, aber die Beziehungen zu den Gleichaltrigen sind labil. Zuneigungen wechseln, Freunde oder Freundinnen wenden sich unvermittelt anderen zu, werden über Nacht zu »Verrätern«. Entsprechend wechseln die Stimmungen, bis hin zu echten Depressionen.

In dieser Situation ist es ganz wichtig, dass die Jugendlichen nicht sich selbst überlassen bleiben. Dass sie sich nicht tagelang vor den Fernseher setzen oder sich suchtartig mit Computerspielen beschäftigen. Jede Art von Sport wäre ein guter Ausgleich. Gerade Teamspiele wie Fußball, Handball oder Volleyball gelten als wertvoll, weil man sich dabei den Frust von der Seele kämpfen kann und gleichzeitig in der Gruppe Spaß hat und dazugehört. Aber auch ein paar Kilometer joggen hilft über triste Stunden hinweg. Aus der Therapie von Depressionen bei Erwachsenen weiß man, dass vor allem körperliches Ausdauertraining eine besonders stabilisierende und stimmungsaufhellende Wirkung besitzt. Grund dafür ist die erhöhte Ausschüttung

KAPITEL 8
HEY, KLEINER, KOMM FUSSBALL SPIELEN!

Mein Pferd – mein großer Freund

Eine meiner Freundinnen erzählt oft, wie sie als junges Mädchen täglich um halb fünf Uhr aufstand, mit dem Rad zum Pferdestall fuhr, dort zwei Stunden half, die Tiere zu striegeln und zu füttern, bevor sie in die Schule musste. Am Nachmittag war sie wieder im Stall, half beim Ausmisten und führte die Pferde auf die Koppel. Zur Belohnung durfte sie reiten, ohne bezahlen zu müssen, und erhielt sogar hin und wieder eine Unterrichtsstunde. Das ging so zwei Jahre. Dann traf sie ihre erste Liebe, die dann doch stärker war als jene zu ihren vierbeinigen Freunden. Sie reitet allerdings noch heute – und zwar mit Begeisterung.

Zwischen jungen Mädchen und Pferden besteht schon immer eine auffallend innige Beziehung. Viele kluge Leute haben versucht, Gründe dafür zu finden. Dabei denkt man natürlich an die Amazonen, die wilden Kriegerinnen, die im 8. Jh. vor Christus in Anatolien gelebt und den Griechen Angst und Schrecken eingejagt haben sollen, wenn sie mit Pfeil und Bogen auf ihren Rössern heranstürmten. Denen ihr Pferd Stärke und Macht gab, genau wie es auch heute die Mädchen empfinden, die »hoch zu Ross« das Gefühl genießen, ein solch mächtiges Geschöpf nach ihrem Willen zu lenken. Aber es sind noch andere Emotionen, die die Mädchen bewegen (Jungs in diesem Alter haben viel seltener Lust, reiten zu lernen).

»Ich weiß, dass ich Verantwortung für ein anderes Lebewesen übernehme, wenn ich mit dem Pferd ausreite«, sagt die 13-jährige Julia. »Und ich bin gezwungen, mich bei jedem Wetter um das Tier zu kümmern – Ausreden gibt es nicht. Dafür habe ich einen sehr, sehr guten Freund, den ich verstehe und der mich versteht, auch wenn ich mal traurig bin.«

Der enge Kontakt mit einem Pferd ist also gut für die Seele – für den Körper gilt das mindestens ebenso. Reiter sitzen nicht nur gelassen auf dem Gaul – praktisch alle ihre Muskeln müssen sich in jedem Moment auf die Bewegungen des Tieres einstellen. Dadurch entwickelt sich eine fantastische Koordination. Und überdies ist Reiten wirklich anstrengend und erzeugt dadurch wieder jene Glückshormone, die gute Laune machen, auch wenn man fix und fertig vom Pferd steigt.

Reiten ist übrigens nicht nur etwas für Kinder reicher Eltern. Durchs Aushelfen in den Ställen und mit den Tieren kann man sich meist so viel verdienen, dass es für Unterrichtsstunden oder sogar für eine Reitbeteiligung reicht.

von Botenstoffen im Gehirn, darunter auch die »Glückshormone« Serotonin, Endorphin und die Cannabinoide. Wenn die Kids dann verschwitzt und mit einem Mordsappetit nach Hause kommen, können sie auch meist wieder lachen …

Als ich gestern mit meinen beiden Hunden über die Hügel des Starnberger Sees lief, fiel mir eine Familie auf – Mutter, Vater und zwei Kinder im Alter von ungefähr sechs und acht Jahren –, die auf einer Wiese Drachenfliegen übte. Sie hatten einen großen Gleitschirm dabei, wie man ihn zum »Fliegen« von Bergkuppen herab benützt. Der Vater war wohl der Experte und versuchte der Mutter beizubringen, wie man mit den Seilen umging. Sie lief immer wieder gegen den Wind, der Schirm blähte sich hinter ihr, die beiden Kinder rannten links und rechts mit lauten Anfeuerungsrufen mit und lachten, wenn der Schirm wieder matt ins Gras fiel.

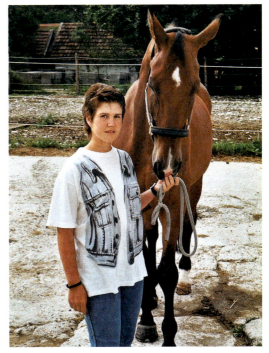

Mädchen und Pferde – die erste Liebesbeziehung

Auf meinem Rückweg waren sie noch immer da. Aber jetzt waren die Kinder dran. Und tatsächlich gelang es dem kleinen Jungen, sichtlich unter Aufbietung all seiner Kräfte, vielleicht fünfzehn, zwanzig Meter weit zu rennen und den riesigen Drachen hinter sich steigen zu lassen, bevor er dann – lachend und quietschend vor Vergnügen – zusammen mit dem Ungetüm ins Gras sank. Der Rest der Familie hopste herum, klatschte und schrie »bravo! bravo!« Ein Riesenspaß also.

Das ist es!, dachte ich mir. So sollte es sein. Um diese Kinder braucht sich niemand Sorgen zu machen.

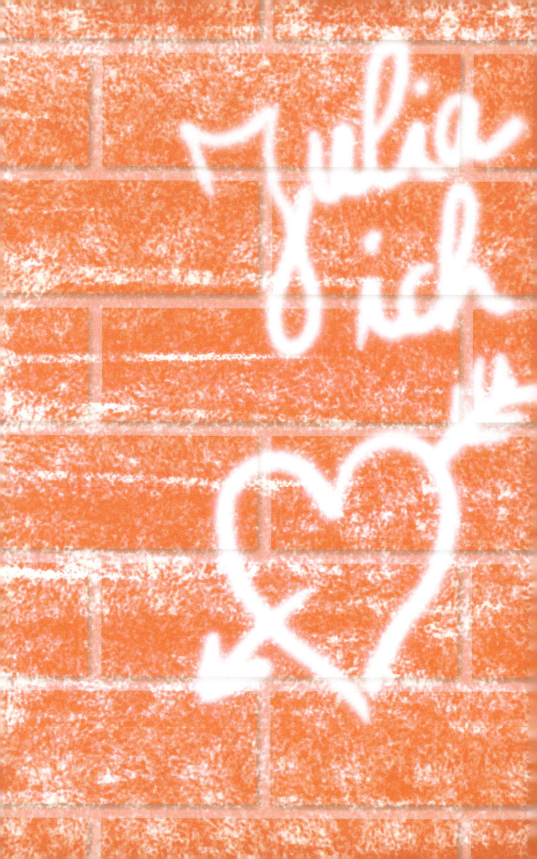

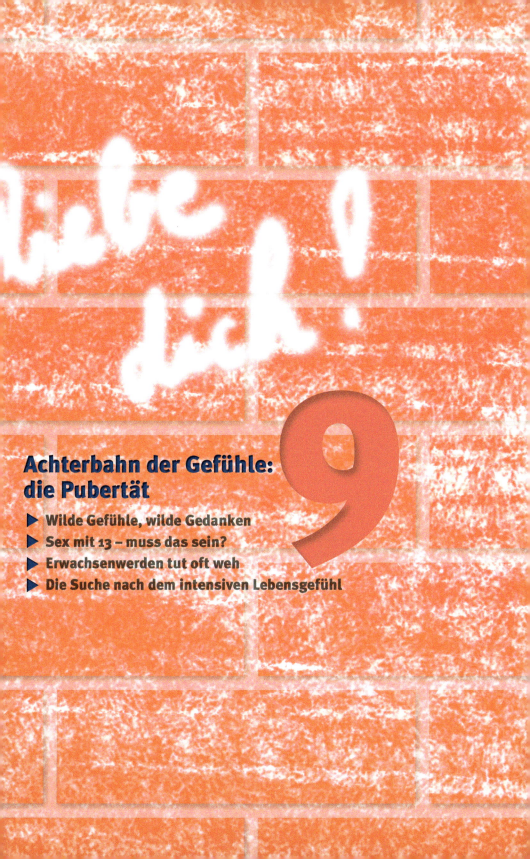

Achterbahn der Gefühle: die Pubertät

▶ Wilde Gefühle, wilde Gedanken
▶ Sex mit 13 – muss das sein?
▶ Erwachsenwerden tut oft weh
▶ Die Suche nach dem intensiven Lebensgefühl

KAPITEL 9
ACHTERBAHN DER GEFÜHLE: DIE PUBERTÄT

Unser Sohn wurde mürrisch. Von einem Tag zum anderen. Mürrisch, übellaunig, abweisend, aufbrausend, verschlossen. Sein häufigster Satz war ›Lass mich bloß in Ruhe!‹ Nicht einmal nach den Noten in der Schule durften wir uns erkundigen. Später stellte sich heraus, dass die auch deutlich schlechter geworden waren. Er nahm uns kaum zur Kenntnis, hing dafür ständig mit seinen Freunden herum und interessierte sich für nichts mehr, außer für seinen Computer. Vor allem meine Frau war völlig verzweifelt. Sie erkannte ihren vorher so lustigen, liebevollen Jungen nicht wieder. Und als sie einer Bekannten ihre Not klagte, lachte die nur und meinte, sie solle froh sein, keine Tochter zu haben, bei Mädchen sei alles noch viel schlimmer. – Schöner Trost.« So der Bericht des Vaters eines bis dahin netten, normalen, intelligenten 14-Jährigen.

Die Pubertät trifft Jugendliche und Eltern gleichermaßen – und oft mit voller Wucht. Was ist eigentlich los mit den Kids? Warum verändern sie sich, manchmal bis zur Unkenntlichkeit? Warum treiben sie Väter, Mütter und Lehrer zur Weißglut mit ihrem schroffen Benehmen, mit ihrer Renitenz und ihrer Zickigkeit? Wo bleiben all die sozialen Tugenden, die man ihnen über Jahre hinweg mühsam beigebracht hat?

Sicher, die Wissenschaft hat einleuchtende Gründe für den Wandel ihrer Persönlichkeit herausgefunden; richtig gute Rezepte für den Umgang mit diesen plötzlich so fremden Wesen gibt sie uns allerdings nicht.

Wilde Gefühle, wilde Gedanken

Der Beginn der Pubertät wird durch die immer deutlicheren Zeichen der Geschlechtsreife definiert. Wachstumsgene legen im Gehirn der Jugendlichen einen »Schalter« um, der die Hirnregionen *Hypothalamus* und *Hypophyse* anregt, Botenstoffe an die Organe im Körper zu senden, die Geschlechtshormone herstellen: an die Hoden, die das männliche Hormon Testosteron bilden, oder an die Eierstöcke, die vorwiegend Östrogene und Gestagene produzieren und damit gleichzeitig den Zyklus und die erste Menstruation auslösen.

Weibliche Tiere mit hohem Testosteronspiegel wie manche Hyänen weisen auch männliche Körpermerkmale und eine erhöhte Aggressivität auf.

Zunächst aber sieht man nur, wie bei den Mädchen Busen und Schamhaare, bei den Jungen Muskeln und Penis wachsen. Was man nicht sieht, sind die Gefühle, die mit diesen Hormonschüben ver-

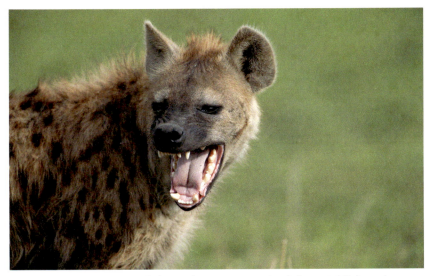

Hyänenweibchen gelten als besonders aggressiv. Sind ihre reichlich vorhandenen männlichen Hormone daran schuld?

KAPITEL 9
ACHTERBAHN DER GEFÜHLE: DIE PUBERTÄT

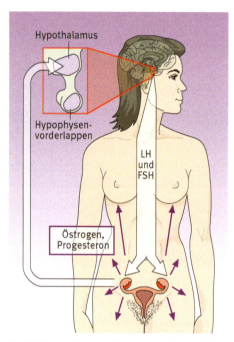

Befehle aus dem Gehirn regen die Bildung von weiblichen Hormonen in den Eierstöcken an.

bunden sind. Sie führen nicht nur auf das kommende Sexualverhalten hin und ändern nicht nur das Bewusstsein (»Hey – ich bin eine Frau«), sondern äußern sich auch in diesen Himmelhoch-jauchzend-zu-Tode-betrübt-Phasen. Es ist ja nicht so, dass die Wandlung zu einem geschlechtlichen Wesen schön langsam und kontinuierlich erfolgt. Vielmehr stabilisiert sich das Gleichgewicht der Sexualhormone erst nach Jahren. Bis dahin aber experimentiert der Körper mit diesen Stoffen – wobei noch dazu bestimmte männliche Hormone auch bei Mädchen und bestimmte weibliche auch bei männlichen Jugendlichen gebildet werden. All das bewirkt ein ständiges Auf und Ab der Gefühle.

Vor einigen Jahren haben Neurowissenschaftler herausgefunden, dass im Körper der Jugendlichen während der Pubertät nicht nur eine hormonelle Umstellung, sondern auch noch einmal eine gewaltige Veränderung des Gehirns stattfindet. Sie betrifft die Verbindungsstellen zwischen den Nervenzellen, die *Synapsen,* die für die Übertragung von Informationen in alle Hirnbereiche notwendig sind. Diese Synapsen werden im Alter zwischen 11 und 18 Jahren offensichtlich neu verschaltet. Und wie das so ist, wenn der Elektriker vorübergehend einige Sicherungen herausnimmt, um gefahrlos arbeiten zu können, so wird es dann im jugendlichen Gehirn, vor allem dort, wo die Informationen zusammenlaufen und wo der Verstand sitzt, nämlich im Frontalhirn, zeitweise zappenduster.

WILDE GEFÜHLE, WILDE GEDANKEN

> ### Gehirn im Wandel
>
> In Kapitel 2 (siehe Seite 38) können Sie nachlesen, wie das Gehirn von Babys sich in den ersten Jahren formt, welche stabilen Verbindungen sich mit der Zeit zwischen den Hirnzellen bilden, wenn Kinder diese gigantischen Lernprozesse durchlaufen. Erst in den letzten Jahren hat die Forschung herausgefunden, was im Gehirn von pubertierenden Jugendlichen geschieht.[1]
>
> Zu den Abermillionen von Verbindungsstellen zwischen den Zellen scheinen jetzt weitere Milliarden hinzuzukommen. Ob diese wirklich alle gebraucht werden, entscheidet sich aber erst im Lauf der Zeit. Das heißt, erst in den nächsten drei, vier Jahren werden diejenigen ausgemustert und abgebaut, die nur selten verwendet wurden, andere, die das Mädchen oder der Junge zum Denken und Lernen ständig benützt hat, stabilisieren sich und werden so etwas wie Datenautobahnen, auf denen die Gedanken prächtig herumflitzen können. *Pruning* nennt das die Wissenschaft, ein Ausdruck, der aus dem Gartenbau stammt und ursprünglich *Herausschneiden* und *Veredeln* bedeutet.
>
> Ein weiteres Phänomen, das man beobachtet hat, ist die Zunahme der Schutzschichten um die Nervenfasern herum (*Myelinisierung*), die für eine höhere Nervenleitgeschwindigkeit sorgen, also das rasche Denken verbessern.

Kinder können grausam sein

»Jugendliche wollen Eltern, die sich aufregen«, sagt der Jugendtherapeut Allan Guggenbühl.[2] Die liebevolle Mama, der kumpelhafte Papa sind jetzt nicht mehr gefragt. Sie wollen sich absetzen, unterscheiden, sie wollen provozieren. Bei Auseinandersetzungen geht es manchmal vielleicht nur um Kleinigkeiten. Ob sie sich waschen, wie sie sich anziehen, wie sie ihre Haare gelen und färben. Ob sie wenigstens hin und wieder mal ihr Zimmer auf- oder den Geschirrspüler ausräumen. Oder wann sie abends nach Hause kommen. Aber die Lust auf Ärger ist einfach groß, Taktgefühl und Freundlichkeit sind wie weggeblasen.

Eltern ärgern macht Spaß.

[1] Sarah-Jane Blakemore / Uta Frith: Wie wir lernen. Was die Hirnforschung darüber weiß, DVA, München 2006
[2] Allan Guggenbühl: Pubertät – echt ätzend, Herder, Freiburg 2006

KAPITEL 9
ACHTERBAHN DER GEFÜHLE: DIE PUBERTÄT

»Mein Vater hatte ja so Recht, dass er dich verlassen hat!«, höhnt eine Fünfzehnjährige, die noch vor kurzem ihre Mutter umarmt und getröstet hatte, wenn sie traurig war. Dass die Mama nach einer solchen Bemerkung weint, lässt sie scheinbar kalt. Scheinbar. In Wirklichkeit ist sie aufgewühlt, weil sie spürt, dass sie Macht ausüben kann.

> »Eltern können in dieser Zeit nicht die Kumpel ihrer Kinder sein. Ihre Rolle ist die des Gegenspielers.«
> *Allan Guggenbühl*

Für viele Eltern ist diese Haltung nicht nur unverständlich, sondern oft auch kaum erträglich. Man schimpft und schreit herum, man spricht Verbote aus, ahnend, dass sie doch nicht eingehalten werden. Man bittet, man ist sauer. Und irgendwann sagt man: »Ich habe es satt. Mach doch, was du willst!«

Darauf reagieren die aufsässigen Kids allerdings oft verblüfft und verletzt. Ein solcher Satz bedeutet in ihren Augen einen glatten Verrat. Sie wollen Kämpfe, aber sie wollen doch nicht im Stich gelassen werden!

Was wollen sie eigentlich?

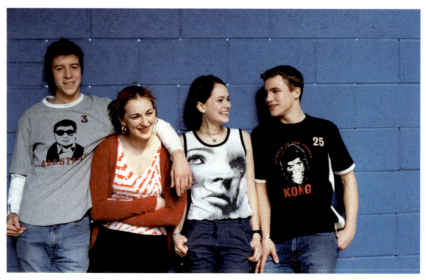

Die Freunde in der Clique sind für Heranwachsende die wichtigsten Bezugspersonen.

WILDE GEFÜHLE, WILDE GEDANKEN

Was heranwachsende Kinder wirklich wollen, ist gar nicht so leicht in Worte zu fassen. Sie wollen »sie selbst« werden. Unabhängig, geliebt, geachtet. Sie wollen herausfinden, wo ihr Platz in der Welt ist, und sie wollen Spaß haben. Um sich ihrer selbst zu vergewissern, müssen sie sich mit den anderen, mit der Welt außerhalb des Elternhauses messen. Deshalb sind es auch die Gleichaltrigen, die Freunde, die jetzt einen so dominierenden Platz in ihrem Leben einnehmen. Deren Anerkennung ist wichtig. Deren Ansichten und deren Vorstellungen von »Spaß haben« gelten auch für sie, selbst wenn sie an diesen Vorstellungen manchmal zweifeln: Rauchen, Kiffen, Herumpöbeln, Sachen beschädigen, Schule schwänzen. Dazwischen gibt es all die Stunden voll guter Gefühle, wenn sie ewig lange miteinander telefonieren, wenn sie beisammenhocken, um Musik zu hören, um zu lästern, zu lachen, zu flirten. Und umso heftiger ihr Schmerz, wenn sich die Clique einmal gegen sie stellt und sie sich aus der Gemeinschaft ausgeschlossen fühlen.

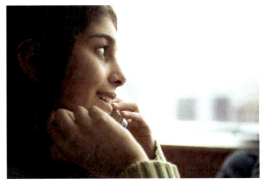

Ständiges Telefonieren mit der Freundin ist wichtig. Auch wenn man sich in zwei Stunden ohnehin wieder sieht.

Und die Schule? Sie sind selten so töricht, nicht einzusehen, dass Schule sein muss – und ein einigermaßen guter Abschluss dazu. Aber Schule ist in dieser Zeit nicht wichtig. Sie nervt. Entsprechend enttäuschend sind dann meist auch die Zeugnisse, die sie nach Hause bringen. Wirklich problematisch wird es nur, wenn sie überhaupt keine Lust mehr aufs Lernen haben und wenn ihre Versetzung oder gar ihre ganze Ausbildung gefährdet ist.

KAPITEL 9
ACHTERBAHN DER GEFÜHLE: DIE PUBERTÄT

Kein Grund zur Panik

Hat man als Vater oder Mutter wirklich keine Chance?

Natürlich hat man die, sagen die Experten und teilen eine Menge Beruhigungspillen an die verstörten Eltern aus:

- Es ist fast sicher, dass Ihr Sohn oder Ihre Tochter aus dieser stürmischen Periode des Lebens heil und liebenswerter denn je hervorgeht.
- Es ist sehr wahrscheinlich, dass Sie sich ebenfalls fürchterlich aufgeführt haben, als Sie ein Teenager waren. Versuchen Sie gelegentlich, sich daran zu erinnern.
- Sie sollten sich auch bemühen, all das, was Sie jetzt erleben, nicht zu persönlich zu nehmen. Sicher – man kann gerade von Menschen, denen man sehr nahe steht, tief verletzt werden. Aber viele der vergifteten Pfeile, die diese Halbwüchsigen so gekonnt auf Sie abschießen, gelten in Wahrheit gar nicht Ihnen. Sie haben nur das Pech, an Ort und Stelle zu sein, wenn Ihre lieben Kinder Schießübungen machen. Dass Ihr Selbstbewusstsein getroffen wird und darunter leidet, ist verständlich. Aber Sie bleiben gute Eltern, auch wenn diese Blagen jetzt alles tun, um Ihnen das Gegenteil zu beweisen. Also: Lassen Sie das Gift einfach abtropfen, und seien Sie nach Möglichkeit gelassen.

Trainieren Sie Gelassenheit!

Die größte Hilfe für Jugendliche in der Pubertät ist die Gewissheit, dass die Eltern zu ihnen halten. Egal, was passiert.

Das heißt allerdings nicht, dass Ihnen alles egal sein soll, was Ihre heranwachsenden Sprösslinge tun. Im Gegenteil. Psychologen halten es für außerordentlich wichtig, dass Sie Ihre Kinder und deren Treiben mit großer Aufmerksamkeit beobachten. Dass Sie ihnen einerseits die Sicherheit geben, immer für sie da zu sein, andererseits aber darauf bestehen, dass gewisse Regeln für ein Miteinander eingehalten werden. Solche Regeln sollten Sie *gemeinsam* mit der pubertierenden Tochter oder dem Sohn festlegen, wobei beide Seiten sich kompromissbereit zeigen müssen.

> ### *Hallo, ich bin der Vater von Philipp!*
>
> Philipp, 13, schwänzt die Schule. Immer wieder. Sein Vater versucht es mit Güte, mit Strenge, er versucht es mit Diskussionen, mit Verständnis, dann sperrt er Philipp das Taschengeld, den Computer – nichts hilft. Schließlich fährt er seinen Sohn jeden Tag im Auto bis vor das Schultor, wartet eine halbe, eine ganze Stunde, ist beruhigt – und merkt nicht, dass der Sprössling längst durch den Hinterausgang entwischt ist.
> Endlich berät er sich mit einem Jugendpsychologen.
> Am nächsten Tag geht er mit ins Klassenzimmer. Stellt sich den Mitschülern vor: »Hallo, ich bin der Vater vom Philipp. Wie heißt du? Aha. Du bist die Moni. Und du? Der Klaus. Sehr schön. Freut mich.« Jedes der Kinder wird von ihm freundlich begrüßt – »Guten Morgen, ich bin Philipps Papa!« – dann nimmt er sich einen Stuhl und setzt sich vor die Tür des Klassenzimmers. Da bleibt er für den Rest des Vormittags. Am nächsten Tag – die gleiche Zeremonie. Nach dem dritten Tag gibt Philipp auf. Das Ganze ist einfach nur noch wahnsinnig peinlich für ihn. »Machen wir ein Abkommen, Papa. Du bleibst zu Hause.« – »Und du gehst in die Schule. Einverstanden.«

Bündnisse

Der bekannte Jugendtherapeut Anton Flunger, der mir den Fall von Philipp aus seiner Praxis erzählt hat, konnte auch selbst einschlägige Erfahrungen sammeln. Als seine halbwüchsigen Töchter ein paar Mal nicht zum verabredeten Zeitpunkt nach Hause kamen, stand er am folgenden Abend in seiner kurzen Lederhose und mit Trachtenhut vor der Disco und kündigte freundlich an, das nächste Mal hineinzugehen und sie persönlich rauszuholen, wenn sie nicht pünktlich wären. Das half. (Eltern nerven ohnehin. Aber in der Disco aufkreuzen? Ultrapeinlich. Ob mit oder ohne Lederhose.)

Eltern dürfen sich nicht hilflos oder verletzt zeigen. Das, was Halbwüchsige anerkennen, sind Gelassenheit und eine liebevolle, aber konsequente Haltung.

Es geht also um Bündnisse, die man mit seinen halb erwachsenen Kindern schließt. Bündnisse müssen ausgehandelt werden. Am besten eignet sich dazu ein wöchentlicher fester Termin, an dem man sich am Küchentisch zusammensetzt und gemeinsam berät.

KAPITEL 9
ACHTERBAHN DER GEFÜHLE: DIE PUBERTÄT

Der amerikanische Psychologe Thomas Gordon behauptet in seinem Bestseller ›Familienkonferenz‹,[3] dass die heftigsten Rebellionen der Kinder gegen die Eltern vermieden werden können, wenn die Erwachsenen lernen, Konflikte ohne Schuldzuweisungen, Strafandrohungen und ohne Herabsetzung des ohnehin labilen Selbstwertgefühls ihrer Kinder auszutragen. Das heißt, ohne dass sich diese mies und als Verlierer fühlen müssen.

Er warnt vor kränkenden Vorwürfen wie »Du bist wieder viel zu spät heimgekommen, sodass ich vor lauter Angst um dich nicht einschlafen konnte. Du bist so was von rücksichtslos!« Und empfiehlt den Eltern stattdessen, von sich selbst zu sprechen: »Ich war vielleicht froh, als ich dich gestern endlich an der Haustür gehört habe. Jetzt einigen wir uns darauf, wann du in Zukunft heimkommst. Und wenn du das wieder vergisst, dann kriegst du richtig Ärger mit uns!«

> **Vertrauen haben**
>
> Nein, selbstverständlich werden Ihre Kids nicht alles richtig machen. Sie werden sogar mehrmals ziemlich auf die Schnauze fallen. Dennoch sollten Sie ihnen zeigen, dass Sie grundsätzlich Vertrauen in ihre Urteilsfähigkeit haben und dass Sie sie für reif genug halten, um Verantwortung zu übernehmen.

Selbstverständlich dürfen die Jugendlichen in solchen Diskussionen ebenfalls äußern, was ihnen auf den Geist geht. Oft werden es Vorschriften sein, die ihre Freiheiten eingrenzen. (»Wieso geht das nicht? Die Paula darf doch auch bei ihrem Freund übernachten!«) Da wäre es ziemlich idiotisch, wenn Papa oder Mama sagte: »Zu meiner Zeit gab's das für eine 15-Jährige auch nicht, also Schluss mit der Diskussion.«

Aber was sollen sie sagen?

Wichtigster Grundsatz: Sie müssen ihre persönliche Überzeugung aussprechen und begründen, wenn auch so, dass sich ihre Kinder

---

[3] Thomas Gordon: Familienkonferenz, Heyne, München 2005

nicht automatisch als Verlierer fühlen. Das bedeutet, einen gewissen Kompromiss zu finden. Der könnte so aussehen:
- »Wärt ihr einverstanden, wenn ich während der Woche rechtzeitig nach Hause komme, damit ich am nächsten Tag in der Schule fit bin? Dafür darf ich am Wochenende auch mal woanders schlafen. Okay?«
- »Okay. Solange wir wissen, wo du dann bist.«

Und wenn die Vereinbarungen nicht eingehalten werden, dann muss es Zoff geben. Und zwar lauten und heftigen. Denn eines dürfen Eltern *nicht* sein: kleinlaut, schwach oder womöglich voller Selbstmitleid.

Sex mit 13 – muss das sein?

Wenn man mit jungen Leuten spricht, sagen viele: Ja, musste sein. Man käme sich nämlich unglaublich doof vor, wenn die Freundinnen oder Freunde alle schon von

---

Ich lass mir Zeit

Birgit, 17 Jahre, bildhübsch, prima Realschulabschluss und gerade in der Ausbildung zur Arzthelferin, gehört zu diesen eher seltenen Mädchen, die sich Zeit lassen mit der körperlichen Liebe.

»Meine Freundinnen schauen schon komisch, weil sie wissen, dass ich jetzt, mit 17, noch immer mit keinem geschlafen habe. Aber ich will mich nicht mit irgendeinem Typen einlassen, von dem ich nicht weiß, ob er wirklich zu mir steht oder was er hinterher alles so herumerzählt.

Eine Freundin von mir geht alle paar Wochen mit einem Neuen ins Bett. Sie sagt jedesmal, sie sei wahnsinnig verliebt. Vielleicht will sie nur angeben, vielleicht fürchtet sie aber auch, dass sie den Typen gleich wieder verliert, wenn sie keinen Sex mit ihm hat. Dann geht die Sache schief und sie heult einem vor, dass sie einfach nie den Richtigen findet.

Ich will so was nicht. Ich möchte schon einen festen Freund, sehr gerne sogar, aber einen, bei dem ich mich wohlfühle. Ich will echt verliebt sein, und ich will, dass es etwas Wichtiges für uns beide ist.«

KAPITEL 9
ACHTERBAHN DER GEFÜHLE: DIE PUBERTÄT

ihren Bettgeschichten erzählten und man selbst stünde als dummes »Baby« dabei und könnte nicht mitreden. Es wäre einfach lächerlich, seine Jungfräulichkeit zu verteidigen, wenn die anderen darüber nur den Kopf schütteln.
- Gibt es niemanden, der sich gegen diesen Gruppenzwang wehrt und sagt: Ich warte trotzdem, bis mein Traumprinz kommt?
- Doch, gibt es natürlich. Aber selten. Und das sind dann meist Mädchen, die ohnehin nicht so in die Clique integriert sind.

Alte Tabus und neue Freiheiten

Frühere Generationen – wahrscheinlich auch Ihre – dachten über Sexualität noch etwas anders als die meisten Jugendlichen heute. Jungfräulichkeit und »Sich-jemandem-hingeben«, unerfüllte Sehnsüchte, Liebesrausch, verbotene Wünsche, Tabus und Verzicht waren gewaltige Themen – nicht nur in der Literatur vergangener Jahrhunderte.

Dennoch vermute ich, dass die Jugendlichen heute in ihrem Liebesleben nicht unbedingt glücklicher sind, obwohl sich sexuelle Wünsche und Träume so viel leichter realisieren lassen als damals. Die grundsätzlichen Fragen – Liebt sie mich – Warum mag er mich nicht – Bin ich wirklich liebenswert? – sind ja die gleichen geblieben. Dafür sind andere Probleme aufgetaucht, vor allem da, wo bestimmte kulturelle und religiöse Vorstellungen anderer Kulturkreise mit den toleranten Sitten der westlichen Gesellschaft zusammenprallen. Leidtragende sind dann oft die jungen Frauen, zum Beispiel aus Migrantenfamilien, deren Leben durch die Unvereinbarkeit der Ansichten ihrer Familie mit denen ihrer Freunde geprägt und nicht selten zerstört wird.

Für unsere Kids aber haben die veränderten Moralbegriffe und vor allem die Pille Freiräume und ein Klima geschaffen, in dem alles möglich und fast nichts mehr verboten scheint. Allenfalls das eigene Verantwortungsbewusstsein bändigt die in diesem Alter so mächtigen

SEX MIT 13 – MUSS DAS SEIN?

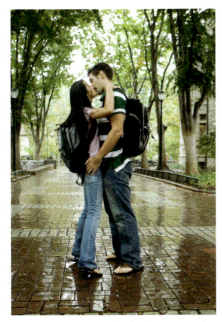

Erinnern wir uns: Auch wir waren als Jugendliche oft wahnsinnig verliebt.

Triebe. Dass Vernunft und Empfindung dabei oft zu kurz kommen, mag man bedauern.

Bedauern könnte man auch, dass Sex so gar nichts Geheimnisvolles mehr zu haben scheint, dass er von vielen Halbwüchsigen mit erstaunlicher Sachlichkeit bewertet und oft auch praktiziert wird, dass »Spaß haben« die ganz großen Gefühle verdrängt hat. Und dass die körperliche Liebe nicht mehr – oder eher selten – Ausdruck einer tiefen Beziehung zwischen jungen Menschen ist.

Trauern wir aber den gefühlsbeladenen Affären unserer eigenen Teenagerzeit nicht nach. Wenn die wirkliche Liebe kommt, überwältigt sie ja doch auch diese scheinbar so abgeklärten und skeptischen großen Kinder von heute. Und dann liegen Glück und Enttäuschung so nah beieinander wie eh und je.

Gottlob können sich auch scheinbar coole Typen unsterblich verlieben.

Ist meine Tochter wirklich aufgeklärt?

Wenn Sie jetzt »Aber selbstverständlich!« denken, dann liegen Sie vermutlich falsch. Man mag es nicht glauben, aber was junge Mädchen – auch solche, mit denen die Mama und vielleicht eine Freundin längst ausgiebig über Verhütung, über fruchtbare und unfruchtbare Tage, über die Gefahr von Geschlechtskrankheiten und all die anderen wichtigen Dinge gesprochen haben – tatsächlich wissen, ist bestenfalls lückenhaft. Wenn es wirklich zur Sache geht, ist ihr Gehirn

KAPITEL 9
ACHTERBAHN DER GEFÜHLE: DIE PUBERTÄT

> ### Pille oder Kondom?
>
> Die Tatsache, dass schon 13- bis 15-Jährige sexuell aktiv sind, stellt Eltern – und Ärzte – vor die schwierige Frage, ob man so jungen Mädchen bereits die Pille verschreiben sollte. Schließlich bedeutet sie durch das Verhindern der Reifung befruchtungsfähiger Eizellen einen Eingriff in ein körperliches Regelwerk, das sich noch in der Entwicklung befindet. Da erscheinen Kondome auf den ersten Blick als die bessere Lösung, vor allem, weil sie auch Schutz vor sexuell übertragbaren Krankheiten bieten. Zugleich aber ist die Rate der unerwünschten Schwangerschaften beim Verhüten mit Kondomen ja doch deutlich höher. Anwendungsfehler oder falsche Risikoeinschätzung – »wird schon nichts passieren, wenn ich es mal ›ohne‹ tue« – gelten als die Hauptursachen. Das Problem lässt sich nicht pauschal lösen. Die Mädchen sollten sich deshalb beim Frauenarzt ausführlich beraten lassen.

wie blank geputzt. Von den Jungs ganz zu schweigen. (Die denken in dieser Situation ohnehin eher mit ihrem Penis ...)

Dafür kommen die verwegensten Ansichten zum Vorschein:

- Beim ersten Mal kann man gar nicht schwanger werden. (Von wegen!)
- Ich brauch doch bei meinem neuen Freund kein Kondom, wozu nehm ich schließlich die Pille! (Die selbstverständlich nicht vor sexuell übertragbaren Krankheiten wie AIDS schützt.)
- Fruchtbar ist man im Monat sowieso nur ein paar Tage lang. (Falsch! Junge Mädchen können sich auf »unfruchtbare Tage« nicht verlassen, ihr Zyklus funktioniert noch nicht zuverlässig genug.)

Und so weiter.

Fundierte Kenntnisse in Sachen Sex und Schwangerschaft? Bei den meisten Jugendlichen leider Fehlanzeige!

Ab ca. 13 Jahren sollten Mädchen (und Jungen) deshalb bereits ein Vertrauensverhältnis zu einem Arzt ihrer Wahl haben. Das kann der Hausarzt sein, ein Kinder- und Jugendarzt oder ein Gynäkologe. Wichtig ist, dass die Jugendlichen wissen, dass sie sich auf die Verschwiegenheit des Arztes verlassen können.

SEX MIT 13 – MUSS DAS SEIN?

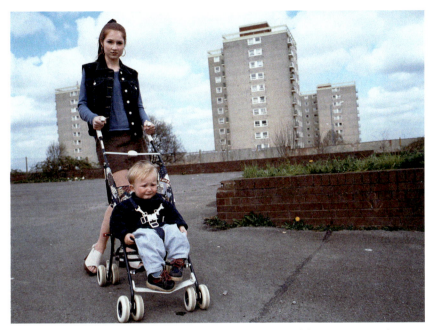

Biologisch gibt es für Teenager-Mütter meist keine Probleme. Die sozialen Folgen aber können weitreichend sein.

Auch gegenüber den Eltern! (Was den Arzt in manchen Fällen in Gewissensnöte bringen kann, wenn eine folgenschwere Situation bei einer/einem Minderjährigen eintritt. Aber dann ist psychologisches Geschick gefordert, mit dem er die Jugendlichen dazu bringen kann, sich auch den Eltern anzuvertrauen.)

Egal, was kommt – wir stehen zu dir!

Stellen Sie sich vor, Ihre Tochter ist schwanger. Ihre süße 16-jährige, kindliche, launische, kratzbürstige, geliebte Tochter, Ihr Baby: SCHWANGER!

Nein, die Welt wird nicht einstürzen. Und wie das passieren konnte, ist in diesem Augenblick auch nicht mehr so wichtig. Jetzt kommt zunächst alles auf Sie, auf ihren Vater und ihre Mutter, an.

KAPITEL 9
ACHTERBAHN DER GEFÜHLE: DIE PUBERTÄT

Darauf, wie Sie reagieren, wie Sie mit dieser zweifellos schwierigen Situation umgehen. Ob Sie das Vertrauen und die Bereitschaft zur Verantwortung bei Ihrer Tochter stärken können und sich als wirkliche Hilfe erweisen.

Das ist leicht gesagt, ich weiß.

Als Eltern einer geschlechtsreifen Tochter wäre es allerdings gut gewesen, ein entsprechendes Szenarium schon vorher einmal durchzuspielen. (Übrigens auch mit einem halbwüchsigen Sohn!) Was wäre, wenn … Damit man, wenn der Fall tatsächlich eintritt, nicht völlig falsch reagiert: »Du bist doch wirklich zu allem zu dumm! Nicht mal Verhüten klappt bei dir!« Oder: »Dein feiner Freund hätte ja schließlich auch aufpassen können – jetzt könnt ihr sehen, wo ihr bleibt!« Vorwürfe, die sinnlos sind (das alles hat sich Ihre Tochter vermutlich ohnehin schon selbst gesagt). Außerdem machen solche Sätze Sie in einem Augenblick zur Gegnerin/zum Gegner, in dem Ihr Kind nichts so dringend braucht wie Verbündete.

Also: Nicht wütend werden. Keine Vorwürfe. Dazu ist die Situation viel zu ernst. Ein Kind ist keine Krankheit, die man heilen kann. Ein Kind berührt das Leben Ihrer Tochter, das Ihre – und natürlich auch das des zukünftigen Vaters – auf existenzielle Weise. Egal, ob sie das Kind bekommen wird oder ob sie sich für einen Schwangerschaftsabbruch entscheidet.

Die bessere Reaktion wäre: in Ruhe miteinander reden. Und überlegen. Nicht nur einmal, sondern öfter, solange noch Zeit für eine Entscheidung ist, die Ihre Tochter unbedingt selbst treffen muss. Ohne Druck von Ihnen oder anderen. So könnten diese Überlegungen aussehen:

- Nehmen wir an, du bekommst dieses Kind. Wo soll es aufwachsen, wenn du in der Schule oder am Arbeitsplatz bist (denn deine Ausbildung ist trotz allem das Allerwichtigste)? Bei uns? In einer Krippe? Bei einer Pflegefamilie? Lass uns nachdenken, wie es am besten ginge und wer uns in dieser Frage beraten kann. Welche Organisationen können wir fragen?

- Hast du Hilfe von deinem Freund und von seiner Familie zu erwarten? Übernimmt er einen Teil der Verantwortung (nicht nur die gesetzlich vorgeschriebenen Zahlungen)? Wie steht er überhaupt zu dieser Schwangerschaft?
- Fühlst du dich zu jung, um jetzt schon ein Kind zu bekommen? Wie denkst du über eine Abtreibung? Was, glaubst du, würde sie für dich, für dein seelisches Gleichgewicht bedeuten?
- Du kannst das Neugeborene zur Adoption freigeben. Aber natürlich kann dir niemand sagen, ob du nicht ein Leben lang an dieses weggegebene Kind denken und unter dieser Entscheidung leiden würdest.
- Und das Wichtigste: keine Panik. Wir kriegen das gemeinsam hin. Du weißt ja: Egal, was passiert, wir halten zu dir und helfen dir, so gut wir können.

Dieser letzte Satz ist tatsächlich der wichtigste. Man kann ihn seinen halbwüchsigen Kindern gar nicht oft genug sagen.

Erwachsenwerden tut oft weh

Jugendliche befinden sich oft in einem Zustand der Traurigkeit, weil so viele bisher sichere Dinge im Leben in Frage gestellt werden oder zusammenbrechen«, meint der Psychologe Anton Flunger. Sie sehen die Eltern und deren Wertvorstellungen mehr und mehr mit kritischem Blick und fragen sich, ob sie später auch so leben wollen. Sie stellen die bis dahin geltende Ordnung und ihre Leitbilder in Frage und versuchen, außerhalb des Elternhauses neue zu finden. Dabei eignen sich die Helden, die ihnen die Medien zu Hunderten anbieten, die Popstars, Superstars und all die anderen Talmi-Geschöpfe vielleicht vorübergehend als Idole, aber eben nicht

Mit 16 den Busen vergrößern lassen? Lieber nicht.

KAPITEL 9
ACHTERBAHN DER GEFÜHLE: DIE PUBERTÄT

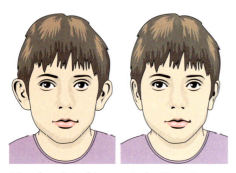

Manchmal sind kosmetische Korrekturen bei Jugendlichen nötig, um ihr Selbstbewusstsein zu stärken.

wirklich als Vor-Bilder. Wenn aber keine glaubwürdige Ordnung und keine Ziele mehr existieren, dann macht sich eine große innere Leere breit. Diese Leere kann eine Chance bedeuten, aber auch eine Gefahr: die Chance, sich der eigenen Identität zu vergewissern, einen eigenen Weg zu suchen und neue Stärken an sich zu entdecken. Andererseits birgt sie die Gefahr, abzudriften in eine Null-Bock-Mentalität, in Computer-Ersatzwelten, Alkohol, Drogen. Dieses Risiko ist umso größer, je weniger positive Signale und Lob die Kids aus ihrer Umgebung empfangen und je labiler ihr Selbstwertgefühl dadurch ist.

Ich will schön sein

Wir können nur ahnen, was heutzutage in einem jungen Mädchen vorgeht, das den gängigen Schönheitsnormen nicht entspricht. Oder in einem Jungen mit abstehenden Ohren oder einer großen Nase. Gerade in der Zeit, in der sich das Selbstvertrauen entwickeln sollte, und in der die Rolle, die man in der Clique spielt, über seelisches Wohl und Wehe entscheidet, kann das Gefühl, hässlich zu sein, zu einem Trauma werden und Reifungsprozesse gefährden. Schön sein ist inzwischen eben nicht mehr nur ein Wert an sich, sondern gleichsam ein Symbol: der Schlüssel fürs Dazugehören.

Psychologen empfehlen deshalb, stärkere Abweichungen von der Norm – zum Beispiel Segelohren – bei Jugendlichen rechtzeitig korrigieren zu lassen, damit diese keine bleibenden Schäden davontragen.

Das bedeutet selbstverständlich nicht, dass man einem Mädchen zum 16. Geburtstag einen Gutschein für die chirurgische Anfertigung eines großen Busens oder für aufgespritzte Lippen schenken sollte. Erwachsenwerden heißt ja auch, sich selbst zu akzeptieren als der Mensch, der man ist. Und wenn man keine »Monster-Möpse« vor sich herträgt, sonst aber normal und harmonisch gebaut ist, wird man überall dazugehören können. (Was das junge Mädchen später als Erwachsene beschließen wird, ist dann seine Sache.)

ERWACHSENWERDEN TUT OFT WEH

Akne – ausgerechnet in der Zeit der ersten Liebe

Akne ist eine häufige Erkrankung der Haut, die vor allem, aber nicht nur bei jungen Menschen auftritt. Auslöser sind hormonelle Umstellungen im Körper. Sie führen dazu, dass winzige Hautdrüsen, die normalerweise gerade so viel Fett produzieren, um die Oberfläche der Haut glatt und geschmeidig zu halten, zunehmend mehr von dieser Fettsubstanz, dem »Talg«, herstellen. Dadurch verstopfen die kleinen Ausführungskanäle und es bilden sich richtige Stöpsel aus Hornzellen, die Mitesser. Damit aber ist der Abfluss endgültig versperrt und weder Talg noch Bakterien können mehr nach außen gelangen. Die Drüsen entzünden sich, eitern und bilden die Akne-Pusteln.

Für junge Menschen ist unreine Haut ausgerechnet in diesem Alter, in dem man ja gut aussehen und gefallen will, oft ein großes Problem, gerade für ihr ohnehin labiles Selbstbewusstsein. Wer will schon ein Pickelgesicht küssen? Deshalb sollten Eltern die Sache auch nicht bagatellisieren und mit Sprüchen wie »das geht von alleine wieder weg« oder »wenn du zwanzig bist, ist das vorbei« abtun. Das heißt, jede Akne sollte behandelt werden.

Wichtig ist es, dass man nicht kratzt, um keine tieferen Hautschichten zu verletzen (was Narben verursachen kann) und um die Bakterien nicht auf gesunde Teile der Haut zu verteilen, wo dann neue Infektionen und Pusteln entstehen können.

Behandelt wird Akne mit Spezialseifen und mit desinfizierenden Lotionen. In schlimmeren Fällen sollte unbedingt ein Hautarzt die Therapie übernehmen, der dann zusätzlich Medikamente, darunter auch milde Antibiotika, einsetzt, um die Narbenbildung zu verhindern. Bei Mädchen können auch bestimmte Antibaby-Pillen einen heilenden Effekt haben, weil damit eine der Ursachen für die erhöhte Talgproduktion, nämlich die männlichen Hormone, abgeblockt werden.

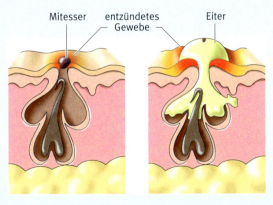

KAPITEL 9
ACHTERBAHN DER GEFÜHLE: DIE PUBERTÄT

Hunger nach Anerkennung

»Ich bin zu dick.«

Es gibt wohl kaum ein Mädchen, das diesen Satz nicht schon einmal – was heißt einmal? hundertmal! – gedacht hat. Ein Drittel aller normalgewichtigen weiblichen 15-Jährigen findet sich denn auch nach einer Studie des Jugendpsychiaters Professor Franz Resch von der Uni Heidelberg zu dick. Es ist eine Tragödie, dass dieser Gedanke bei einer Reihe von ihnen zu übertriebenen Diäten, Fastenorgien, maßlosen sportlichen Anstrengungen und schließlich zu einer völlig veränderten Körperwahrnehmung führt. Das heißt, viele dieser Mädchen und (seltener) Jungen verfallen im wörtlichen Sinn einem lebensbedrohlichen Schlankheitswahn, der Magersucht oder der Bulimie, also Zuständen, die einer schweren psychischen Krankheit entsprechen. (Details siehe Kapitel 7, Seite 197.)

Was die Mädchen und jungen Frauen letztlich dazu bringt, sich in dürre, kranke Hungergestelle zu verwandeln, obwohl sie doch eigentlich schön und begehrenswert sein wollen, ist schwer zu ergründen. Psychologen sagen dazu, es seien oft Jugendliche betroffen, die vor allem ihren eigenen und den – oft übergroßen – Erwartungen ihrer Familien entsprechen möchten. Sie fühlen sich nicht schön genug, nicht begabt genug, nicht intelligent genug. Sie haben aber nicht die Kraft, sich gegen diese Vorstellungen und gegen den Leistungsdruck zu stemmen. Dafür entwickeln sie eine übersteigerte Selbstkontrolle, die schließlich zur Selbstbestrafung durch Nahrungsentzug führen kann.

»Statt sich gegen eine zu einengende Umwelt zu wehren, setzen sich diese jungen Patientinnen gegen sich selbst zur Wehr. Statt anzufangen, ihr Leben zu kontrollieren, kontrollieren sie ihren Körper«.[4]

Nach ähnlichem Muster verläuft auch die inzwischen ebenfalls weit verbreitete Sucht, sich selbst zu verletzen, sich zu »ritzen«. Davon später mehr (siehe Seite 250).

---

[4] Wolfgang Bergmann: Gute Autorität, Beltz Verlag, Weinheim, Basel 2005

Im Hintergrund aber steht der Hunger nach Anerkennung, nach einer Ich-Stärke, zu der diese Jugendlichen trotz ihrer oft hervorragenden Leistungen nie gefunden haben.

Die Suche nach dem intensiven Lebensgefühl

Hör endlich auf zu rauchen, Papa!

Kindern das Rauchen zu verbieten ist sinnlos. Im Gegenteil. Die ersten Zigaretten bekommen auf diese Weise zusätzlich den Reiz des Verbotenen. Dass auch Ihre Kids in Versuchung geraten werden, angestiftet durch Gleichaltrige und bestärkt durch das Gefühl, echt cool und »erwachsen« zu sein, wenn sie qualmen, steht außer Frage. Wie auch die Tatsache, dass sie dadurch Gefahr laufen, unheimlich schnell nikotinabhängig zu werden. Nicht umsonst packt eine skrupellose Tabakindustrie neben den 3000 Reiz- und Schadstoffen Substanzen in die Zigaretten, die nur einen Zweck haben: den Geschmack für Kinder angenehm zu machen und das Suchtpotenzial noch wesentlich zu verstärken. Schließlich braucht die Branche neue Kunden.

Eltern, die selbst rauchen, und sei es nur auf dem Balkon, machen sich lächerlich, wenn sie gegen das Rauchen argumentieren, auch wenn sie sich selbst als warnendes Beispiel für Abhängigkeit darstellen.

Viele Eltern wissen das alles. Das Teuflische an der Situation ist jedoch, dass es nicht nur leicht ist, an Zigaretten zu kommen – trotz aller endlich eingeleiteten sogenannten Schutzmaßnahmen und Rauchverbote in Schulen und öffentlichen Räumen –, sondern dass das Rauchen gerade für die 9- bis 12-Jährigen ein Symbol darstellt für die beginnende Ablösung vom Elternhaus und die Hinwendung zu den »Peers«, den Gleichaltrigen.

KAPITEL 9
ACHTERBAHN DER GEFÜHLE: DIE PUBERTÄT

Versuche, die Kinder vom Nikotin fernzuhalten, gibt es unzählige. Angefangen bei radikaler Aufklärung über die Schädlichkeit des Rauchens, bis hin zu Bitten, Versprechungen und sogar Drohungen.

Es hilft alles verdammt wenig. Als aussichtsreich für eine Immunisierung der Kids gegen die Sucht hat sich vor allem eine Strategie erwiesen:

- Schulprojekte, in denen die Kinder selbst aktiv als Drogenbeauftragte agieren. Das heißt, die Klasse beteiligt sich an einem Wettbewerb, an dessen Ende diejenigen Schulklassen gewonnen haben, in denen höchstens drei Kinder rauchen. Als Preise gibt es dann tolle gemeinsame Reisen, Pokale, Medaillen, auf die die Klassengemeinschaft stolz sein kann. Lustig ist dabei zu beobachten, auf welch fantasievolle Ideen die Kids kommen, um ihre Mitschüler zu kontrollieren und »clean« zu halten. Sollten an der Schule Ihres Kindes keine entsprechenden Kampagnen existieren, dann könnten Sie ja in der nächsten Elternversammlung dafür werben. Meist bekommt man dafür Mittel von staatlichen oder kommunalen Stellen. Wenn nicht, würde es sich durchaus lohnen, wenn die Prämien von der Gemeinschaft der (wohlhabenderen) Eltern ausgelobt würden.

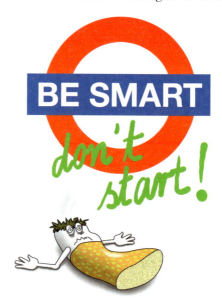

(Siehe auch im Internet: »Be smart – don't start« oder »LOQ – Leben ohne Qualm« oder »Rauchfreie Schule« etc.)

DIE SUCHE NACH DEM INTENSIVEN LEBENSGEFÜHL

> ### *Hilfe – mein Kopf funktioniert nicht mehr*
>
> »Sucht ist gelerntes Verhalten, an dessen Aufrechterhaltung neuro-chemische Vorgänge im Gehirn einen wesentlichen Anteil haben«, so die medizinische Definition. Das heißt, Hirnzellen »lernen«, nur noch unter dem Einfluss von Nikotin (bzw. Marihuana oder Kokain) richtig zu funktionieren. Daher das berüchtigte »Craving«, das Verlangen nach der nächsten Zigarette, sobald der Nikotinpegel im Gehirn sinkt. Das Schwierigste am Aufhören ist also dieses irre Gefühl: Ich kann nicht mehr denken!, sobald man den Nachschub an Zigaretten unterbricht. Es dauert eine gewisse Zeit – bei manchen Wochen, bei anderen Monate –, bis die Hirnzellen sich wieder umprogrammiert haben. Danach aber funktionieren sie wie vorher. Und auch der übrige Körper erholt sich langsam, aber sicher. (Informationen über Haschisch siehe Kapitel 6, Seite 152.)

- Einigermaßen bewährt haben sich auch Abkommen mit dem Sohn oder der Tochter: Wenn du feierlich versprichst, bis zum 14. Geburtstag nicht zu rauchen, bekommst du … Dann muss es allerdings ein Riesengeschenk – Computer, Surfboard etc. – sein, über das er oder sie sich wahnsinnig freut. (Eine Bekannte von mir hat ihrer pferdenärrischen Tochter einen eigenen Gaul in Aussicht gestellt. Mit Erfolg. Aber wer kann sich schon ein Pferd leisten …) Und ob eine 14-Jährige dann schon so klug ist, nicht mehr anzufangen, bleibt zweifelhaft.
- Die bewegendste Art einer Nichtraucher-Kampagne habe ich in einer befreundeten Familie erlebt, in der der sehr geliebte Vater seit seiner Jugend schwer nikotinabhängig war. Er hatte mehrmals versucht, aufzuhören, auch weil Frau und Kinder ihn immer wieder drängten – ohne Erfolg. Vor einem der letzten Weihnachtsfeste taten sich dann die 8-jährige Tochter und der 11-jährige Sohn zusammen und erklärten den Eltern feierlich – und schriftlich! –, dass sie dieses Jahr keine Geschenke wollten, nur ein einziges: Papa soll aufhören zu rauchen.

Es hat geholfen. Jedenfalls bis heute. Und die beiden sind mit Recht stolz darauf und sicher nicht in Gefahr, jemals selbst zu Rauchern zu werden.

KAPITEL 9
ACHTERBAHN DER GEFÜHLE: DIE PUBERTÄT

»Die Eltern müssen sich bewegen!«

Interview mit dem Kinder- und Jugend-Psychotherapeuten Anton Flunger

(Anton Flunger ist Geschäftsführer bei »Clean is in«, Antidrogenmodell Rosenheim e.V., Fraunhoferstr. 7, 83209 Prien am Chiemsee, E-Mail: clean-is-in@gmx.de)

- *Gibt es Jugendliche, die besonders anfällig für Drogen und Alkohol sind?*

    Nach meiner Erfahrung sind es zum einen die Kinder mit einem Hyperaktivitäts-Syndrom. Aus ihrer inneren Unruhe heraus, aus diesem Nie-genug-bekommen und dem Hunger nach immer Neuem neigen sie dazu, alles und jedes auszuprobieren.
    Aber auch Jugendliche mit ständig negativen Schulerfahrungen oder solche mit einem starken Leistungsdruck der Eltern, dem sie nicht entsprechen können, halte ich für gefährdet. Ich kenne den Fall eines 12-Jährigen, der schon morgens regelmäßig Magenbitter trank, um seine Schulängste zu betäuben.

- *Die stärkste Verlockung für Jugendliche ist wohl, gemeinsam mit der Clique Spaß zu haben, dazuzugehören. Wie kann man sein halbwüchsiges Kind resistent machen gegen den Druck einer Gruppe, in der Alkohol, Haschisch oder womöglich noch härtere Drogen ausprobiert werden?*

    Die Widerstandsfähigkeit gegenüber einer Gruppe sollten die Kids eigentlich schon früher erwerben. Am besten, indem sie die Erfahrung machen: »Ich kann durchaus anders sein als die anderen.« Zum Beispiel, weil sie in irgendeiner Sportart besonders gut sind, weil sie Schachspielen können oder Musik machen. Ein Bub, der auf dem Bauernhof Traktor fährt, beherrscht etwas, das die anderen nicht können. Das empfindet sein »Ich« als eine Genugtuung. Genau das sehe ich als Hauptaufgabe der Eltern: Dem Sohn oder

> DIE SUCHE NACH DEM INTENSIVEN
> LEBENSGEFÜHL

der Tochter die Möglichkeit geben, sich als Individuum zu erfahren.

- *Gibt es bestimmte Anzeichen, die bei den Eltern den Verdacht auf Drogenkonsum wecken sollten?*

  Ja, die gibt es: Häufigste Veränderung ist der völlige Rückzug aus der Familie, so als existiere die nicht mehr. Frühere Hobbys wie Fussball oder andere Sportarten werden vernachlässigt. Der Freundeskreis ändert sich. Die alten Freunde zählen nicht mehr, es sind auf einmal ganz andere da.

  Leider machen Eltern manchmal viel zu lange die Augen zu. Ein halbes Jahr oder länger. Entweder aus Gleichgültigkeit, oder weil sie selbst zu beschäftigt sind oder aber weil sie hoffen, dass sich das alles ohnehin wieder ändern wird. Dann ist der Zug in die Drogenkarriere oft bereits abgefahren.

- *Was empfehlen Sie, wenn es Verdachtsmomente gibt?*

  Die direkte Konfrontation, die ehrliche Auseinandersetzung. Das heißt, man muss bereit sein, die Konflikte in aller Deutlichkeit auszutragen. Das ist der Moment, wo die Eltern sich bewegen müssen. Kein Abwarten, keine Duldung, keine Beschwichtigung. Oft braucht man dann ohnehin professionelle Hilfe.

- *Wenn Gewissheit besteht, wer hilft den Jugendlichen und ihren Eltern? Gibt es einen Weg zurück?*

  Es gibt immer einen Weg zurück. Wenn die Eltern aktiv werden – oder wenigstens ein Elternteil –, dann ist das oft auch für die Jugendlichen ein heilsamer Schock, im Sinne von: Es kümmert sich ja doch jemand um mich. Ich erinnere mich an einen Vierzehnjährigen, den die Polizei nachts aufgegriffen hatte. Um drei Uhr morgens holte ihn seine Mutter im Revier ab. Die Erfahrung ›Mama sorgt sich, Mama kommt, auch nachts, auch wenn man Mist gebaut hat‹ war wichtig für den Jungen und half ihm beim Weg aus der Krise.

KAPITEL 9
ACHTERBAHN DER GEFÜHLE: DIE PUBERTÄT

Oft aber ist eine Umkehr nur mit härteren Maßnahmen möglich, bis hin zur Zwangseinweisung in eine jugendpsychiatrische Einrichtung zur Drogentherapie. In jedem Fall aber ist es spätestens dann Zeit zu handeln.

Wir dürfen eines nicht vergessen: Diese jungen Menschen wollen intensiv leben. Sie empfinden die Eltern und deren Leben meist als dröge, als unerträglich langweilig. Überall in den Medien sehen sie dagegen Jugendliche, die offensichtlich ein euphorisches Lebensgefühl verspüren. Das wollen sie auch. Das ist ihre Sehnsucht, ihre Hab-Sucht. Und von da ist es nur noch ein Schritt zu den Drogen, also zu Haschisch und Ecstasy, oder zu Alkohol, die ihnen dieses berauschende Gefühl zumindest vorübergehend gewähren.

- *Kann man dieses Bedürfnis überhaupt »behandeln«?*
Eine Therapie gelingt dann am besten, wenn wir ihnen die Sucht nicht austreiben wollen, sondern sie durch etwas anderes ersetzen können. Ich hatte einen Jungen als Patienten, bei dem habe ich versucht, Interesse für Philosophie zu wecken. Tatsächlich mit Schopenhauer und mit ›Siddharta‹ von Hermann Hesse. Das fand er äußerst spannend. Ein anderer, der sich in der Familie ständig »übergangen« fühlte – der ältere Bruder galt alles, er nichts –, ist irgendwann von sich aus bereit gewesen, diese Rolle des ›Übergangenen‹ als eine Stärke zu empfinden, eine, aus der heraus er überraschend kreativ werden konnte.

Junge Menschen wollen vor allem intensiv leben.

- *»Kampftrinken«, oft bis zum Umfallen, ist leider ein Trend bei den Halbwüchsigen, oft bereits bei den 13- und 14-Jährigen.*
Schon wenn ein Jugendlicher zum ersten Mal mit einem Vollrausch nach Hause kommt, würde ich ihn darauf ansprechen. Es muss ja nicht gleich ein Vorwurf sein, aber dem Sohn sollte klar werden, dass ich alles registriere und mir Gedanken über ihn und sein Verhalten mache.
Eltern erhalten meist von den Jugendlichen selbst gewisse Hin-

weise auf anstehende Saufgelage. Die Ankündigungen heißen dann: »Gläser brauchen wir nicht – die trinken sowieso aus der Flasche.« Oder: »Regt euch nicht auf, wenn ich nicht nach Hause komme – das wird eine heiße Party.« Protagonisten dieser Exzess-Trinkerei sind oft Mädchen – oder Jungen –, die ohnehin ein bizarres Bild von sich selbst haben, sich als »Wilde Hexe« oder »Harter Typ« sehen. Wenn Eltern glauben, ihr Bub würde bei sowas nicht mittun, dann machen sie sich möglicherweise etwas vor. Statt den Kontakt und eine offene Auseinandersetzung mit den Halbwüchsigen zu suchen. Ich weiß, ich wiederhole mich, aber leider stelle ich immer wieder fest, dass Eltern oft zu wenig Interesse für ihre pubertierenden Kinder aufbringen.

In der Lawine

»Ich hatte es satt«, sagt der Dreizehnjährige, als er aus der Bewusstlosigkeit erwacht, nachdem er 30 Schlaftabletten geschluckt hat und erst in letzter Minute gerettet werden konnte.

Was hatte er satt?

Alles. Die Trennung der Eltern und deren Auseinandersetzungen. Die Hänseleien in der Schule, weil er frech war und sich nicht so leicht an die bulligen Typen und ihre Cliquen anpassen konnte. Die Art, in der sein älterer Bruder mit ihm umging. Eben alles.

16,8 Prozent der Mädchen und 8,3 Prozent der Jungen werden gelegentlich von Selbstmordgedanken verfolgt, eine deprimierend hohe Zahl. Insgesamt gelten, nach einer Studie des Robert-Koch-Instituts, über 15 Prozent der Kinder aus den oberen Gesellschaftsschichten – zumindest vorübergehend – als psychisch auffällig. Aus den unteren Schichten sind es sogar 31 Prozent. Und leider ist die Bereitschaft, das Leben wegzuwerfen, in diesen jungen Jahren viel größer als später, denn die Halbwüchsigen sind unbedingter in ihren Ansprüchen an das Leben und maßloser in ihrem Glück, aber auch in ihrer Traurigkeit.

KAPITEL 9
ACHTERBAHN DER GEFÜHLE: DIE PUBERTÄT

Es handle sich dabei meist um echte Depressionen und um Angststörungen, sagen die Ärzte. Sie haben zu tun mit den Botenstoffen und Belohnungssystemen des Gehirns, die in dieser Zeit oft noch zu gering ausgeprägt sind. Und mit der ›Selbstentfremdung‹, die ein Symptom der Pubertät sein kann: Der veränderte Körper und die völlig neue Beziehung zu sich selbst machen diesen Teenagern schwer zu schaffen.

»Ich habe Momente, da fühle ich mich wie von einer Lawine weggerissen«, sagt Claudia, 16 Jahre. »Ich spüre kein oben und unten mehr, kein links und rechts, ich bin in totaler Panik und will nur eines: dass es aufhört.« Das sind dann die Momente, in denen sie eine Rasierklinge nimmt und sich, wie in Trance, systematisch die Unterarme ritzt. Erst dadurch fühle sie ihren Körper wieder und wisse, dass sie noch am Leben sei. »Es ist dumm und falsch«, gibt sie zu, »aber du musst irgendetwas tun, sonst versinkst du ins Bodenlose.«

Äußerungen über Selbstmordgedanken sollte man immer sehr ernst nehmen!

In Wirklichkeit ist es ein Hilferuf an ihre Umgebung. Diesen Appell muss man wahrnehmen: Es gibt hervorragende Kliniken und niedergelassene Jugendtherapeuten. Und Eltern sollten diese Chance nützen und die Ängste und Depressionen ihres Kindes von Fachleuten behandeln lassen (was übrigens von jeder Kasse bezahlt wird). Meistens sind die Jugendlichen dazu bereit und sogar erleichtert, wenn sie sehen, dass man ihre Probleme ernst nimmt.

Land in Sicht

Allen Schwierigkeiten zum Trotz dürfen wir nicht vergessen, dass die Pubertät für die meisten Kids auch eine glückliche Zeit ist. Sie erleben sich zwischen den fast unvermeidlichen Stimmungs-Tiefs durchaus als tolle Typen, fühlen sich wohl unter den Freunden, verlieben sich, schaffen die Schule und spüren, wie ihnen nicht nur Muskeln und Wissen, sondern auch Souveränität und Lebenserfahrung zuwachsen.

DIE SUCHE NACH DEM INTENSIVEN LEBENSGEFÜHL

Und siehe da – auf einmal kommen auch die früheren Tugenden zurück. Noch nicht zuverlässig und noch nicht auf Dauer, aber es besteht kein Zweifel: Verstand, Höflichkeit, Hilfsbereitschaft, Heiterkeit – all die Eigenschaften, die auf dem Weg zum Erwachsenwerden verloren schienen, sind wieder da.

»Soll ich dir den Müll raustragen?«, fragt der 17-Jährige (und riskiert dabei, dass seine Mutter vor – freudigem – Schreck fast umfällt).

»Mami«, schmeichelt eine junge Dame mit völlig ungewohnter Stimme, »kommst du mit und hilfst mir beim Aussuchen? Ich brauche dringend einen neuen Pulli.«

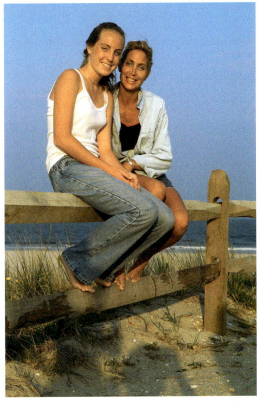

Irgendwann kommen dann auch die Tugenden zurück: Verstand, Hilfsbereitschaft, Heiterkeit.

Wie bitte?

Sind das dieselben Kinder, die ständig maulten, wir sollten sie bloß in Ruhe lassen? Und die sich zu Tode genierten, wenn wir ihnen beim Shopping Ratschläge geben wollten?

Es sind dieselben. Die neue Verschaltung ihrer Hirnzellen hat geklappt, sie können wieder denken, fühlen und andere wahrnehmen. Es scheint wie ein Wunder. Gleichzeitig haben sie es satt, sich ausschließlich mit diesen öden Gleichaltrigen abzugeben. Sie sind jetzt erwachsen. Fast. Natürlich gibt es *die* Freundin und *den* Freund. Aber die Welt ist größer geworden. Und wir, Mama, Papa, großer Bruder, kleine Schwester sind wieder Teil dieser Welt und nicht nur die heftig nervende Familie.

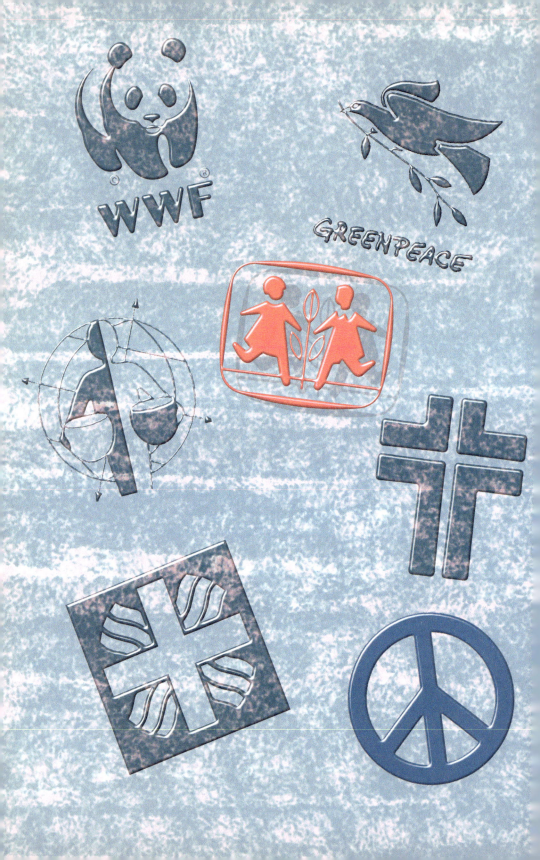

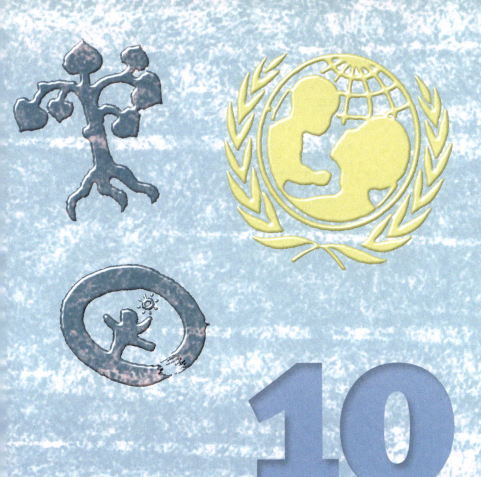

Das Leben lieben lernen

▶ Erziehung gegen den Zeitgeist
▶ Kinder brauchen Bildung
▶ Wie Werte im Kopf entstehen

KAPITEL 10
DAS LEBEN LIEBEN LERNEN

»Wenn eine Maus das Universum betrachtet,
ist das Universum danach verändert.«
Albert Einstein

Hätten Sie sich als Teenager träumen lassen, dass innerhalb von nur ein paar Jahrzehnten einige verrückte technische Erfindungen unser Denken, unsere Beziehungen zu anderen und damit unser ganzes Leben so nachhaltig verändern würden? Dass Jugendliche heute völlig selbstverständlich über das Internet mit Freunden in Neuseeland quatschen? Dass sie mit einem Partner in San Francisco Schach spielen? Dass sie via Handy Fotos von ihrem neuen Fahrrad, ihrer neuen Freundin und Videos von einem Fußballspiel oder von der letzten Party (leider auch manchmal von der letzten Schlägerei) rundum an die Kumpel schicken und sie gleichzeitig auf ihrer Homepage dem ganzen welt-weiten-Web präsentieren können? Was wir da seit ein paar Jahren erleben, ist zweifellos eine Revolution.

Auch für die Eltern. Denn noch nie war die Welt für Kinder so grenzenlos, so verlockend – und vor allem so einflussreich wie heute.

Allerdings ist es für Kinder dadurch nicht leichter geworden, sich im wirklichen Leben zurechtzufinden. Gerade wenn sie aus ihren LAN-Partys, aus Computerspielen und sonstigen Spaß- und Spannungsprogrammen wieder auftauchen, haben sie oft große Mühe, mit Schule und Alltag klarzukommen. Und weil sich die virtuelle Welt sozusagen über ihren Geist stülpt, ist es für sie auch schwieriger als für frühere Generationen, eigene Gedanken und Überzeugungen zu entwickeln. Sie sind verunsichert und erkennen oft nur mühsam, was für sie und ihr zukünftiges Leben von Bedeutung ist und was nicht.

Gegen den Zeitgeist

„Ich fühle mich auf den Arm genommen«, klagt der Vater einer 9-Jährigen. »Da erzähle ich meiner Kleinen, dass man auch für andere etwas tun muss, weil es so viele Kinder gibt, die weniger haben als wir. Dann kommt sie nach Hause und sagt triumphierend ›Geiz ist geil!‹ und ›Ich bin doch nicht blöd!‹ Hat sie gehört, als sie bei ihrer Freundin ferngesehen hat. Was soll man da tun?«

Unsere Kinder leben in einer Medienwelt. In einer anscheinend hemmungslos materiellen und hedonistischen Gesellschaft, der sie praktisch vom Kindergarten an ausgeliefert sind und die das süße Gift des Haben-Wollens und Sich-amüsieren-Wollens in ihre Gehirnzellen und ihre Herzen senkt – um es etwas pathetisch auszudrücken. Da auch Eltern nicht immun sind gegen dieses Gift, ist es für sie oft schwierig, glaubwürdig zu bleiben, wenn sie ihren Töchtern und Söhnen andere Wertbegriffe beibringen wollen.

»Es wird uns schwer gemacht«, schreibt denn auch der Psychologe Wolfgang Bergmann in seinem Buch ›Gute Autorität‹,[1] »schwerer als allen Generationen vor uns. (…) Keine Gottheit und keine Vernunft-Instanz über uns regelt Ordnungen und stützt und legitimiert den Halt, den wir unseren Kindern geben sollen. Die großen Moralgesetze verschwanden im Nichts.« Und er fragt sich, worauf wir uns stützen und wodurch wir das Denken unserer Kinder prägen können, da wir doch nichts als uns selbst haben.

Das mag etwas zu pessimistisch klingen, denn es gibt sie ja noch, die Familien, in denen Religion und Moralbegriffe eine wesentliche Rolle spielen und selbstverständlich an die neue Generation weitergegeben werden. Oder solche, die ihren Kindern die Tugenden der Gleichheit, Brüderlichkeit und Zivilcourage von Anfang an vermitteln und vorleben. Aber solche Prinzipien werden unverbindlicher

---

[1] Wolfgang Bergmann: Gute Autorität, Beltz-Verlag, Weinheim, Basel 2005

KAPITEL 10
DAS LEBEN LIEBEN LERNEN

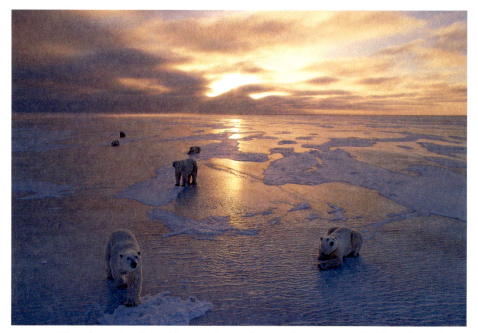

Gletscher schmelzen, Tiere verlieren ihren Lebensraum. Schuld sind wir, die wir rücksichtslos mit der Natur umgehen.

und die, die sie vertreten, befinden sich in einem schwierigen Kampf gegen den Zeitgeist, gegen Konsumterror, Ellbogenmentalität und Gleichgültigkeit. Deshalb fühlen sich die meisten Eltern eben doch alleingelassen, wenn es darum geht, ihren Kindern Maßstäbe zu vermitteln.

Genau darin, denke ich, liegt aber vielleicht auch eine Chance. Man kann Kinder heute ganz individuell an Ideen und Prinzipien heranführen, die einem wichtig erscheinen, frei von fragwürdigem Ballast wie blindem Gehorsam und Untertanengeist.

Das wird allerdings nur dann gelingen, wenn Eltern nicht warten, bis die Kids in die Pubertät kommen, in der sie dann ohnehin gegen die Ansichten der Erwachsenen rebellieren. Also sollten Sie früh beginnen, in jedem Fall, bevor Ihre Tochter oder Ihr kleiner Sohn in die Schule kommt. Man kann mit Kindern über alles reden: Wie schön es ist, dass wir

Man kann mit Kindern über alles reden.

überhaupt auf der Welt sind, über Zusammenhalten und Freundschaft, über Aufrichtigkeit und Mut, über den Wert der Familie, über Respekt vor anderen, über Hilfsbereitschaft und alles, was Ihnen sonst noch wichtig erscheint. Man kann ihnen erzählen, welch großartige Ideen und Kunstwerke die Menschen zu allen Zeiten hervorgebracht haben. Man kann ihnen einen Begriff von der Schönheit der Natur geben. Und davon, dass so vieles auf der Erde heute gefährdet ist. Diese Gespräche sollten keinem festen Plan folgen, die Situation, der Anlass muss sich ergeben. Und vor allem brauchen Sie dazu Zeit, viel Zeit. Die müssen Sie sich nehmen.

> Das Schlimmste, was Eltern tun können, ist, sich am Feierabend vor den Fernseher zu setzen und dann stumm zu sein und taub für die vielen Fragen, die Kinder immer haben.

Kinder sind geborene Kämpfer

Kinder sind unheimlich leicht zu begeistern. Sie lieben Aktivitäten, die einer guten Sache dienen. Sie suchen geradezu nach Möglichkeiten, sich zu engagieren, sich nützlich zu machen. Man muss sie nur rechtzeitig für entsprechende Themen begeistern. Der 10-jährige Sohn einer Freundin hatte irgendwo gehört, dass die Geparden in Afrika in ihrem Lebensraum gefährdet seien. Daraufhin nervte er zusammen mit ein paar Freunden seine Umgebung monatelang mit Spendensammlungen. Absurd? Keineswegs. Inzwischen hat er Verbindung mit einer Tierstation in Namibia aufgenommen, die erbettelten Summen hingeschickt und dafür herrliche Fotos der großen Katzen bekommen. Er weiß bereits heute mehr über die Habitate und das Leben von Wildtieren dort als alle seine Lehrer. Irgendwann, wenn er groß ist, wird er vielleicht nach Afrika reisen und »seine« Tiere besuchen.

Aber egal, ob es um Kampagnen für die Erhaltung der Umwelt

KAPITEL 10
DAS LEBEN LIEBEN LERNEN

geht, um Klimaschutz, alternative Energien, ob gegen die Diskriminierung von Migrantenkindern oder um Hilfe für alte oder behinderte Menschen – es gibt so viele Probleme, die unsere Kids in Zukunft direkt betreffen werden. Da ist es nur gut, wenn sie bereits heute anfangen, sich damit auseinanderzusetzen, Stellung zu beziehen und sich einzumischen, statt wegzuschauen. Wenn sie schon früh an einem derartigen Projekt mitarbeiten können, vielleicht zusammen mit anderen oder mit den Eltern, erwerben sie sich bereits eine gewisse Immunität gegen die schlimmsten Krankheiten unserer Zeit: Gleichgültigkeit und Egoismus.

> **Alle Kinder sollten sich für eine gute Sache engagieren. Sie sollten lernen, dass es »cool« ist, für etwas zu kämpfen und sich einzusetzen.**

Und sagen Sie jetzt nicht: Was kann denn ein einzelnes Kind schon tun, damit die Gletscher nicht schmelzen oder noch mehr Tiere aussterben? Wie immer, wenn es um wesentliche Änderungen in der Gesellschaft geht, müssen erst viele, viele Tropfen auf die heißen Steine fallen, bevor sie sich vereinigen, erst zu einem Rinnsal und schließlich zu einem Strom, der dann auch die Skeptiker und die Zögernden mitreißt.

(Anregungen für Umwelt-Engagements Ihrer Kinder bekommen Sie übrigens im Internet, zum Beispiel unter www.BUNDjugend.de oder www.WorldWildlifeFund.de oder www.Greenpeace.de)

Siehst du, – ich kann doch etwas verändern

Andreas ist 11 Jahre alt. Er darf in den Ferien zum ersten Mal mit seinen Eltern nach Nicaragua fliegen, wo seine Mutter geboren wurde. Als die Schule wieder beginnt, soll er, wie alle in der Klasse, über das schreiben, was er in den Ferien erlebt hat. Hier sind Auszüge aus seinem Aufsatz:

»Der Flughafen ist überfüllt. Es ist so heiß! Ich wollte, sie hätten Air-Condition im Flughafen von Managua. Managua ist die Hauptstadt von Nicaragua. Es ist Nacht. Ich kann es nicht glauben, dass es in der Nacht derartig heiß sein kann. Ich will gar nicht wissen, wie

heiß es dann am Tag sein wird. Während ein Träger unser Gepäck zum Ausgang bringt, sehe ich einen Stand mit tollen Spielsachen. Ich versuche meinen Vater davon zu überzeugen, dass er mir ein Spielzeug kauft, aber er sagt nein. Stattdessen gibt er mir vierzig Dollar und sagt, ich soll sie aber nur für etwas ganz Besonderes ausgeben. Wir gehen aus dem Flughafen raus und dann kommen plötzlich alle diese Kinder auf mich und meine Familie zugelaufen. Wir sind eingekreist von Kids, die so alt sind wie ich, oder jünger, und die alle versuchen, uns Kaugummi zu verkaufen. Meine Mutter sagt, ich soll hinter ihr hergehen. Ich steige traurig in das Auto ...«

> Jeder Einzelne, auch jedes Kind kann dazu beitragen, dass die Welt von morgen eine bessere sein wird.

Dann schildert er das kleine Hotelzimmer und wie er nicht einschlafen kann, weil er dauernd an diese Kinder denken muss und dass sie wahrscheinlich hungrig waren. Und er versucht sich vorzustellen, wie es wäre, wenn er und seine Freunde Kaugummi verkaufen müssten.

Auch am nächsten Tag wird ihr Auto von Kindern umringt, die etwas verkaufen wollen. Dann sitzen sie in einem Restaurant beim Mittagessen. Das Essen ist gut, ein Gitarrespieler kommt an den Tisch und spielt Mariachi-Musik.

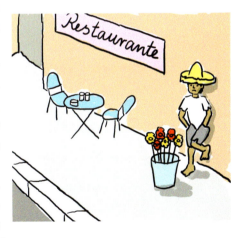

»Alle lachen und haben Spaß, aber ich stochere nur in meinem Essen herum. Meine Mutter scheint besorgt. Sie weiß, was in mir vorgeht. Meine Mutter sagt, dass ich eben nicht alles ändern kann.

Während des ganzen Essens bemerke ich einen Jungen vor dem Restaurant, der versucht, Blumen zu verkaufen. Er ist klein, ungefähr fünf Jahre alt und hat einen Ausdruck von Hoffnung und Entschlossenheit im Gesicht. Niemand kauft Blumen. Dann fallen mir die vierzig

KAPITEL 10
DAS LEBEN LIEBEN LERNEN

Dollar ein, die mir mein Vater gab, damit ich mir ein Souvenir kaufen kann.

Mein Vater zahlt die Rechnung. Nachdem die Kellnerin mit der Kreditkarte meines Vaters zurückkommt, danken wir ihr. Auf dem Weg nach draußen hole ich das Geld aus meiner Tasche. Ich gebe es dem kleinen Jungen, der Blumen verkauft. Er bietet mir eine Blume an, aber das lehne ich ab. Voller Freude geht er weg. Ich lächle und wünsche mir, ich könnte das machen, so oft ich wollte. Ich sage zu meiner Mutter, dass ich eben doch etwas ändern kann.«

Kunststück, werden Sie sagen, ein Junge, der eine so beachtliche Summe als Taschengeld erhält, muss sicher auch sonst keine Not leiden. Da ist es leicht, mal auf etwas zu verzichten. Das stimmt natürlich. Aber darum geht es nicht. Es geht vielmehr um die Sensibilität für andere Menschen und ihre Bedürfnisse und Nöte. Andreas kann froh sein, dass seine Eltern diese Gefühle in ihm geweckt haben.

Weißt du, wie viel Sternlein stehen?
Oder: Kinder brauchen Bildung

Eines meiner Lieblingsbilderbücher zeigt ein kleines Mädchen in einem Museum. Es ist ganz allein. Die Mutter ist verschwunden, um ihren Sohn wieder einzufangen, der in einem unbewachten Moment weggelaufen ist. Das Mädchen hat Angst. Dann aber passieren die wunderbarsten Dinge. Figuren steigen aus den Gemälden, hier ein Ritter in einer silbernen Rüstung, dort eine Prinzessin in einem herrlichen Kleid. Sie erzählen der Kleinen fantastische Geschichten und nehmen sie mit hinein in ihre Bilderwelten. Zum Schluss hat sie sich mit den Engeln aus einem Madonnenbild angefreundet und schwebt mit ihnen durchs Museum.[2]

---

[2] Posy Simmonds: Lulu und die fliegenden Babys, Diogenes, Zürich, Neuaufl. 2007

> WEISST DU, WIE VIEL STERNLEIN STEHEN?
> ODER: KINDER BRAUCHEN BILDUNG

So, stelle ich mir vor, erleben kleine Kinder die geheimnisvolle Welt einer Gemäldegalerie. Wenn man sie ihnen nicht vermiest, indem man sie im Eiltempo durch die Säle scheucht. Lernen sie aber, sich in einige Bilder hineinzudenken, dazu interessante Geschichten zu hören – oder vielleicht selbst zu erfinden –, dann entsteht so etwas wie Vertrautheit und die Lust auf ein nächstes Mal, bei dem es wieder Neues zu entdecken gibt.

Und irgendwann kann man auch über die Künstler reden und über die Zeit und die Umstände, in denen sie gelebt und gearbeitet haben. Über Leonardo und seine verrückten Flugapparate, über Rembrandt, der wie niemand sonst blitzendes Metall malen konnte, und über Goya, der Gespenster liebte und dessen Bildern man anzusehen glaubt, dass er taub war. Übrigens: Sie, die Eltern, sind es, die solche Interessen bei Ihren Kindern wecken müssen, denn alle anderen Institutionen versagen auf diesem Gebiet völlig. Vor allem die Schule.

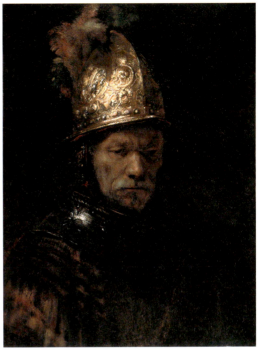

Wie malt man blitzendes Metall? Die Künstler in Rembrandts Werkstatt türmten Farbe und Weiß aufeinander, bis wir durch das Spiel von Licht und Reflexion das Material »Gold« zu sehen glauben.

Die Schule versagt

Es ist eine Tragödie, wenn Jugendliche mit 14 oder 16 Jahren die Schule verlassen, mit einem Quali oder mit Mittlerer Reife, ohne dass sie auch nur die leiseste Ahnung von den Kulturen der Welt ha-

KAPITEL 10
DAS LEBEN LIEBEN LERNEN

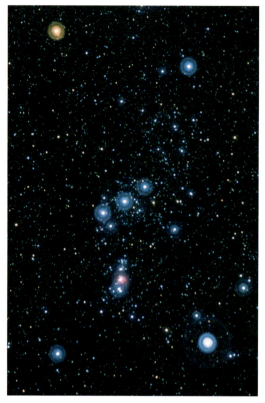

Den Sternbildern – hier das des Orion – hat man seit jeher mythologische Figuren zugeordnet.

ben. Man hat ihnen so gut wie nichts vermittelt von den Schönheiten und Reichtümern, die in Jahrtausenden auf allen Kontinenten entstanden sind. Nichts von Musik, Kunst, Literatur. Und auch so gut wie nichts von den naturwissenschaftlichen Erkenntnissen, vom Aufbau der Milchstraße oder dem der Atome – von der Relativitätstheorie ganz zu schweigen.

Alles scheint inzwischen wichtiger – Rechnungswesen, Textverarbeitung, Geschäftsbriefe schreiben –, nur Bildung, die Voraussetzung für die Fähigkeit, sich »ein Bild von der Welt« machen zu können, wird den Kindern vorenthalten, bzw. kommt nur denen zugute, die ins Gymnasium gehen und Abitur machen dürfen. Das ist immer noch die Minderheit, wie man weiß. Und das, was sie dort erfahren, ist auch nicht gerade viel.

»Ich bin so was von sauer«, sagt die 17-jährige Realschülerin Christine zu diesem Thema. »Ich weiß schon, dass man Dinge lernen muss, die man für einen späteren Beruf braucht. Aber ich hätte in meiner Schulzeit wirklich gerne gute Bücher kennengelernt und mal ein Jahr lang Kunsterziehung gehabt, die über blödes Basteln und Werken hinausgegangen wäre. Jetzt käme ich mir komisch vor, allein in eine Galerie zu gehen oder in ein Klassik-Konzert, weil ich so gar keine Ahnung von all dem habe.«

Zukünftige Generationen werden wohl noch mehr zu klagen ha-

WEISST DU, WIE VIEL STERNLEIN STEHEN?
ODER: KINDER BRAUCHEN BILDUNG

ben. Wer wird dann noch die großen tragischen Figuren des Alten Testaments kennen? Oder Homers Odyssee? Wer wird seinen Kindern die Sternbilder am Nachthimmel erklären können: Orion mit seinem funkelnden Gürtel, Kassiopeia, die als großes »W« am Himmel steht, oder die Plejaden, die sieben goldenen Schwestern? Ich werde nie vergessen, wie mein kleiner Bruder und ich oft nachts in den Himmel schauten, um unter den Tausenden von leuchtenden Punkten einige der Gestirne zu identifizieren. Den Polarstern (das war leicht) oder den weiß leuchtenden Sirius im Sternbild »Großer Hund« (das war schon schwieriger). Und wie meine Mutter uns geheimnisvolle Geschichten dazu erzählte. Zum Beispiel die von den schönen Plejaden, Königstöchter, die an den Himmel verbannt wurden, damit sie vor dem Jäger Orion sicher waren. Und wie dieser jetzt Nacht für Nacht hinter ihnen herzieht und sie doch nie erreicht …

Kinder-Unis sind Spitze!

Wie sehr Kinder Lust auf Wissen und Bildung haben, das sieht man an dem großen Zulauf, den die sogenannten Kinder-Unis verzeichnen. Derzeit bieten schon über siebzig deutsche Hochschulen »Vorlesungen« für Kinder zwischen 8 und 12 Jahren an. Vorlesungen ist vielleicht ein falsches Wort – es sind eher »Fragefestivals«, wie es die *Süddeutsche Zeitung* nennt. Dabei erklären die Professoren und Dozenten einem Hörsaal voll begeisterter und wild diskutierender Mädchen und Jungen physikalische Grundbegriffe anhand von scheinbar so einfachen Fragen wie »Warum fliegen Vögel und Flugzeuge?« Oder sie analysieren das Phänomen »Warum malen Menschen Bilder?« in einer Weise, wie es eben auch Kinder verstehen. Dass es dann tolle bunte Studentenausweise gibt und Essensmarken für die Mensa, hebt den Spaß an der Sache noch mehr. Dabei lernen die Kids vor allem auch, dass »Studieren« cool ist, und motiviert sie dazu, sich in der Schule mehr anzustrengen.

> Ob Philosophie, Mathematik oder Biologie – an Kinder-Unis lernen die Kleinen spielerisch wissenschaftliche Grundbegriffe.

KAPITEL 10
DAS LEBEN LIEBEN LERNEN

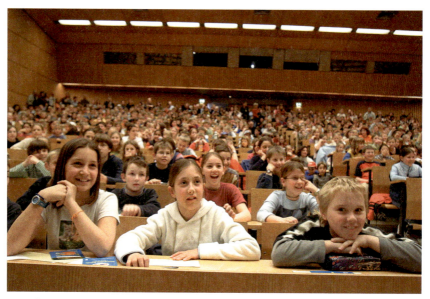

»Studieren«, wie hier an der Kinder-Uni Tübingen, macht Spaß!

Da es solche Veranstaltungen nur in Städten mit Universitäten oder Fachhochschulen gibt, bleibt es aber, wie schon gesagt, im Allgemeinen Aufgabe der Eltern, ihre Sprösslinge an all die wunderbaren Dinge heranzuführen, die die Schule nicht bieten kann oder will.

Na toll, werden Sie jetzt vielleicht sagen. Und wie um Himmels willen soll ich das anstellen? Wo meine Kinder doch schon Reißaus nehmen, wenn ich sage, sie sollen mal das eine oder andere Buch lesen? Und wenn sich ihre musikalische Begeisterungsfähigkeit zumeist auf ziemlich schauerliche Popkonzerte beschränkt?

Gute Frage.

Zu ihrer Beantwortung muss ich etwas ausholen.

Wie Werte im Kopf entstehen

Neurobiologen, die sich damit beschäftigen, wie das Gehirn beim Lernen und bei der Entwicklung der Persönlichkeit arbeitet, haben herausgefunden, dass wir – Eltern, Lehrer, sogar die bewunderten Gleichaltrigen – einem Kind oder Jugendlichen gar keine grundsätzlichen Wertvorstellungen »beibringen« können. Der Antrieb zu moralischem Handeln, das Gefühl für Gerechtigkeit oder auch nur gute Manieren und Respekt im Umgang mit anderen kommen immer aus ihm selbst und entstehen in einem relativ langsamen Prozess der »Verallgemeinerung«: Da das Gehirn ständig lernt, sammeln Kinder von ihren ersten Lebensjahren an unbewusst die Eindrücke aus ihrer Umgebung, machen Erfahrungen und »bewerten« jede derartige Information. Gleichzeitig untersuchen ihre Hirnzellen diese Infos auf die Möglichkeit hin, aus ihnen allgemein gültige Regeln oder Denkstrukturen abzuleiten. Es ist wie beim Erlernen der Muttersprache, bei dem sich das Kleinkind ja auch aus der Fülle der gehörten Laute und Silben die grammatikalischen und sinnhaften Strukturen herausfiltert. Je reicher und schlüssiger die Anregungen und Erfahrungen sind, vor allem im Elternhaus, aber auch im Kindergarten, in der Schule und unter Freunden, desto größer ist die Chance, dass in den zuständigen Zellen (genauer: im *Frontalhirn*) während der endgültigen Reifung des Gehirns in der Pubertät aus den Milliarden von Einzelbewertungen allgemeine Regeln entstehen. Diese Regeln bilden dann das individuelle Wertesystem und damit die Grundlage für ein verantwortungsbewusstes Handeln.

> Von den ersten Momenten der Kindheit an handelt das Gehirn als sein eigener Geschichtsschreiber, indem es alle unsere Erlebnisse in seiner Zell- und Chemo-Sprache aufzeichnet.

> Kinder entwickeln ihre eigenen Wertmaßstäbe aus den vielen Einzelinformationen, die sie im Lauf ihrer Kindheit und Jugend erfahren.

Oder, anders ausgedrückt: Verhaltensweisen sind das Resultat eines ständigen Dialogs zwischen unserem Gehirn und unseren Erfahrungen.

KAPITEL 10
DAS LEBEN LIEBEN LERNEN

Aber nun kommen Sie, die Eltern, Großeltern oder Erzieher ins Spiel. Sie können den Kindern zwar keine Werte »beibringen«, aber Sie haben dennoch eine außerordentlich wichtige Funktion ...

»Papa, don't preach ...«

»Allein durch das Feststellen oder Predigen von Werten wird niemand erzogen. Man muss sie praktizieren«, schreibt der Hirnforscher Manfred Spitzer.[3]

Praktizieren heißt Vorbild sein, heißt, auf bestimmten Regeln auch gegenüber den Kindern zu bestehen, nicht nur in moralischer Hinsicht, sondern auch durch die Demonstration dessen, was uns, den Erwachsenen, wichtig ist. Wenn wir nicht lesen, wenn wir keine Lust auf Musik haben, wenn unsere eigenen Tischmanieren miserabel sind, wenn wir uns täglich stundenlang den Gewaltsendungen im Fernsehen aussetzen (man hat nachgewiesen, dass Gewalt in 78,7 % aller Sendungen und sogar in 89,4 % der Kindersendungen vorkommt! – siehe Kapitel 5, Seite 119), dann gibt es keine Veranlassung für Kindergehirne, Lesen, Musik, Tischmanieren und Gewaltlosigkeit als etwas Positives zu speichern.

> »Jugendliche müssen, vor allem im Umgang mit Gleichaltrigen, Verantwortung übernehmen lernen, Vertrauen ausbilden können, Interessen abwägen, Konflikte aushalten und sie vielleicht sogar manchmal lösen können.«
> *Manfred Spitzer*

Andererseits dürfen Sie nicht erwarten, dass Ihr Sohn Konzertpianist wird, nur weil er früher oft neben Ihrem Klavier oder vor dem CD-Player saß, als Sie Bach und Mozart spielten. Oder dass Ihre Tochter Kunstgeschichte studieren wird, weil Sie mit ihr Barockkirchen angeschaut haben, als sie ein kleines Mädchen war. Im Gegenteil. Die Wahrscheinlichkeit ist groß, dass der Sohn erst einmal bei Techno oder Hard Rock landet. Und dass die Tochter mit 16 Jahren vielleicht Friseurin oder Karate-Meisterin werden will.

[3] Manfred Spitzer: Lernen, Spektrum Akademischer Verlag, Heidelberg, Berlin 2002

Das spielt aber keine Rolle. Kinder müssen sich ausprobieren, oder, wie die Psychologen sagen, »Probehandlungen« durchführen. Nur so können sie in eigener Verantwortung herausfinden, ob sich diese bewähren. Das heißt, sie sollten ihren eigenen Weg gehen dürfen.

Dabei ist es ganz bewegend – und oft komisch! – zu erleben, wie sie nach allen möglichen Umwegen oft wieder zu Vorbildern und Lebensformen zurückkehren, die sie so oder ähnlich im Elternhaus erfahren haben. Vor allem dann, wenn es später um ihre eigenen Kinder geht. Nicht nur die Rituale an Weihnachten oder bestimmte Essgewohnheiten kommen dann manchmal wieder zu Ehren, sondern, man staune, auch elterliche Ansichten und Meinungen, die sie früher vehement kritisiert haben. So entstehen wohl Traditionen.

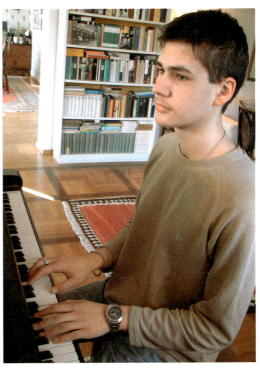

»Musik ist kein Luxus, sondern eine Notwendigkeit. Sie ist so wichtig wie Essen und Trinken«. Sir Simon Rattle

Halt-Losigkeit

Die Abermilliarden von Erfahrungen und Eindrücken, die sich in den Köpfen unserer Kids in all den Jahren des Wachsens angesammelt haben, sind also nicht verloren. Sie verdichten sich zu Überzeugungen, zu Anleitungen für ihr Handeln, zu dem, was ihre Persönlichkeit als Erwachsene ausmachen wird.

Deshalb ist es so fatal, wenn da nichts ist, was sich verdichten

KAPITEL 10
DAS LEBEN LIEBEN LERNEN

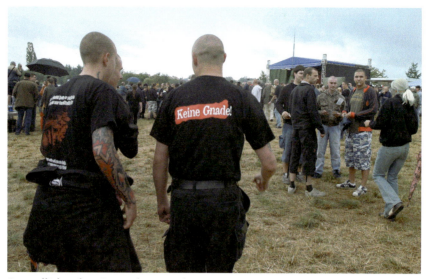

Jugendliche ohne Perspektiven, ohne Bestätigungen, ohne ein starkes Ich-Bewusstsein sind besonders gefährdet, Neonazis auf den Leim zu gehen.

kann. Wenn man sie alleingelassen und den Medien oder der Spaßgesellschaft ausgeliefert hat. Wenn Eltern darauf verzichtet haben, ein lenkender und orientierender Faktor und ein Halt im Leben ihrer Kinder zu sein. In diesen Jugendlichen herrscht eine »verschwommene Leere« (Wolfgang Bergmann), die wir heute bei vielen von ihnen spüren und als so traurig empfinden. Eine Leere, weil sie nie gelernt haben nachzudenken, weil sie nichts von sich halten, das heißt, keinerlei Selbstbewusstsein haben, und weil sie nicht wissen, wie sie sich mit der Welt auseinandersetzen sollen. Ein solches Kind ist höchst gefährdet, sein inneres Vakuum mit Drogen, Alkohol oder Gewaltfantasien auszufüllen. Oder irgendwelchen Rattenfängern, zum Beispiel Neonazis, nachzulaufen, die ihm Ersatz-Lebensinhalte liefern.

Kinder ohne Ziele sind einsam.

WIE WERTE IM KOPF ENTSTEHEN

Den eigenen Weg finden

Selbst wir, die skeptischen und realistischen Erwachsenen, spüren, dass wir auch ein »anderes Ich« haben, eines, dem das ständige Funktionieren-Müssen in einer ziemlich rücksichtslosen Welt stärker zusetzt, als wir das wahrhaben wollen. Und wir ahnen, dass diesem anderen Ich etwas fehlt, seit Religion ihre Funktion als geistiger und moralischer Wegweiser mehr oder weniger verloren hat und keine anderen Weltanschauungen uns dafür Ersatz bieten können. Schon gar nicht der Gott des Konsums. Es fehlen uns geistige – oder religiöse – Erlebnisse, die unserem Leben eine andere, tiefere Dimension geben könnten. Es fehlt uns an Spiritualität.

Wenn aber sogar wir, die Erwachsenen, die Wissenschaftsgläubigen, derartige Bedürfnisse in uns erkennen – um wie viel größer muss dann gerade bei jungen Menschen die Sehnsucht nach anderen, immateriellen Welten und Werten sein? Sie sind ja ohnehin auf der Suche. Auf der Suche nach sich selbst, aber auch nach der Gewissheit: Ich bin nicht alleine – es gibt Ideen, es gibt Kräfte, die mir helfen, mein Leben zu gestalten.

Ich erinnere mich an die Bilder von der Papstwahl oder von den Kirchentagen: Hunderttausende von jungen Leuten mit fröhlichen, beseelten Gesichtern. So, als hätten sie diese Gewissheit gefunden.

Zu allen Zeiten hat es besondere Jugendkulturen gegeben. Oft waren sie Protest gegen den Zustand der Gesellschaft. Wie die Flower-Power-Philosophie der »Hippie-Generation«, die auch als Bewegung gegen Gewalt und den unseligen Vietnam-Krieg in den sechziger Jahren des vorigen Jahrhunderts entstand. Oder die Pop-Kultur, die die Welt veränderte, weil sie sie durch eine kreischbunte Brille sah.

Und wofür stehen Jugendliche heute? Wirklich nur für Spaß und Haben-Wollen? Und einmal Superstar sein? Glaube ich nicht.

Man muss ihnen nur zuhören. Die Kids träumen von einer Zukunft, die anders, besser aussehen soll als die Gegenwart, die sie erleben.

KAPITEL 10
DAS LEBEN LIEBEN LERNEN

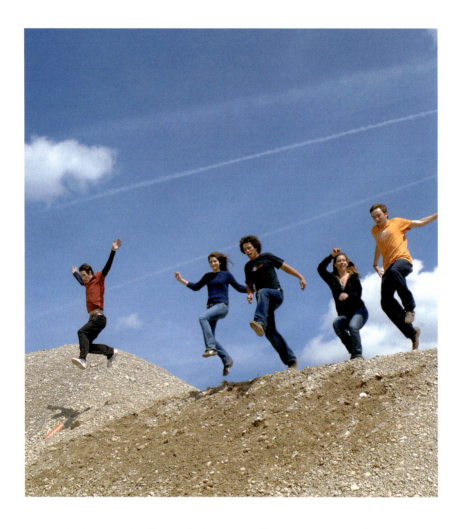

Auch die Musik, die sie lieben, und deren Texte sprechen eine andere Sprache. Sicher, es kommen gelegentlich auch Herz und Schmerz darin vor. Aber viele Pop-Songs und die Rap-Balladen mit ihren oft wilden und zugleich so poetischen Alltagsschilderungen verraten ihre Einsamkeit, ihre Wut und die Sehnsucht nach einer Welt, die nicht nur materiellen Werten huldigt. Sehnsucht nach Dingen, die nichts mit dem überall herrschenden Nützlichkeitsdenken zu tun haben. Sehnsucht nach mehr Gerechtigkeit. Nach Spiritualität. Nach Liebe.

WIE WERTE IM KOPF ENTSTEHEN

»*Sowie wir geboren werden, fängt die Welt an, auf uns zu wirken, und das geht so fort bis ans Ende. Und überall: Was können wir denn unser Eigenes nennen als die Energie, die Kraft, das Wollen!*«, schrieb Johann Wolfgang von Goethe.

Energie, Kraft und Wollen, das wünschen wir unseren Kindern. Und dass sie den höchsten Wert von allen lieben lernen: das Leben selbst.

Register

Abitur 262
Abtreibung 239
ADHS Aufmerksamkeitsdefizit-Hyperaktivitäts-Syndrom 95f., 99ff., 103, 106
Adoption 239
Aggressionen, Aggressivität 54, 67, 108, 114, 120, 123, 127, 147, 149f., 155, 163, 181, 211, 223
AIDS 236
Akne 241
Aktivitäten, körperliche 102, 116, 211, 215, 219
Alkohol 246, 248
Anerkennung 25, 53, 114, 139, 146, 148, 181, 205, 229, 242f.
Angst 50, 54, 58, 62f., 68, 74, 101, 108, 120f., 125, 138, 147, 150, 155f.
 -störungen 64, 250
 -zustände 58, 65
Antikörper 15, 17
Arbeitsgedächtnis 131
Arbeitslosigkeit 67
Armut 65f.
»Asperger-Syndrom« 72
Aufmerksamkeitsstörung 95
Augen 37
Ausbildung 134
Ausdauer 213
 -training 219
Autismus 50f., 68–72
 -, frühkindlicher 72

Autorität 82f., 88, 138, 145
Babynahrung 16, 173, 183
Baby-Video 42
Begabung 161
Beruf 133
Bewegung 45, 206, 209, 215f.
 -abläufe 206
 -armut 211
 -programme 209
Bewusstsein 39, 41, 44, 55, 88, 106, 205, 226
Bezugsperson 50, 54, 58, 61, 81, 89, 91, 97, 228
Bildung 150, 260, 262
Bindung 59, 61, 76
 -, soziale 114
Blutdruck 179 f.
Brutalität 120, 124
Bücher 47, 107, 112, 262
Bulimie, Fress- und Brechsucht 197, 242
Bündnisse 231

Cannabis 152
Capoeiro 218
Clique 139, 147, 152
Computer 139, 200
 -spiele 90, 121f., 126

Denken 33, 39, 41, 47, 91f., 227
Depressionen 64, 250
Diabetes 179f.
Diäten 197, 242
Dicke Kinder 189, 196

REGISTER

Disziplin 139
Drogen 246
  -therapie 248
Dyskalkulie 152
Dyslexie 160

Ecstacy 248
Ego-Shooter-Spiele 124, 139
Eifersucht 53
Eigenverantwortung 146
Emotionen 42, 50, 123, 132, 206
Energiezufuhr 118
Entwicklung 72, 75, 80, 82f., 97,
  107f., 120, 180, 209, 265
  –, körperliche 95, 122, 207f.,
  216
  -stadien 24
  -störung 68, 160, 180
Erkennen 107
Ernährung 136, 170
Erziehung 80, 82
Essen 175, 192f., 197
Essgewohnheiten 171, 198
  -störungen 197

Fähigkeiten, geistige 42, 59, 71,
  107, 135, 137
  –, körperliche 24, 46, 136
Fastfood 177, 184f.
Fehlernährung 171f.
Feinmotorik 135
Fernsehen 42, 106f., 109, 186,
  200
  –, »kindgerechtes« 108
  -werbung 118
Fertignahrung 185
Fettsucht 183
Fibromyalgie 58

Filme 118
Fitness 208
  –, körperliche 114
Förderung, frühe 68, 208
Freizeit 162
Fremdsprachen 153
Freunde 247
Frontalunterricht 146
»Frühkindliche Bindung« 81
Frühstück 194
Frustessen 181
Fußball 212

Ganztagsschulen 139, 141
Gebärdensprache 40
Geborgenheit 83
Gedächtnis 42, 46, 115, 131, 217
  –, visuelles 70
  Kurzzeit- 131
  Langzeit- 43, 115, 131, 143
Gefühle 50f., 176
Gehirn 33, 39, 97, 123, 130, 227
  -botenstoffe 97
  -entwicklung 97f., 100
  -stoffwechsel 96
Gehorsam 82
Gelassenheit 230f.
Gemälde 260
Gene 23, 100, 160
»geprägt« 61
Gerechtigkeit 145, 270
Geruchs- und Geschmackssinn
  44, 138, 173
Geschenke 84
Geschicklichkeit 136, 210f., 213
Geschlechtshormone 225
  -krankheiten 235
  -reife 225

Geschmacksstoffe 184
Geschmackszentrum 174
Geschwister 52f.
Gespräche 77, 114, 139
Gesundheitsunterricht 167
Gewalt 58, 73f., 119f., 124, 154
 –, körperliche 75
Gewaltszenen 120
Gewalt-Videos 126
Gleichaltrige 229, 251
Gleichgewichtssinn 45, 207f.
Glückshormone 220f.
Grausamkeit 119
Grundschüler 141
Gymnastik 217

Halt-Losigkeit 267
Handball 212
Haschisch 152, 248
Hausaufgaben 115, 133f., 141, 155
Hirnrinde 39
Hirnzellen 33
Hören 37
Hungergefühl 176, 178
Hyperaktivitäts-Syndrom 246

Ich-Bewusstsein 34, 81, 268
Immunsystem 17
Impfkalender 18
Impfungen 16ff., 66
Industrienahrung 174, 183
»Inselbegabungen« 71
Integrierte Haupt- und Realschule 163
Intelligenz 47, 72, 159
Interessen 156
Internet 121

Jiu-Jitsu 218
Jugendkulturen 269
Jugendpsychologe 231
Jungfräulichkeit 234
Junkfood 136, 186

Kampfsportarten 218
»Kampftrinken« 248
Kärtchen-Methode 144
Katastrophen 121
Killer-Spiele 124
Kindergarten 135
Kindertagesstätten 136
Kinder-Uni 263
Kleidung 157
Klimaschutz 258
Knochen 212
 -dichte 212
Kochkurse 137
Kognition 47
Kommunikation 139, 192
Kondome 236
Konsumterror 256
Konzentrationsfähigkeit 93, 109
Koordination 45, 207
Koordinationsfähigkeit 136
Kopfschmerzen 153, 157
Körper 204–207
 -beherrschung 205f.
 -gefühl 205
 -gewicht 199
 -größe 212
 -wahrnehmung 242
Kraft 206, 208, 213
Kreativität 110, 137, 146
Kulturen der Welt 261
Kunst 262

-erziehung 262
-therapie 77

Längenwachstum 212
Lärm 48
Lateinunterricht 154
Lebenserfahrung 250
Lebenserwartung 67
Legasthenie 159f.
Lehrer 145f., 163
Leistung 153
Leistungsdruck 246
Leitbilder 239
Lernen 34, 130, 133
 –, gemeinsames 142
Lerngruppen 143
Lernprozesse 35, 52
Lese- und Rechtschreibschwäche 159
Lesen 114, 158
Liebe 270
Liebesleben 234
Limonaden 136, 184
Literatur 262
Lügen 166

Magersucht 197, 242
Mahlzeiten 170, 192f.
Manieren 265
Marihuana 152
Maßstäbe 256
Mathematik 132, 161
Medien 268
Medienwelt 255
Metabolisches Syndrom 179
Methylphenidat 96
Migräne 157
Migrantenfamilien 139

Missbrauch, sexueller 58, 75f.
Misshandlungen 67, 75, 155
Mobbing 54, 147, 215
 -Opfer 148f.
Moralbegriffe 234, 255
Motorik 45
Musik 45, 92ff., 205, 262, 267
Musikalität 92
Musiktherapie 77
Musikunterricht 93
Musizieren 94
Muskelaufbau 210
Muskeln 207, 212ff.
Muttermilch 190
Muttersprache 40

Nachhilfeunterricht 161f.
Nahrungsmittel 182
 -industrie 171
Nervenverbindungen 33
Nervenzellen 34
Neuro-Feedback-Therapie 102
Neuronen 38
Nikotin 244

Opfer 76, 148
»Opstapje« 67
Ordnung 81f., 255
Ordnungssystem 81
Orientierung 80

Persönlichkeit 81, 204f.
Pferde 220
Pille 236
PISA-Studie 163
Pop-Kultur 269
Psychologe 64f.
Psychopharmaka 102

Psychoterror 147
Pubertät 219, 224, 226, 250

Radfahren 212
Rauchen 189f., 243
»Rauchfreie Schule« 244
Rechenaufgaben 137
Rechenschwäche 152
Rechnen 109, 114, 133
Reifestörung des Gehirns 160
Reiten 220
–, therapeutisches 77
Religion 269
»Repräsentation« 36
Respekt 265
Respektlosigkeit 163
Ritzen 250
Rückenmuskulatur 214
Rückenschmerzen 164

Sättigungsgefühl 197
»Savants« 71
Scheidung 62
Schikanen 147
Schlankheitswahn 242
Schön sein 240
Schönheitsnormen 240
Schreiben 109
Schulabschluss 134
Schulängste 246
Schulbank 164
Schuldgefühle 63
Schule 133, 138
Schulleistungen 114
Schulspeisen 187
Schulstress 157
Schultaschen 164

Schwangerschaft 189, 191, 236f., 239
Schwangerschaftsabbruch 238
Schwangerschaftsdiabetes 190
Sehen 37, 107
Sehkraft 37
Sehzentrum 36
Selbstbewusstsein 43, 53, 59, 82, 148, 150, 157, 180, 211, 215, 230, 240f., 268
Selbstentfremdung 250
Selbstmordgedanken 249
Selbstverteidigung 155, 215, 218
Selbstvertrauen 52f.
Selbstwertgefühl 205
Sensorik 44
Sex 233
Sexualhormone 226
Sexualität 234
Sinne 44
Sinnesorgane 37
Sinnesreize 35
»sitzende Lebensweise« 117, 182
Sitzmöbel für Kinder 165
Softdrinks 18
soziales Verhalten 135
Sozialisation 52
Spannungskopfschmerz 157
Spaß haben 229, 235
Spaßgesellschaft 268
Spezialbegabungen 71
Spiegelneurone 50f., 69
Spiel 89
 -sachen 89f.
 -therapie 77
Spiritualität 269

REGISTER

Sport 198, 216
  -unterricht 166, 177, 211
  -verein 217
Sprache 39, 41, 137
Sprechen 41, 48
Stammzellen 23
Sternbilder 263
Stillen 15, 190
Stoffwechsel 179, 182
Sucht 245
Süßigkeiten 136, 201
Synapsen 38, 97, 226

Taschengeld 165
Tastsinn 45
taubstumm 40
Teddybär 89
Tennis 217
Tierfilm 125
Traditionen 267
Training, körperliches 207, 209
Traumatisierung 75
Trennung 58, 62
Trotzphase 51
Turnstunde 117
TV-Werbung 188

Überernährung 178
Übergewicht 117, 171f., 180f., 190, 198
Umwelt 257
Umwelt-Engagement 258
Unfälle 166
»unfruchtbare Tage« 236
Unterbewusstsein 62, 88, 188
Urvertrauen 54, 59, 81

Vaterfigur 21
Vaterschaftstest 22
Verantwortung 238, 266
Verhaltenstraining 103
Verhaltensweisen 123
Verhütung 235
Verletzungen, seelische 58
Verlust 62
Vertrauen 232
Videos 125
Videospiele 121
Volleyball 217
Vorbilder 87, 209, 267
Vorlesen 159
Vorschulalter 137
Vorsorge 189
Vorsorgeuntersuchungen 66

Wachstum 23
Weltanschauungen 269
Werte 269, 271
Wertesystem 265
Wertvorstellungen 265
Wissen 130
Wolfskinder 34f.
Wünsche 82, 86

Zahlen 137, 167
»Zappelkinder« 101
Zärtlichkeit, körperliche 51
Zeitgeist 124, 255f.
Zigaretten 243
Zivilcourage 255
Zugehörigkeit 148
Zusammengehörigkeit 60
Zuwendung 138

Bildnachweis

Die Grafiken auf folgenden Seiten stammen von Jörg Mair:
S. 10/11, 26/27, 30/31, 33, 34, 36, 38, 56/57, 78/79, 83, 96, 102, 104/105, 111, 128/129, 131, 133 unten, 137, 150, 168/169, 172, 176, 178, 188, 195, 202/203, 207, 212, 213, 222/223, 226, 240, 241, 244, 252/253, 259

Die Fotos auf folgenden Seiten stammen von:
akg-images 103, 171
Ardea Wildlife Pets Environment 19
Bildarchiv Preußischer Kulturbesitz 261
Caro Fotoagentur 90
Cinetext Bild & Textarchiv 47
Corbis 39, 49, 51, 94, 107, 112, 144, 148, 175, 180, 185, 194, 199, 206, 208, 210, 216, 218, 228, 229, 235, 251, 256, 262
dpa Picture-Alliance 61, 62, 66, 121, 143, 205
Focus Photo- und Presseagentur 24
Galilea/Wikipedia 133 oben
Getty Images 13, 69, 237
Temple Grandin 71
David Haas, Universität Tübingen 264
laif Agentur für Photos & Reportagen 141, 191
Mauritius-Images 16, 45, 85, 89, 100, 113
Okapia Bildarchiv 60, 125, 225
Jan Roeder 270
Uwe Schmid – Fotografie 122
Ullstein Bild 73, 268
Privat: 21, 28, 93, 135, 201, 221, 267